餐桌上的养生经

总主编　宋天彬　刘占文

这样吃最抗癌

主编　王丽霞

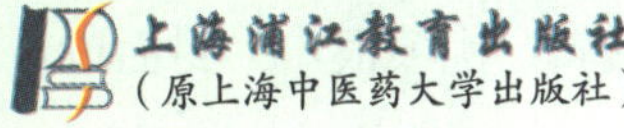

上海浦江教育出版社
（原上海中医药大学出版社）

图书在版编目（CIP）数据

这样吃最抗癌 / 王丽霞主编 .—上海：上海浦江教育出版社有限公司，2016.8
（餐桌上的养生经 / 宋天彬，刘占文主编）
ISBN 978-7-81121-466-6

Ⅰ.①这… Ⅱ.①王… Ⅲ.①抗癌-食物疗法
Ⅳ.①R247.1

中国版本图书馆 CIP 数据核字（2016）第 012121 号

上海浦江教育出版社（原上海中医药大学出版社）出版
总社社址：上海市海港大道 1550 号上海海事大学校内　邮政编码：201306
分社社址：上海市蔡伦路 1200 号上海中医药大学校内　邮政编码：201203
电话：（021）38284910（12）（发行）　38284923（总编室）　38284910（传真）
E-mail: cbs@shmtu.edu.cn　URL：http://www.pujiangpress.cn
上海出版印刷有限公司印装　上海浦江教育出版社发行
幅面尺寸：169 mm × 230 mm　印张：20.5　字数：300 千字
2016 年 8 月第 1 版　2016 年 8 月第 1 次印刷
责任编辑：倪项根　封面设计：孔庆虎
定价：48.00 元

《餐桌上的养生经》编委会

主　编　宋天彬　刘占文

副主编　赵鲲鹏

编　委　（按姓氏笔画为序）

王丽妮　刘占文　宋天彬

张玉苹　周　俭　赵鲲鹏

高渌汶

《这样吃最抗癌》编委会

主　编　王丽霞

副主编　陈鸿雨

编　委　（按姓氏笔画为序）

王丽霞　吉凤霞　杨玉君

宋天彬　陈鸿雨

审　定　宋天彬

序

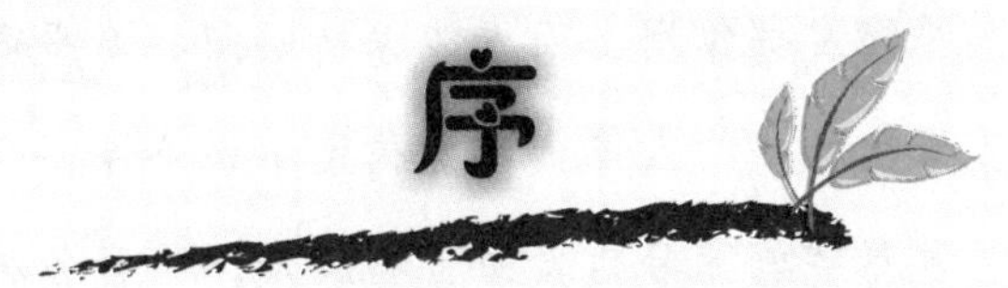

21世纪是以人为本的世纪，而人以健康为本。有了健康才可能拥有其他；失去了健康，就必然失去一切。那么，怎样才能维护健康呢？当今全人类已形成共识，这就是世界卫生组织提倡的健康四大基石：合理饮食、适量运动、心理平衡、戒烟限酒。可见饮食居四者之首，其实我们的祖先早就说过民以食为天。最近美国加州新起点健康中心提出“新起点健康生活计划”，又把这四大基石具体化为健康生活八大原则：营养、运动、休息、节制、心态平和、阳光、空气、水，也是把饮食营养摆在第一位，真是“英雄所见略同”啊！

中医药是中华民族的主要养生保健手段，追溯其悠久的历史，大家都认同“医食同源”说，所以最早就有“食医”这种医学分科。几千年来，中医学在食疗、食养方面积累了丰富的经验。俗话说药补不如食补，唐代名医孙思邈被后人尊为“药王”，他在《千金要方》中就强调：“若能用食平疴（疾病治疗）、释情遣疾（心理治疗）者，可谓良工（好医生），长年饵生之奇法（生食），极养生之术也（是很好的养生术）。夫为医者，当须先洞晓病源，知其所犯，以食治之，食疗不愈，然后命药。”他还引用古代神医扁鹊的话说：“不知食宜者，不足以存生也；不明药忌者，不能以除病也……”由此可见中医对食疗、食养的重视。

中医食疗营养学的特色，在于对人体机能状态进行宏观调控。人体机能状态过强为阳，过弱为阴。在中医看来，任何食品都能对调节人体阴阳平衡发挥作用，而人能保持阴阳相对平衡的状态，就能健康长寿。这与西医生理学的人体内环境稳定学说不谋而合。西医的长处在于微观分析，其营养学讲究分析食品营养成分，研究各种营养成分在机体新陈代谢过程中所发挥的微观调控作用。但是，在日常生活中，我们总不能每天都抽血化验，看看什么成分多了，什么成分少了，以此来指导饮食安排，所以还是得用中医整体调控阴阳平衡的理论来指导日常生活。凡事“勿太过与不及”，饮食要多样化，给身体以自动调节、自由选择的余地，好吃的也要适可而止，以免营养失衡。对于人体这样复杂的系统，中医的调控艺术是充分利用人体本能的自动调节，这就是抓住影响全局的关键部分，首先从整体上调整好，即“虚则补之，实则泻之，寒则热之，热则寒之”。至于微观层次的生物化学反应，则由人体自动调节机能来完成。当然，如果在病理情况下，人体的自动调节机能难以完成任务，现代医学通过化验分析，进行微观调控也是十分必要的。此外，现代医学使我们对于自身的了解细致入微，也有利于减少宏观调控的盲目性。因此，我们主张中西医结合，取长补短，以利于指导养生实践。

《餐桌上的养生经》系列丛书，就是在上述理念指导下，广泛收集中华民族千百年来饮食保健的宝贵经验，并结合现代研究的验证，以确保其内容的科学性。尽管从主观愿望上，想以古今实践和现代研究为基础，深入浅出地介绍一些必要的中西医学知识，做到通俗易懂、方便实用，以便利用餐桌来维护身心健康，但是学识水平所限，难免有不尽如人意甚至谬误之处，诚恳希望同道和读者批评指正。

宋天彬　刘占文　谨识

乙酉年　孟春　于静心斋

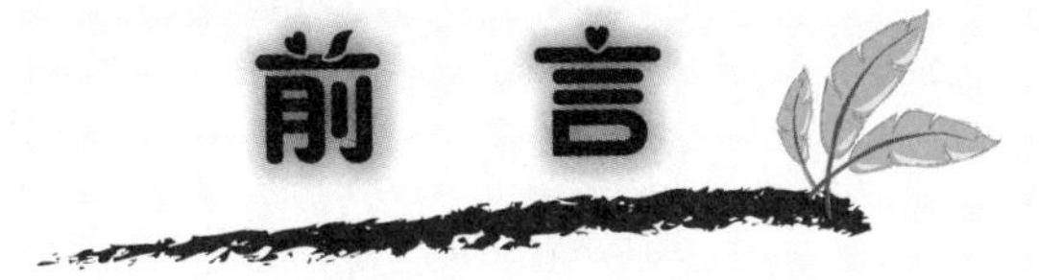

前言

在20世纪50年代，无论谁一旦被确诊为癌症，就等于被宣判了死刑，故令许多人谈癌色变。时至今日，癌症这个“恶魔”似乎变得不那么可怕了，许多患者都变得坚强起来，能够面带微笑，从容地对付，进而涌现出许许多多的抗癌明星。这是因为随着科学技术的进步，已经是“魔高一尺，道高一丈”了。除了手术、化疗、放疗这三张“王牌”之外，我们又多了生物导弹、免疫疗法、基因疗法、心理疗法等，特别是中医中药这座宝库，倍受世人青睐，有无尽的宝藏等待我们去发掘。食疗药膳，就是其中一颗闪闪发光的明珠。这里面不仅凝结着我们祖先的智慧，而且也饱含着许多现代科技工作者的心血。现代临床实践和科学实验都证明了食疗药膳是战胜癌症不可缺少的重要手段。其更主要的意义还在于预防，在于把这个“恶魔”拒之门外。现代生态环境的恶化，再加上不健康的生活方式，使癌症发病率不断上升，预防癌症就显得格外重要。所以，本书的读者就不仅限于癌症患者，而是希望通过阅读本书，所有的人都能对癌症保持高度的警惕，防患于未然。如果通过本书，广大读者能够对中西医关于防癌抗癌的知识有所了解，选择一些适合自己的食疗药膳方法付诸实践，获得健康长寿，笔者将感到莫大的欣慰和幸福。

王丽霞

目录

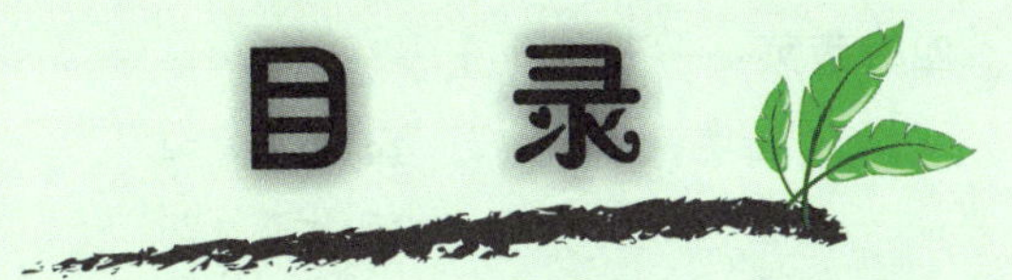

上篇：认识癌症

中篇："吃掉"癌症

四时蔬菜——五菜为充······ 56

水果坚果——五果为助······ 135

鱼肉蛋类——五畜为益······ 174

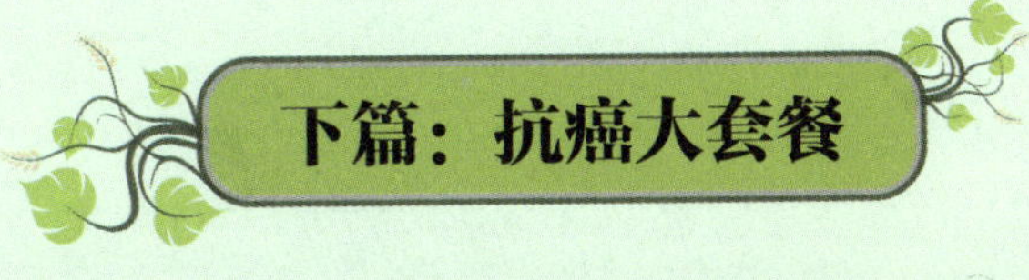

下篇：抗癌大套餐

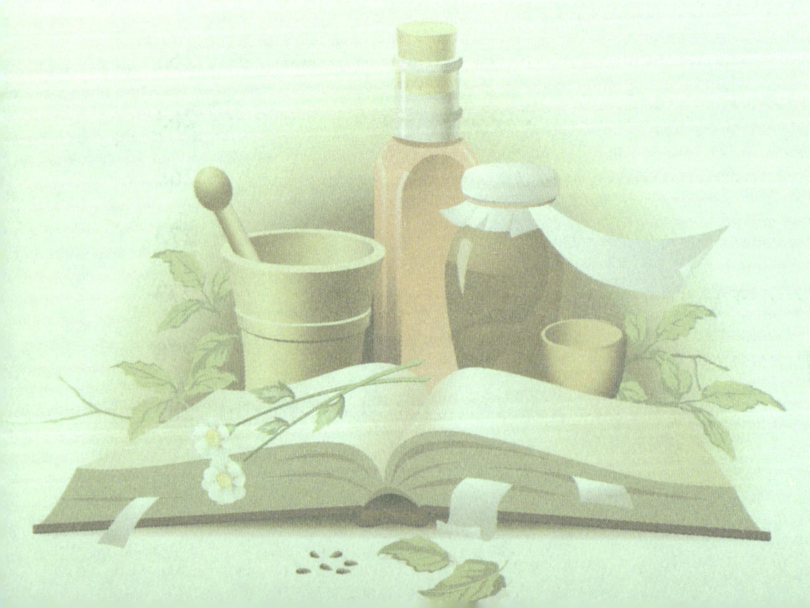

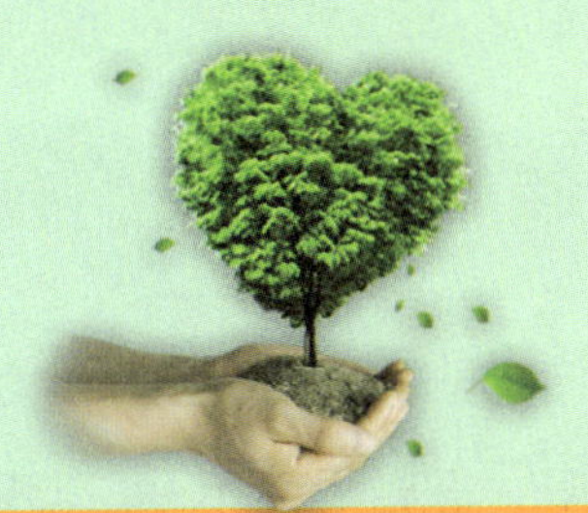

上篇：认识癌症

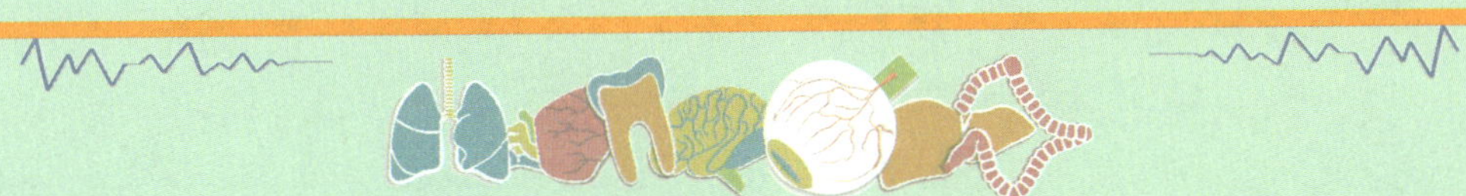

什么是癌症？专家解释为"由上皮细胞形成的恶性肿瘤"，老百姓则泛指所有的恶性肿瘤；而在本书中，为了便于大家的了解，我们将它称为"魔鬼"、比作"怪兽"。

"上皮细胞"这个体内原本可爱的"小精灵"是怎样变成"魔鬼"的呢？癌这个"魔鬼"长了一副怎样的"丑恶嘴脸"，它又有怎样的特征呢？

为了使大家认清癌症的本质，了解癌症发生、发展过程中的大致机理，掌握防癌抗癌的基本知识，让我们一起从这里出发，由浅入深、登堂入室……

人们口语中的“癌”，实际上泛指各种恶性肿瘤。种类很多，恶性程度不一。但是，它们也有许多共同的特性，例如：异常活跃的增生、远近不一的转移、难以忍受的疼痛、发热等临床表现。让我们拿着“照妖镜”，看看癌症这一——

“魔鬼的脸谱”

1 “癌”名解析

这个“魔鬼”的名字叫“癌”。在医学术语中，癌是指发生在上皮细胞的恶性肿瘤，而我们平时所说的“癌”泛指所有恶性肿瘤，如将白血病称为“血癌”，将恶性淋巴瘤称为“淋巴癌”等。那么，什么是肿瘤呢？肿瘤是细胞异常增生一类疾病的总称。肿瘤细胞是一种低分化、未成熟的细胞，无论在结构、功能、代谢方面，都与正常细胞有显著的差异。按其生长特性和对人体的破坏程度，可分为良性肿瘤和恶性肿瘤两大类。若介于良性与恶性之间，虽然细胞增生异常活跃，但又没有达到浸润、转移等恶性瘤的程度，很难确定其为良性或恶性的肿瘤，则称为临界瘤。还有一种瘤叫“息肉”，是空腔器官内的赘生物，并不是肿瘤。息肉的细胞与正常细胞没有差别，但是长期存在，如再有某种致癌因素的刺激，则有可能恶变成癌症。恶变是由正常细胞转变为恶性肿瘤细胞的过程，通常称为癌变。

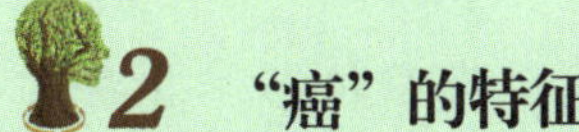

2 “癌”的特征

在人体中，除了头发、牙齿、指（趾）甲以外，几乎所有的细胞、组织、器官都有可能发生癌变。癌瘤的狰狞面貌有三大特征：

（1）自主性：失去正常的控制，不停地生长、繁殖，出现分化不良现象，失去正常功能，并且把一切恶性“行为”遗传给下一代细胞。

（2）浸润性：良性肿瘤虽然生长增大，常常压迫周围正常组织，但是不会侵入正常组织内；而恶性肿瘤却侵入周围的组织内，发生浸润性病灶，破坏正常组织。这是区分善恶的重要标志之一。

（3）转移性：癌魔不但在局部侵犯，而且还向远处转移，形成转移性病灶。癌细胞一旦侵入淋巴管，在淋巴管内增殖，使局部淋巴结肿大。如果淋巴结被癌细胞阻塞时，就会出现逆行性扩散，或癌细胞脱落形成癌栓，沿淋巴管形成转移病灶。淋巴结转移出现越早，扩散的范围就越大。如果带有癌细胞的淋巴液沿胸导管进入血液后，就成为血液转移了。进入血液的癌细胞，大多不能存活，只有当它浸润血管壁，进入血管周围间质时，才能成为转移病灶。所以，抗凝剂和化疗有可能阻止或减少血液转移，而挤压和局部损伤则会增加转移的可能性。

3 “癌”的转移

癌细胞的血液转移通常在癌症的后期出现，但是有些癌症，如肺癌、肾癌、乳腺癌、前列腺癌及甲状腺癌，早期就可能出现血液转移。最常发生癌细胞转移病灶的脏器，依次为肝、肺、骨髓、脑及肾上腺，而脾脏、肌肉、皮肤则很少出现转移病灶。不同的癌症有其特殊的转移部位，如前列腺癌往往出现脊柱和骨盆转移、肺癌会有脑转移、肾癌常常有肺转移。国际抗癌联盟提出了TNM分类法：T代表原发癌，根据肿瘤大小和范围，分为T_1，T_2，T_3，T_4四个级别；N代表区域淋巴结，根据其大小和受累范围，也分四个级别，即N_0，N_1，N_2，N_3；M代表远处转移，M_0为无远处转移，M_1为有远处转移。

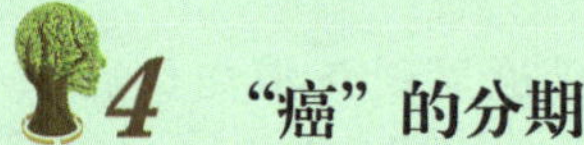

4 “癌”的分期

通常把癌症划分为早、中、晚三期。早期癌症局限在某一组织或器官的小范围内，或只有轻度局部浸润，未发生转移，患者通常没有明显症状。中期癌症已经侵犯所在组织或器官的大部分，或浸润到邻近的组织器官，并有局部淋巴结转移，但未发生远处转移，患者出现部分临床症状，但总体体质尚好。晚期癌症其瘤体体积增大已经超出所在的组织器官，并向远处转移扩散，出现明显的临床症状，患者体质虚弱，严重时出现极度营养不良的恶病质，丧失生活自理能力。医学诊断方面，依据组织学的标准来判断细胞的恶性程度，一般分为5级：Ⅰ级没有异型或不正常细胞；Ⅱ级有异型，但无恶化的证据；Ⅲ级疑为恶性，但不能确定；Ⅳ级高度怀疑为恶性；Ⅴ级确定为恶性。这种分级对判断预后和决定采取何种治疗措施是非常重要的。

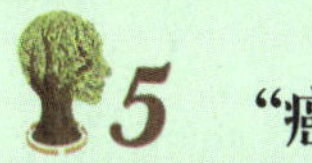

5 “癌”的表现

癌痛主要是由肿瘤引起的，由于肿瘤压迫神经、血管以及使周围组织缺血、坏死，同时癌细胞浸润淋巴组织，产生炎症和化学致痛物质，引起患者难以忍受的痛苦。如果癌细胞侵入内脏和血管，可能引起动脉栓塞、静脉淤血，导致局部肿胀，因而刺激神经，也会发生疼痛。发热主要因机体吸收了癌症所产生的一些化学物质（癌性物质）而产生。至于癌肿破坏了人体的完整性，使组织、器官丧失了功能，引起整体功能紊乱，甚至导致主要脏器功能衰竭，则是癌症致死的根本原因。

6 癌症纵横

据粗略的统计，我国每年有一百多万人死于癌症，其中死亡率较高的依次为：胃癌、食管癌、肝癌、肺癌、宫颈癌、大肠（直肠）癌、乳腺癌、鼻咽癌和白血病。常见的癌症，若按系统分类，消化系统癌症有：胃癌、食管癌、肝癌、胆囊癌、肠癌、胰腺癌、口腔（唇、舌等）癌；呼吸系统癌症有：肺癌、喉癌、鼻咽癌；泌尿生殖系统癌症有：肾癌、膀胱癌、宫颈癌、阴道壁瘤、卵巢癌、乳腺癌、前列腺癌、睾丸癌；骨骼、皮肤癌症有：骨癌、多发性骨髓瘤、软骨肉瘤、黑色素瘤、皮肤癌；其他癌症有：白血病、恶性淋巴瘤、脑瘤、甲状腺癌等。

构成人体的基本“单体”是细胞，正常状态下的细胞非常可爱，有人将其比作“小精灵”，它们安分地“守卫”在自己的“岗位”上，并互相合作、相互协调，共同完成呵护生命的“神圣使命”。但在某些因素的作用下——

不听话的“小精灵”竟变成“魔鬼”

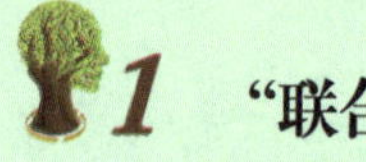

1 “联合王国”失和

人体可以说是细胞的“联合王国”，每一个细胞都是一个小生命。在正常情况下，细胞的生长和死亡速度取得动态平衡，无论在基因、分子水平上，还是在细胞、组织、器官、系统等整体水平上，都有许多信息参与调控。一旦这些信息不通，发生错误、紊乱，得不到及时纠正，细胞的生长就会失去控制，出现自主性生长，而且生长迅速，分化不良。这个“小精灵”只顾自己不断生长繁殖，不但不尽“义务”，而且拼命“抢占”地盘，全然不顾其他细胞死活，呈现一副“魔鬼”的嘴脸。

2 “监视系统”失常

在正常情况下，人体有一套完善的免疫监视系统，能够识别“异己分子”，通过体液免疫和细胞免疫把它标记出来并加以消灭、清除。由于种种原因，人体免疫功能失职，尽管癌细胞与正常细胞有显著的差异，但是免疫识别系统仍把它当作自己人，也由于它曾经是自己人，就比较容易蒙混过关。哪怕只有几个不听话的“小精灵”漏网，都可能酿成大祸，使癌魔趁机恶性膨胀，四处蔓延。

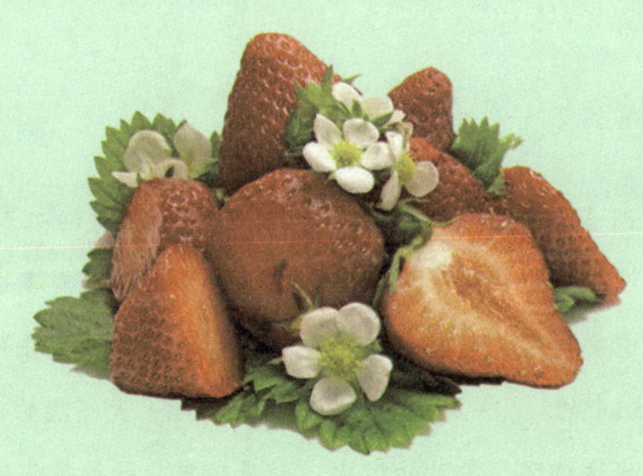

正常的细胞，怎么就会变成癌细胞呢？其中的原因很多，也很复杂。一般认为，信息调控失灵是基本机理。信息发生错误、紊乱的根本原因是因为在“小精灵”变成“魔鬼”的过程中，有许多“教唆犯”，那么——

谁是“教唆犯”？

1 理化因素

物理化学因素就是一大类。例如，英国清洁烟囱的工人容易患阴囊癌，经研究证明烟灰中的煤焦油是一种致癌物质。现在发现这种致癌物质就是苯并芘，它会穿过细胞膜，使细胞核中的基因变异，并代代遗传，成为癌细胞。香烟中的3，4-苯并芘就是肺癌、胃癌、大肠癌的致癌物质。事实证明，工业发达地区，排放的烟尘、金属粉末、纤维等各种化学物质，如苯并芘、氮氧化物、烃类、氧化剂等，如果被人体直接吸收，会诱发许多疾病和癌症。居室装修中的化学污染，例如甲醛、苯等的含量超标，也是如此。实验证明，被污染的空气中，有30多种致癌物质，其中多环芳香烃类是主要的致癌物质。DDT（以前常用的农药）、PCB（多氯联苯）以及氯化苯等也是致癌物质。氯乙烯就能诱发肺癌、肝癌。砷及砷的化合物（砒霜）会诱发皮肤癌、肺癌，接触含砷农药可引起白血病、肝癌；有报道用砷制剂治疗梅毒、牛皮癣，同时伴发皮肤癌。镉能诱发肺癌、前列腺癌。镍具有一定的致癌性，在英国、挪威、德国、加拿大、日本等国家，炼镍工人的鼻咽癌及肺癌的患病率和死亡率比其他作业工人明显增高，发病率比正常人高出5~10倍。美国、英国的研究发现，铁矿工人中肺癌的发病率比其他行业的发病率高70%，南冰岛胃癌高发区的土壤中含铁量也较高。流行病学研究表明，长期接触铬化合物，肺癌及其他肿瘤的发病率均增高。有报道表明使用铬酸盐的皮毛加工厂的工人，其食管癌、胃癌和肺癌的发病率均增高。人工合成睾丸酮（雄激素）能诱发肝癌、前列腺癌，乙烯雌酚（雌激素）会诱发阴道癌、宫颈癌、子宫内膜癌、卵巢癌、乳腺癌。美国国立癌症研究中心做了一系列的研究，发现在日常生活当中可以接触到的化学物质有6 000多种，逐一地做了细胞的致突变实验。最后发现，其中有1 600多种都可以使细胞突变。这说明在日常生活当中，不可避免地要接触到一些致癌物质。

物理方面，放射性照射是很重要的致癌因素。例如，日光中的紫外线能诱发皮肤癌，放射科医生和技师的癌症发病率也较高，居室距离微波通信发射塔较近，或室内电器电磁辐射超标，或居室放射性元素氡含量超标，也都是致癌因素之一。长期的机械摩擦刺激，也有可能致癌，如某些口腔癌、皮肤癌。

2 生物因素

生物因素也是常见的一大类，主要有病毒、真菌、寄生虫和长期慢性炎症刺激。现在发现许多肿瘤病毒侵入宿主细胞后，将其遗传基因移植到细胞核中，控制了细胞的遗传信息，导致癌症。例如，EB病毒与鼻咽癌，乳头瘤病毒与宫颈癌，乙型、丙型肝炎病毒与肝癌，人类T细胞白血病病毒与白血病等。流行病调查发现，血吸虫与大肠癌、中华枝睾吸虫与肝癌的发生有密切的关系。实验证明，黄曲霉毒素是强致癌物质，广泛存在于发霉的花生、玉米、大米、豆类、油脂等食品中，能诱发肝癌、肾癌、肺癌、胃癌以及皮下组织肿瘤。长期不愈的萎缩性胃炎、慢性肝炎、舌炎、口腔溃疡、皮肤溃疡、女阴白斑、男性包皮垢的刺激等，都有可能诱发癌变。

3 生活习惯

饮食习惯和嗜好，更是一大类最常见的致癌因素，它综合了理化、生物等致癌因素。世界各国的研究都证实吸烟会引起癌症，香烟燃烧产生的烟雾中，可以分离出3 500种化学物质，对其单独的致癌作用，已经有所了解。烟草中的致癌化合物还不仅是烟焦油中的3,4-苯并芘，在烟草加工过程中，烟碱被亚硝化的衍生物——一种特殊的亚硝胺类化合物，是很强的致癌物质，用低剂量的溶液涂抹在老鼠口腔中，会引起口腔癌和肺癌。在美国，据估计有85%~90%的肺癌与吸烟有关；英美两国肿瘤患者的30%是由吸烟引起的。近30年来的调查发现，吸烟与呼吸道、上消化道、胰腺、肾及膀胱的癌症有关，鼻烟及咀嚼烟草则与口腔、鼻腔、肾及膀胱的癌症有关。虽然现代研究证实，少量饮酒，可以促进血液循环，兴奋神经系统，缓解心血管系统疾病、肿瘤及其他病痛，但是过量饮酒，特别是高浓度烈性酒，反而使肿瘤发病率、死亡率增加。酒精在人体内的代谢产物乙醛，是已知的致癌物质，它还能活化其他致癌物质的致癌作用，而酒中夹杂的其他物质，如亚硝胺类化合物、霉菌毒素、氨基甲酸乙酯、石棉等，也都会诱发癌症。国际抗癌研究中心做了全面的调查研究，证明过量饮酒能诱发肝癌、食管癌，并重申了这个结论的正确性。烧烤和烟熏食品也容易致癌，烤肉和熏制食品过程中所产生的多环芳香烃类化合物以及杂环胺，都被证实是致癌物质。在油煎和油炸食品过程中，脂类在高温下也会形成此类化合物，而且近来发现，过氧化油脂也有致癌作用。煎烤使蛋白质在高温作用下焦糊，产生有致癌作用的焦蛋白素。在腌制的食品中，含有大量的亚硝酸盐，会形成致癌作用很强的亚硝胺类化合物，目前已发现100多种此类化合物。在食管癌高发地区，人们有经常食用酸菜的习惯，可见腌制的食品，只能一时调节口味，应该尽量少吃。在加工食品过程中使用的着色剂、防腐剂、抗氧化剂、保鲜剂、漂白剂等，其中也有一部分致癌物质，因此吃这类食品应特别注意是否符合国家卫生标准。近来发现，曾经被人们崇尚一时的山野菜——蕨菜，其中的生物碱也有致癌作用。我国广东省中山市是鼻咽癌高发区，流行病学调查研究发现，居民主食大米和饮水中的含镍量比低发区含量高，男性鼻咽癌患者头发中的含镍量比健康人明显增高。饮用含砷量高的水可致皮肤癌，我国台湾省西部沿海地区，由于饮用水含砷量过高而使皮肤癌的发病率升高。

4 脂肪过量

在各种营养素中，脂肪对癌症的发生有促进作用。摄取过多的脂肪不仅会使人发胖，而且增加患癌症的机会。虽然脂肪本身并不致癌，但是许多致癌物质是脂溶性的，存在于脂肪中。高脂饮食会促进性激素分泌增加，使人容易患生殖系统癌症。高脂饮食还会增加胆汁的分泌，而胆汁代谢的产物脱氧胆酸和石胆酸都是致癌物质，往往导致结肠癌。多余的脂肪在肠道中腐败，会产生大量过氧化物（自由基），使免疫系统功能降低，导致人体衰老和癌变细胞不能被及时清除。

人体所需的热能，主要来源于碳水化合物、脂肪以及蛋白质。流行病学资料显示，某些恶性肿瘤如大肠癌、乳腺癌、前列腺癌等，与热量的过度摄入有关。在对23个国家的癌症发生率和32个国家的癌症死亡率进行相关分析中，发现摄入的热量越多，癌症的发生和死亡率就越高。对香港3个不同经济状况地区的人群进行研究发现：生活富裕者，结肠与直肠癌死亡率为经济状况欠佳人群的2倍。动物实验表明，减少食物摄入量或限制总热量可以减少癌症的发生。初步结果认为，热量摄入过高，可能是某些癌瘤发生的危险因素。

欧美国家结肠癌、乳腺癌及前列腺癌的发病率和死亡率显著高于亚非国家，这与上述两地区居民的膳食结构差异有关。传统的西方膳食结构以高脂肪、高蛋白及低纤维素为特点，东方国家的膳食结构则以高碳水化合物、高纤维素、低脂肪为特点。以摄入脂肪比较，早年统计资料显示，丹麦、加拿大、美国、瑞士及新西兰等国家的人均摄入量每天在140克以上，而日本、泰国等则低于每天70克。美国居民脂肪供能占总热量的40%以上，而东方国家一般占20%左右。流行病学调查结果表明，食用动物脂肪与乳腺癌发生率相关，食用植物性脂肪则未见显著相关。1981年美国乳腺癌死亡率为27.1／10万，意大利南部为19.1／10万，两者差异非常明显。美国居民的肉类摄入量为意大利南部居民的2倍，而意大利南部居民的麦谷类及水果的摄入量则为美国居民的2倍。在研究美国本土前列腺癌的发生与饮食变化的关系时，发现一些白人为高危人群。在相同人群中，脂肪摄入越多，则癌症发生率越高。在日本，自1950年以来，饮食中最明显的变化是脂肪比例增加，而前列腺癌的死亡率与脂肪增加的趋势是一致的。研究的初步结果认为，膳食脂肪可能对生殖系统癌，如睾丸癌、子宫和卵巢癌，以及胰腺癌、肝癌等有一定的促进作用。蛋白质对癌症的影响，往往很难将其与脂肪分开，因多数高蛋白饮食中也同时有相当数量的脂肪。已有资料表明，蛋白质对癌症发生的影响，比脂肪的作用要小。对加拿大、日本、美国和欧洲17个国家乳腺癌的主要死亡原因和每人摄入的食品及营养素比较，发现摄入动物蛋白越多，乳腺癌的发病和死亡率均增高。夏威夷5个少数民族组的调查结果也证实了这一报道。大量的高蛋白、高脂肪饮食可增加胰腺癌发病率。日本在1950年前的胰腺癌发病率较低，但之后随着饮食习惯的逐渐欧美化，摄入大量的高蛋白、高脂肪食物，胰腺癌发病率增加了3~4倍。同样，日本人刚移居美国，胰腺癌发病率较低，但从其第二代后发病率明显增高。在对29个国家的10多年调查分析发现，胰腺癌死亡率与人均蛋、奶和肉的消耗呈正相关。高蛋白喂养可使动物胰腺癌、乳腺癌等的发病率增高。在经济状况较差的地区，居民饮食主要是含淀粉类食品，而该地区的胃癌发生率也高。胃分泌的酸性产物对致癌剂有较强的对抗作用。动物实验表明，碳水化合物刺激胃酸分泌的作用比蛋白质要小得多，长期以淀粉类食物为主，会影响胃酸的分泌机制，使胃黏膜对外源性致癌物更敏感。流行病学调查结果表明，膳食蛋白质过低会增加食管癌、胃癌及肝癌的危险性。有学者认为，这可能与蛋白质的数量与质量有关，如红肉（牛肉、羊肉、猪肉等）的摄入量与男性结肠癌发病率有一定的关系。经常食用豆制品者，胃癌相对危险度显著降低，服用豆浆的则更低。蛋白质与肿瘤的关系非常复杂，有待深入研究，但从蛋白质对于机体结构与功能的重要性出发，必须供给适量的膳食蛋白质，并注意提高优质蛋白质的比例，以保证组织更新、修复和代谢、免疫、调节等功能的进行，有利于防癌。

5 营养不良

维生素、微量元素缺乏或不足，常可导致人体生理功能的紊乱，易于引起肿瘤。大量的流行病学调查及实验室研究表明，维生素A与肿瘤有着密切的关系。血浆或血清中维生素A的含量低，肝癌组织中也呈维生素A缺乏状态，可使肺癌、支气管癌、食管癌、胃癌、乳腺癌、宫颈癌的相对危险度增加。β-胡萝卜素在血浆或血清中的水平低，也可使肺癌、喉癌、支气管癌、食管癌、胃癌、直结肠癌、乳腺癌及宫颈癌的相对危险度增加。国外的研究提示，萎缩性胃炎患者胃液中的维生素C较正常人低，pH值则较正常人高，幽门螺杆菌感染率高，伴有肠腺化生者较无肠腺化生者维生素C更低，pH值更高。流行病学研究表明，血清维生素E水平低的妇女，其乳腺癌的危险性明显增高，结肠癌、直肠癌患者血清中维生素E水平较对照组显著降低，宫颈癌和不典型增生的患者血浆中维生素E的水平也明显降低。实验证明，维生素B_2缺乏，对致癌物诱发大鼠食管癌、肝癌等有促进作用。已有大量的病例对照研究，以验证硒状态与癌症危险性之间的关系，其结果说明低硒状态可能增加癌症危险性，动物实验的结论与流行病学研究的推断是一致的。南非研究证实，土壤中缺铜是当地食管癌流行的原因。缺锰地区癌肿的发病率增高。我国四川盐亭、山西太行山、河南林县等食管癌发病率高的地区，其饮用水和食物中除含铜量低外，含锰量也低。锌缺乏也有利于癌肿的发生，但是锌过多更有利于癌肿的发生。英国北威尔士等地土壤中含锌量太多，锌/铜比值升高，胃及消化系统癌肿发病率增高。

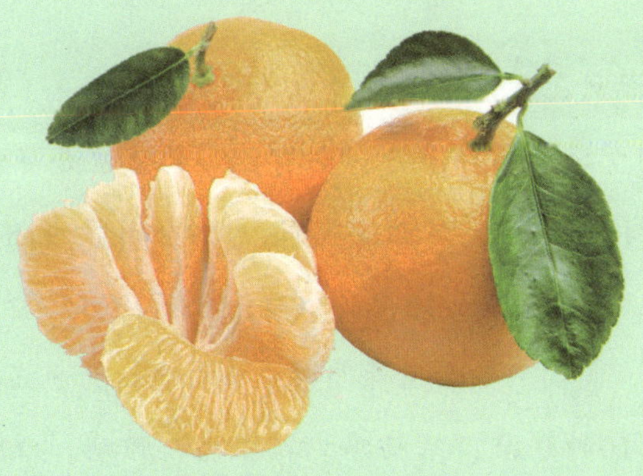

在21世纪的今天，科学技术突飞猛进，人们可以凭借着发达的科技，轻易地上天入地。但是，令人遗憾的是，对于癌症这一“恶魔”，目前仍无特异性的治疗手段。因此，强化预防体系不失为对付癌症的良策。所以，必须——

提高警惕，早日发现“内奸”

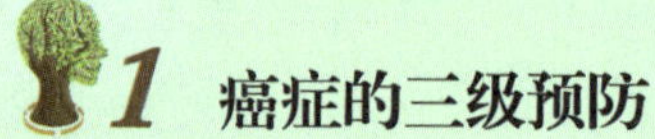

1 癌症的三级预防

据有关研究估计，通过改变不健康的生活方式，有1／3的癌症是可以预防的；若早期发现，早期治疗，则有1／2的癌症是可以治愈的。1997年，伦敦大学的托尼·迈克尔教授宣布，由9个国家的15名科学家组成的科研小组，经过3年的调查研究，得出结论：不良的饮食习惯约占癌症病因的35%。所以，美国的饮食营养与癌症委员会认为，正确的防癌饮食，有助于预防以下10种癌症：结肠癌、乳腺癌、肺癌、口腔癌、喉癌、胃癌、食管癌、直肠癌、卵巢癌、宫颈癌。专家指出，如果饮食合理，加上戒烟限酒、适度的运动等措施，60%~70%的癌症是可以预防的。

癌症的三级预防是：一级预防，采取尽量减少、消除各种致癌因素的措施，包括保护环境，减少污染；改变不良的饮食和生活习惯；改善性格，避免不良情绪对免疫功能的影响；积极参加各种健身运动，提高身心健康水平，从而降低癌症的发病率。二级预防，定期体检，早期发现癌症，提高治愈率；值得注意的是，首先这种体检应该是严格认真的，而不是马马虎虎走过场；其次早期治疗不能过度，应该以提高患者整体健康水平为前提。三级预防，对癌症的治疗，应以提高患者生活质量为原则，预防转移、复发，减少并发症和后遗症。

2 癌症的十大警报

癌症的发生，有一个量变到质变的过程，尽管早期癌症可能没有明显的临床症状，但是细心的人，总会发现一些蛛丝马迹。特别是处于亚健康状态的人群，往往隐藏着某些早期癌症，应该提高警惕，尽早改变亚健康状态。

医学专家归纳了癌症早期的十大警报，虽然不一定都是癌症，但是需提高警惕，供人们体检时参考。

（1）乳房、皮肤、舌以及身体其他任何部位，有可触及的、久久不消的硬结、肿块。

（2）疣（赘瘤）或黑痣明显变化，如颜色加深、迅速增大、瘙痒、脱毛、渗液、溃烂、出血等。

（3）持续性消化不良，脘腹疼痛。

（4）吞咽食物时有哽噎感、疼痛、胸骨后闷胀不适，食管内有异物感。

（5）耳鸣，听力减退，鼻塞，抽吸、咳出的鼻咽分泌物带血，原因不明的头痛。

（6）月经期不正常的大出血，月经期外或绝经后不规则的阴道出血，性交后接触性出血。

（7）持续性嘶哑、干咳，痰中带血。

（8）鼻、耳、膀胱或肠道不明原因的出血，如大便带血及黏液，或腹泻、便秘交替；原因不明的无痛性血尿等。

（9）久治不愈的伤口溃疡。

（10）原因不明的较长时间的体重减轻。

3 癌症的先兆

不明原因的痒。据国内外医学界观察，痒与内脏恶性肿瘤有着密切的关系。它可能是肿瘤细胞产生组胺等生物活性物质，刺激皮肤感觉神经末梢所引起的一种症状，也是癌症的一个先兆。其特点是：平时无瘙痒史而突然发生顽固性的全身痒，皮肤表面一般看不到任何变化，仅仅是难以忍受的剧痒；与气候变化无关，用任何止痒药物均无效。如鼻孔奇痒，这可能是脑肿瘤的特有表现；肛门奇痒，有可能是直肠、乙状结肠癌的表现。据资料统计，各种白血病、肺癌、食管癌等都有泛发性的皮肤瘙痒或奇痒。

恶性毳毛。恶性毳毛也是一个征兆，以女性患者多见。其特点是在面部两颊、前额、下颏和耳部出现像胎毛一样柔软的细毛，用手抚摸时有一种丝绸样感觉，毛长1厘米左右，无其他异常。有学者认为它是体内肿瘤的一种皮肤标志。这种恶性毳毛以肺癌与结肠癌为多见。此外，汗毛增多也是癌症的先兆之一。国外一些专家警告说，如发现脸上忽然间长出了许多白色柔软的汗毛，必须从速就医，仔细检查身体。据报道，自1945年至1989年间，全世界发现了29例汗毛增多症。这29例患者后来都无一例外地患上了癌症，包括肺癌、淋巴癌、子宫癌、乳腺癌、卵巢癌、肝癌和结肠癌等。汗毛增多症先发生在脸上，然后逐渐扩展到脖子及全身，生长得很快。

万一发现这些癌症先兆，也不必过于恐慌，但千万不要大意。及时去专科医院检查，大多不一定是癌症。无论是否为癌症，都应该及时治疗。

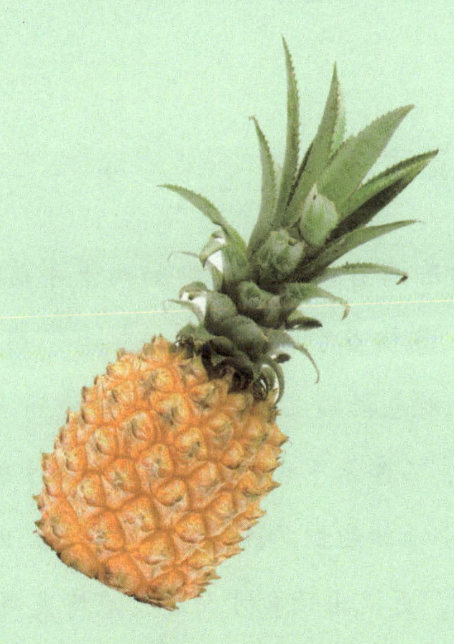

导致癌症产生的原因多种多样，但是面对同样的致病原因为什么有的人得了癌症，而另外的人却不得同样的病呢？在患了相同的癌症后，为什么其预后又有很大的差异呢？其中的机理错综复杂，但有一点是肯定的，那就是——

“正气存内，邪不可干”

1 癌症的中医论述

在古代中医就对肿瘤有所认识，例如两千年前的《黄帝内经》记载的“息贲”（肺积）就相当于肺癌。中医学有“癥、瘕、积、聚”类疾病，其中“癥、积”就包括癌症。古书记载的噎膈，相当于食管癌、贲门癌。乳岩就是乳腺癌，石瘿是甲状腺癌，失荣相当于恶性淋巴瘤、颈部淋巴结转移癌，肉色疽相当于软组织恶性肿瘤。对癌症病因的认识，特别强调七情致病因素的重要性，更提出饮食方面过食煎烤炙煿、肥甘滋腻、膏粱厚味，以致助湿生痰，痰热蕴结，气滞血瘀，化毒生癌。在预防、医疗方面，提出“上工治未病”的观点，以预防为主。认为癌症“早治犹生，迟则内溃肉烂至五脏而死”。治疗要“祛邪不伤正”及“扶正不助邪”。

中医理论的特色是："正气存内，邪不可干""正气为本，邪气为标""病为本，工为标"。病指患者，工是医生，就是说在医疗活动中，主要是发挥患者的主观能动性，调动一切积极因素，战胜疾病；靠人体自动调节机制和免疫系统功能，维护生命活动的动态平衡，即靠正气抵御外邪干扰，获得康复。高明的医生善于因势利导，"谨察阴阳所在而调之，以平为期"，凡事"勿太过与不及"，治疗不要导致更大的失衡，"中正和平"以求"阴平阳秘，精神乃治"。对于人体这样复杂的系统，中医的控制艺术十分高超，这就是抓住影响全局的关键部分，首先将其调整好；其余各层次的反馈调节，由人体自动调节功能来完成（这与市场经济的宏观调控十分相似）。据此而形成的养生学，也以精神调摄、顺乎自然、中正和平为特色。

2 癌症的发生发展

肿瘤的发生、发展，一般要经历诱导期、原位期、浸润期、播散期等四期。诱导期是指从接触致癌因素到演变成癌症所需要的时间，一般持续15~30年。从饮食致癌的角度来考虑，往往与嗜好烟酒，经常进食霉变食物、腌菜、熏烤食品、焦化的鱼和肉等有关。从中医学的角度分析，便是由于进食煎烤炙煿食物所致。原位期，是指癌细胞局限于上皮层内而未突破基底膜，无浸润或转移的最早阶段，多由上皮不典型增生发展而来。这一时期一般可持续5~10年，这种原位癌临床上是难以发现的。在诱导期、原位期，机体的免疫功能起着极为重要的作用，这就是中医所谓的"正气存内，邪不可干"。这是饮食防治癌症的关键时期。动物实验表明，某些营养素缺乏特别是氨基酸、B族维生素缺乏，机体的细胞免疫功能受到抑制，是造成癌细胞活跃、生长的原因之一。在各种营养因素中，蛋白质、维生素、微量元素的供应充足最为重要，是阻止癌瘤发生、发展的主要因素之一。若癌瘤继续发展，则成为可检测到的浸润期，癌细胞迅速增殖，突破基底膜，通过淋巴管、血管，蔓延到远处形成转移，成为播散期。此时必须采用各种有效的综合治疗手段，饮食调养也能起重要的辅助治疗作用。

随着医学的发展，对早期肿瘤的诊断能力越来越强，所能发现的肿瘤越来越小。这种医学上的进步，对于早期肿瘤患者来说理应是好事，然而美国一些医学专家对其实际意义提出质疑。科学家的研究表明，大部分早期肿瘤如果医生不去发现，它们也不会增长或恶化。这完全取决于患者正气的强弱，包括心理健康程度、饮食嗜好等生活方式是否健康。

我们所面临的最大难题是，如何确定哪些早期肿瘤在若干年后将会对人体产生什么样的危害。美国佛蒙特州的内科专家威尔什说：“对无害的肿瘤进行手术或化疗不仅无益反而有害，有些治疗还会带来严重的后遗症或不必要的过度治疗，即使是对可能有害的肿瘤过早诊治也并非全部有益。”特茅斯大学临床医学评估中心的布莱克说：“人们完全有理由相信，许多早期肿瘤并无临床治疗的意义。”尸体解剖的结果表明，在40~50岁的妇女中有39%的妇女乳房内有肿瘤存在，60~70岁的男性46%患有前列腺肿瘤。这些肿瘤的体积很小，没有扩散，更没出现任何临床症状，如果他们生前被查出的话，癌症的发病率和死亡率必然大大增加。然而，在实际生活中，相应年龄段中乳腺肿瘤和前列腺肿瘤的发病率仅1%。解剖还发现几乎所有50~70岁的人，甲状腺内都有微型肿瘤，而甲状腺肿瘤的发病率仅1%。可见如果免疫监视系统正常，癌症是发展不起来的，还是中医说得对，“正气为本，邪气为标”“正气存内，邪不可干”。

诚然，对于癌症患者应尽量争取根治，以获得最多的生存时间。但是，如果目前的治疗手段不能达到根治，或患者的身体情况不允许，或肯定抗癌治疗弊大于利，临床医生就应识“时务”，退而求其次，以改善患者生存质量为主要目标。在这一点上，中医和食疗将能发挥极大的作用。

作为临床医疗护理的一种特殊方式，姑息治疗主要是控制症状、减轻疼痛。通过缓解症状、积极止痛、营养支持等，辅以心理治疗，改善患者的生存质量；通过与家属的合作，使患者能以较舒适、平静的心境和较强的毅力去面对困难，同时也减轻对家庭及社会的困扰。能否战胜癌症，取决于患者正气恢复的情况，即使失败了，也能够坦然面对死亡，获得安乐死也是一个理想的结局。

3 癌症的自愈现象

许多抗癌“明星”的事实，说明了战胜癌症主要还是靠患者自己。有少数癌症患者，虽未经任何治疗，却能自然痊愈，这并非天方夜谭。据报道，一位肝癌患者，剖腹探查时见肝上长有8厘米×7.5厘米肿块，未能手术切除，仅取部分组织活检，诊断为原发性肝癌。虽然未进行抗癌治疗，但是随访患者15年，最后经各项检查证实肝癌已自行消失。无独有偶，一位经病理切片检查，确诊为乳腺癌的患者，拒绝任何治疗，后来该人屡发疟疾，乳房肿块也逐渐缩小，多年以后，乳腺癌也未复发或转移。20世纪以来，在医学文献中已有千余例肿瘤自行消退的报告。可见癌肿自然痊愈并不是一个偶然现象。医学研究证实，许多种癌肿不经治疗可自然消退，比如神经母细胞瘤、肾癌、绒毛膜上皮癌、原发性肝癌、乳腺癌、白血病、肠系膜淋巴肉瘤等。医学专家认为，确诊癌肿自然消退必须符合下列3条：①有病理组织检查确诊的恶性肿瘤；②未接受过任何抗癌治疗；③癌肿确实消退且无转移现象，或其他原因死亡后尸检证实癌肿已消退。

癌症为什么能自然痊愈？到目前为止这仍是未解之谜。不过科学家们已经认识到某些原因可以引起机体内环境改变，提高免疫功能，使得癌细胞生长繁殖受阻，或使癌细胞转化为正常细胞，从而得到自然痊愈，这就是中医所谓的正气在起作用。有可能促使癌肿自然消退的原因有：

（1）感染发热：一些肿瘤患者在得了疟疾、伤寒、肝炎、肺炎、丹毒后，出现了癌肿自然消退现象。有不少白血病患者久治不愈，但罹患急性肝炎后白血病便不治而愈。日本研究人员认为感染发热能促使癌肿自然痊愈的原因是：人体的免疫功能增强；肿瘤营养供应发生障碍，癌细胞增殖受到抑制；物理环境改变不利于癌细胞生长。

（2）内分泌因素：有些肿瘤与内分泌关系密切。例如，妊娠期乳腺癌增长迅速，切除卵巢后乳腺癌便萎缩。

（3）放射线的诱因：有的患者仅作了小剂量的放射治疗，癌肿就自行消退，甚至转移病灶也随之消失。可见放射性既能致癌，又能治癌。

（4）致癌因素消失：美国学者伯克利报道一位患者在误移植了有癌瘤的肾脏后，发生了肺转移，切除了癌肾代之以人工肾后，肺转移灶也随之消失。

（5）属胚胎性肿瘤：有些好发于儿童的胚胎性肿瘤，随着人体内外环境的改变，从分化不良转化为分化良好的神经节细胞瘤，并逐渐消退。

这些因素都与人的正气有关，即与神经体液调节系统和免疫系统功能状态有关。只要心理健康，讲究养生之道，即使发生肿瘤，也有可能自愈。许多抗癌明星的实践证明了这一点。

癌症自然痊愈现象并不少见，据统计，在所有恶性肿瘤患者中，这种幸运儿可达3%~5%。癌症患者应该创造条件，力争癌症自然痊愈。癌肿自然消退现象给人们有益的启迪。首先，它告诉人们，癌症是完全可能被根治的，也是可以预防的。如果人们能进一步弄清癌细胞的逆转机制，就能促使人们寻找通过创造条件诱使癌瘤消退的方法，例如，目前临床上已尝试将促使癌细胞“改邪归正”的诱导分化治疗方法，用于治疗白血病和食管癌。

4 癌症的心理因素

自古以来，人们就认为肿瘤发生与心理有关。长期抑郁寡欢，悲愤之情得不到宣泄者容易患肿瘤，这在民间早已成为共识。人们都知道，乐观者长寿，抑郁者短命。德国医生哈默认为，一个人的内心冲突如果得不到解决，就可能导致癌症的发生、发展。现代医学的相关研究为此提供了科学依据，心理因素与癌症的发生明显相关。癌症患者往往具有惯于自我克制、情绪压抑和内蕴、倾向于防御和退缩等C型性格的特点。那些有心理矛盾和不安全感，而又压抑自身的愤怒和不平情绪的人，那些总觉得自己无所依靠，事事无能为力，饱受悲观、绝望和情绪低落折磨的人，最容易患癌症。这从反面说明了维护心理健康的重要性，即要善于培养浩然正气。

现代研究表明，精神因素与癌症之间的关系有3个方面：①早年的生活经历；②重大的生活事件；③个性特征。其中，个性特征是产生消极情绪的一个内在因素，早期生活经历及重大生活事件是产生消极情绪的外在条件，它们与机体共同组成致癌的内因。当生理功能受“七情”干扰，免疫功能下降时，外界的致癌因素诱导细胞癌变失去了有效控制，癌变的细胞乘机大量繁殖而发生肿瘤。

5 癌症的个性特征

所谓个性特征，即指人的性格特点，与癌症有关的性格称为致癌性格或C型性格。其特点是：容易郁积愤怒情绪，一味自矜，但又常常自责。不少癌症患者常常会有强烈的自我抑制情感。有些精神分析家认为，在这些人的早年生活中，甚至在孩提时期，由于家庭或环境原因，不得不学会自我抑制情感。他们在个性上常表现出过分的耐心，回避冲突，过分合作，消极被动，依赖退缩，对负性情绪（特别是愤怒的情绪）控制力强。伦敦皇家医院的格雷医生，曾对几十名乳腺癌与乳房良性肿瘤患者进行心理分析，发现许多癌症妇女能“以各种他人难以忍受的处事方式违意而行”“不少肿瘤患者习惯于逆来顺受，循规蹈矩”。西方有位研究者，曾对2 550名健康人进行持续10年的前瞻性人格研究，发现肿瘤患者在发病前有一种性格特点，表现为情绪不稳定，特别是在情绪抑郁时，因内心痛苦无法表达而转为忍气吞声，消极忍耐，他将这种表现称为肿瘤前期性格。后来另一位西方学者正式提出了肿瘤患者的C型行为模式概念。“C”是指英语“Cancer”（癌症）的第一个字母，C型行为模式即肿瘤行为模式。他通过对大量肿瘤患者的心理学研究，归纳出他们共有的基本心理特征，即因不善于宣泄和表达严重的焦虑、抑郁而过分压抑自己的不良情绪，尤其是竭力压抑原本应该发泄的愤怒情绪，与此相应的是一系列退缩的表现，如屈从于权势，过分自我克制，回避矛盾，姑息迁就，忍耐、依顺，为取悦他人或怕得罪人而放弃自己的需要等。具有这样一些心理特征的人，其肿瘤的发生率可高出常人3倍以上。

C型行为造成的心理、生理反应，可以从分子水平上引起细胞DNA自然修复功能的减退，促成原癌基因向癌基因转化。同时，C型行为通过神经和内分泌系统的功能改变，使机体免疫系统的功能下降，失去清除癌变细胞的能力，最终导致肿瘤的发生。有位国外研究者发现，当强烈的精神刺激使人丧失应对能力而致抑郁、沮丧时，促肾上腺皮质激素和肾上腺皮质激素分泌增加，导致免疫系统的正常功能被抑制，肿瘤就有可能形成。华盛顿大学的研究者，用两组具有肿瘤病易感倾向的小鼠进行对照实验，结果表明，高度心理应激（即受到强烈刺激而出现高度紧张反应）实验组动物的肿瘤发生率高达92%，而无心理应激的对照组仅为7%。

可见，C型性格、强烈的精神刺激、持久的情绪障碍可以引起肿瘤，这并非人们的主观猜测，它已从分子生物学研究中得到了证实。

尽管目前我们还缺乏特异性的治癌手段，但有效的治疗方法还是很多的，例如：手术、放疗、化疗、中药等疗法，加上心理、理疗、食疗与药膳等辅助疗法，只要应用得当，都能取得较好的疗效，这就是说，它们均可——

叫“败家子”改邪归正

1 科学用“心”

如前所说，现在临床上已尝试将癌细胞“改邪归正”的诱导分化治疗方法，用于治疗白血病和食管癌。其实最现实、最简单的办法就是孟子所说的“善养吾浩然之气”。如果把人体比作由细胞组成的大家庭，癌细胞就好像“败家子”，只要家教得当，家长一身浩然正气，就能叫“败家子”改邪归正。这浩然正气就是健康的心理状态，尽管心理学家说健康的心理状态有6条或10条标准，但其中最重要的一条就是，在任何情况下都始终保持平静而愉快的心情。从前述“致癌性格”就不难理解其重要意义。

在中国有气功治疗癌症，在美国有心理疗法治癌，其实质是一致的。据国外报道，对159名晚期癌症患者采取“想象疗法”，每天静坐，排除杂念，一心只想如何与患部肿瘤作斗争，将癌细胞杀死，清除干净。结果发现多数人至少多活20个月，有1／4的患者部分或完全康复，免疫功能也明显改善。科学研究证明，每个人都有一种超乎寻常的潜能，一旦被激发出来，将使人得到意外的收获，甚至会出现奇迹。信心就可以激发这种潜能。所以患病后要尽快摆脱不良的情绪，下决心不管忍受多大的痛苦，顽强地战胜疾病。坚定的信念，会使奇迹在自己身上发生。这是有病理生理学依据的，就是NK细胞的发现。

NK细胞是在1975年被发现的，在形态上它属于大颗粒淋巴细胞，来源于骨髓，占外周血淋巴细胞总数的5%~10%。它具有广谱抗肿瘤细胞作用，特别是对淋巴瘤和白血病细胞作用更为明显，是抗瘤免疫的第一线细胞。起初，由于发现NK细胞具有抗癌活性，因此科学家想方设法增加NK细胞在体内的数量，但令人失望的是，NK细胞数量增多其功能反而下降，NK细胞最多的人往往正是易患癌症的人。当健康人群和动物遭受各种不良刺激时，体内NK细胞可随之增加，但却不能防御因刺激而引起的疾病。那么NK细胞到底怎样发挥其抗癌作用呢？这长期以来被视为一个谜。近年发现，一些战胜癌症的“抗癌明星”，虽然他们体内NK细胞并不一定很多，但非常活跃，而癌症日趋恶化的患者，体内NK细胞并不一定少，但其活性几乎接近零。NK细胞是否具有活性，与其细胞内存在的颗粒有密切关系。当活性增强时，颗粒中所存的分泌系统分泌出一种物质，此物质覆盖于靶细胞（如癌细胞）上才能发挥其杀伤作用。此种与NK细胞活性相关的分泌系统，受机体神经内分泌系统调节和控制。当情绪处于低潮时，每天郁郁寡欢、愁肠百结，则NK细胞分泌系统功能被抑制，从而降低了它们的杀伤作用，据测试NK细胞活性可下降20%以上。如果有健康的生活方式，乐观地生活，欢欣鼓舞，无忧无虑，那么NK细胞活性就明显升高。癌症自然消退与NK细胞活性升高有着重要关系。可见，充满信心，坚强、乐观、开朗，是战胜癌症的第一法宝。

2 饮食合理

合理的饮食是抗癌的第二法宝。既然有些食物能诱使细胞癌变，也必然有些食物能使它改邪归正，事实正是如此。现代研究发现，有许多防癌、抗癌食品，这是使饮食合理首先要注意的。下面就介绍一些近年来新发现的和研究得比较多的物质。

（1）番茄红素：存在于西红柿、西瓜、樱桃中。对前列腺、肺与胃的肿瘤防治效果显著，对防治胰腺、结肠、乳腺、子宫的癌症也有一定效果。

（2）白藜芦醇和逆转醇：存在于葡萄中，可选择性地破坏癌细胞，阻止癌症扩散。

（3）鞣花酸：在草莓中含有较多的鞣花酸，其抗癌作用显著。

（4）苦瓜蛋白：美国学者发现苦瓜中含有苦瓜蛋白，可提高免疫功能，对淋巴癌有抑制作用。

（5）干扰素诱生剂：是存在于胡萝卜中的抗肿瘤活性物质，对防治口腔癌、食管癌和鼻咽癌有效。

（6）β-胡萝卜素：存在于胡萝卜等蔬菜中，可降低肺癌发生率。

（7）木质素和糖化酵素：萝卜中含有的木质素，有提高吞噬细胞吞噬异物的作用，可增强人体抗癌能力。萝卜中的糖化酵素，能分解致癌物质亚硝胺。

（8）香菇多糖：香菇中存在的香菇多糖，是已被证实了的有效的癌症抑制剂。

（9）茶多酚：在绿茶中含有茶多酚等多酚物质，可预防致癌物质造成DNA损伤，还能阻止新生血管形成，从而抑制癌症。能降低胃癌、肝癌、食管癌的发病率。

（10）异黄酮、皂苷和染料木苷：这些物质存在于大豆中，能够抑制新生血管形成，阻止癌症发展，对防治乳癌与肠癌效果良好。

（11）微量元素硒和钼的化合物：美国学者发现，大蒜和洋葱中含有的硒化合物能刺激人体免疫反应和环腺苷酸的积累，抑制癌细胞分裂与生长。

（12）岩藻多糖：富含于海带中，实验研究发现对结肠癌有疗效。

（13）龙葵碱：存在于茄子中，对胃癌、结肠癌与子宫癌有一定抑制作用。

（14）原儿茶酸：存在于球形生菜中，对舌癌、肝癌、大肠癌和膀胱癌有抑制作用。

（15）β-玉米黄质：在橙子、柑橘中存在，有抗癌功效。

（16）吲哚-3-甲醇和萝卜硫素：在花椰菜等十字花科蔬菜中含有这两种物质，能够减少乳腺癌、胃癌与结肠癌的发病率。

据报道，防癌的蔬菜有：红薯、南瓜、番茄、芦笋、卷心菜、胡萝卜、暗绿色叶菜、芥蓝、青椒、菠菜、红辣椒、大蒜、洋葱、大白菜、韭菜、芥菜、香菇、蘑菇、猴头菇、黑木耳、银耳、紫菜、莴苣等。每天至少要选食一种。蔬菜的摄取量，每天以600克左右为宜。防癌的水果有：龙眼、草莓、大枣、桂圆肉、无花果、刺梨、猕猴桃、山楂、橘子、枇杷、苹果、杏、香蕉、橙、柑、柠檬、西瓜、甜瓜。水果的摄取量，每天以200克左右为宜。防癌的五谷杂粮有：小麦、大麦、燕麦、玉米、大豆、高粱及胚芽米、黑米、紫米。防癌的水产品有：寒带冷水里的鱼、墨鱼、海参、海藻、海带、海螺。此外，蜂蜜、动物肝脏等，也具有一定的抗癌能力。

3 食疗食养

中医食疗食养，不单着眼于食物的营养，还着眼于食物的性味、归经、功用。在中医看来，所有的食物都是功能食品，都有医疗价值。中医学认为，药物具有寒热温凉四气、酸苦甘辛咸五味，食物也不例外。因此，必须根据体质的寒热虚实进行辨证用膳。凡用于治疗阳、热性病证的食物，大多具有寒、凉性，如白萝卜、冬瓜、芹菜能清热；豆腐、苦瓜、绿豆能泻火；鳖甲、梨子、蜂蜜能滋阴；苦菜、金银花、甘草能解毒；大蓟、小蓟、白茅根能凉血。治疗阴、寒病证的食物，大多具有温、热性，如糯米、韭菜、大蒜这类食物具有温阳作用；羊肉、酒、川椒能散寒；红花、桃仁能活血；乌梢蛇能通络；葱白、胡椒、姜等能通窍回阳。根据五味可以确定食物的功效，如酸收、苦降、甘补、辛散、咸软等。凡酸味食物多具有生津、收敛、消食、止泻的药效，如梅、刺梨、马齿苋等；凡苦味食物多具有清热、泻火、解毒、燥湿的药效，如苦瓜、芦笋、苦荞麦、茶叶等；凡甘味食物多具有补养、止痛、润肠的功效，如梨、饴糖、蜜糖等；凡辛辣食物多具有解表、行气、消风、通阳的效果，如辣椒、生姜、葱等；凡咸味食物多具有软坚、散结、化瘀的功效，如海蜇皮、海带、海藻、牡蛎、鳖甲、龟版、墨鱼等。

中医根据五行学说，认为药物、食物都有归经，与五脏相关。如“辛入肺，甘入脾，酸入肝，苦入心，咸入肾”；“白当肺，赤当心，青当肝，黄当脾，黑当肾”；肝色青，宜食甘；心色赤，宜食酸；肺色白，宜食苦；脾色黄，宜食咸；肾色黑，宜食辛。“毒药攻邪，五谷为养，五果为助，五畜为益，五菜为充，气味合而服之，以补益精气”。就是说凡是药物都有一偏，带有一定的毒性，是攻邪的。食物是养人的，虽然补益精气，但也有宜忌，不能偏食，要五色、五味俱全，多样化，才能营养全面而平衡。俗话说药补不如食补，孙思邈在《千金要方》中就强调：“若能用食平疴（食物治疗），释情遣疾（心理治疗）者，可谓良工（好医生），长年饵生之奇法（生食），极养生之术也。夫为医者，当须先洞晓病源，知其所犯，以食治之，食疗不愈，然后命药。”他还引扁鹊的话说：“不知食宜者，不足以存生也，不明药忌者，不能以除病也……”

以常见功用可将生活中的常用食品分成以下几类，例如：①软坚类食品：海蜇、海带、紫菜、淡菜、海参、鲍鱼等，河产品中莼菜、甲鱼、乌龟也有软坚作用，还有一定清热和滋阴作用；②活血类食品：蟹能解结散血，蟹爪、蟹壳也有破血功能，山楂也有活血作用；③理气类食品：橘皮、金橘、佛手、柠檬皮等；④消导类食品：萝卜能消食化痰，生姜可开胃，还可止吐，山楂可消食积；⑤清热类食品：绿豆清热解毒，丝瓜凉血解毒；⑥健脾类食品：薏苡仁能“破毒肿、治肺痈、咳吐脓血”等，赤豆健脾利湿，鲫鱼健脾益气利水；⑦壮阳类食品：羊肉温补元气（但阴虚、热证时忌食），鳗鱼、鸡是大补元气的食品（但性温，热证、阴虚时当忌）；⑧滋阴类食品：梨能生津润肺，甘蔗汁生津养阴，蜂蜜滋阴润燥，西瓜生津清热，鸭肉滋阴，猪肉皮也有滋阴作用。

4 食物搭配

药物的配伍，有协同配伍包括“相须”和“相使”两方面；拮抗配伍包括“相畏”“相杀”“相恶”和“相反”。食物也不例外。

相须配伍：是指同类食物能起到相互加强的功效。如百合炖秋梨，百合与梨共奏清肺热、养肺阴之功效。雪羹汤中的荸荠与海蜇共奏清热化痰之功效等。

相使配伍：是指以一类食物为主、另一类食物为辅，使主要食物功效得以加强。如五加皮酒，其中辛散活血的酒，加强了五加皮祛风湿的功效；姜糖饮，温中和胃的红糖，增强了生姜温中散寒的功效。

相畏和相杀配伍：是同一配伍关系从不同角度的两种说法，是指一种食物的不良作用能被另一种食物减轻或消除。如扁豆中植物血凝素的不良作用能被蒜减轻或消除（应焖熟才能消除）；某些鱼类的不良作用，如引起腹泻、皮疹等，能被生姜减轻或消除。

相恶配伍：是指一种食物能减弱另一种食物的功效。如萝卜能减弱补气类食物（如人参、鹿肉、鹌鹑、山鸡等）的功效。

相反配伍：是指两种食物合用，可能产生不良作用，形成了食物的配伍禁忌。据前人的经验，食物的配伍禁忌比药物的配伍禁忌（十八反、十九畏）还多。如柿子忌茶、白薯忌鸡蛋、葱忌蜂蜜等。但是，对于食物禁忌的传统经验，目前尚缺少科学实验的结论，有待今后加以重视和研究。

依据食物的配伍原则，还常常进行相反相成的配伍。例如：升降并举，升浮性质的食物和沉降性质的食物并用，以防止升降过偏之弊，如葱豉汤中加食盐，以防止葱、豉过于辛温发散；散收同用，补益类食物常调以发散性食物，以防止滋腻太过，如芫爆里脊中的香菜，可防止猪肉滋腻碍胃之性；寒热并调，即寒凉性质食物和温热性质食物并用，以防止寒、热过偏之弊，如炒苦瓜佐以少量辛热的辣椒，可防止苦瓜苦寒过偏之性；攻补兼施，即泻实祛邪性食物和补虚扶正性食物并用，以防止攻邪而伤正之偏，如薏苡仁粥中添加红枣，即可防止薏苡仁清热利湿过偏之性。

5 饮食宜忌

饮食的禁忌，最早来自《黄帝内经》，但是毫无根据地过分强调忌口，则可能引起营养不良，因此我们主张忌口要根据具体的情况来定。金代医家张从正，在其所著《儒门事亲》一书中曾记载，一例久泻患者给服羊肝而愈，他认为患者的高度消瘦与病情迁延难愈是“忌口太过之罪也”。明代医家陈实功说：“饮食何须戒口，冷硬腻物休餐。”清代叶桂也说过：“食入自适者，即胃喜为补。”这些都是主张灵活掌握饮食宜忌的实例。

饮食配伍宜忌，包含了广义和狭义两种概念。广义的饮食配伍宜忌概念涉及食物与体质、地域、季节、年龄、病情，以及饮食调配、用法、用量等方面内容。狭义的饮食配伍宜忌概念包含饮食与病情方面的禁忌。

病证的饮食宜忌是根据病证的寒热虚实，结合食物的五味、四气、升降浮沉及归经等特性来加以确定的。根据中医文献记载，古代医家把患病期间应忌食的食物概括为以下几大类：

生冷：冷饮、冷食、大量的生蔬菜和水果等，为脾胃虚寒腹泻患者所忌。

黏滑：糯米、大麦、各类黏米等所制的米面食品，为脾虚纳呆，或外感初起患者所忌。

油腻：荤油、肥肉、煎炸食品、乳制品（奶酥、酪）等，为湿热、痰湿患者所忌。

腥膻：虾、蟹、海味（海蚌、淡菜）、羊肉、狗肉、鹿肉、公鸡等，为风热证、痰热证、斑疹疮疡、脾胃内伤患者所忌。

辛辣：葱、姜、蒜、辣椒、花椒、韭菜、酒等，为内热证患者所忌。

发物：指能引起旧疾复发、新病加重的食物。除上述腥、膻、辛辣等食物外，尚有一些特殊的食物，如荞麦、豆芽、鹅肉、鸡头、鸭头、猪头肉、驴头肉等，为哮喘、风证、皮肤病患者所忌。

大凡气辛而荤，则助火散气；味重而甘，则助湿生痰；体柔而滑，则通肠泻利；质硬而坚，则难以消化；烹炼而熟，则服之气壅。例如：牛肉、鸡肉偏于甘温，阴虚火旺之体不宜多食；荸荠、梨子甘寒生冷，脾胃虚寒患者应慎用。

服药期间对某些食物的禁忌，前人称为服药禁忌，也就是通常所说的忌口。在古代文献上有甘草、黄连、桔梗、乌梅忌猪肉；薄荷忌鳖肉；茯苓忌醋；鳖鱼忌苋菜；鸡肉忌黄鳝；蜜忌葱；天门冬忌鲤鱼；白术忌大蒜、桃、李；人参忌萝卜；茯苓忌茶；等。这些忌口的记载，可以作为参考，不可过于拘泥。

6 食疗处方

中医饮食疗法的特点是，常将食物与药物配合而组成食疗处方，称为药膳。中医学十分讲究食物与药物的宜忌，某些食物与药物因其性味相反，彼此有拮抗作用，合用时能降低疗效，如人参甘温补气，不宜与辛凉耗气的萝卜同用；当用辛热壮阳的鹿茸治疗时，不宜服用寒凉生冷的水果或蔬菜，这叫作相忌。某些食物与药物有协同作用，合用时能提高疗效，如当归生姜羊肉汤，用辛温的当归、生姜配合甘温的羊肉，治疗产后血虚子宫寒冷之腹痛；人参大枣汤，用甘温补气的人参配合甘温补脾生血的大枣，治疗各种血证出血和元神虚衰之证；又如民间常用的胡椒炖猪肚，用辛热祛寒的胡椒配合甘温补中的猪肚，治疗虚寒胃痛，都有较好的疗效，这叫作相宜。

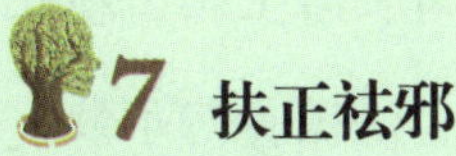

7 扶正祛邪

恶性肿瘤的治疗可分为扶正与祛邪两大法则，其中祛邪方面包括清热解毒、活血祛瘀、除痰散结、消瘤破积等。

（1）以清热解毒法配合的药膳。如：牛蒡根、苦瓜、莴苣、山慈姑、绿豆、菊花、荷叶、芦笋、芦荟、冬瓜、西瓜、萝卜等，可做成夏枯草瘦肉汤、紫菜绿豆汤、胡萝卜汤、金银花露、石上柏瘦肉汤、芦荟排骨鱼片汤、鱼腥草赤小豆粥、绿茶杏仁汤、丝瓜豆腐汤、雪梨冰糖羹等，都是日常佐餐又兼有治疗作用的食谱。此类食物性寒凉，与清热解毒类药物合用有增效作用，但要注意勿寒凉太过，凡脾胃虚弱、胃纳不佳、肠滑易泄及阳气不足患者，宜慎用或辅以健脾药。

（2）以活血祛瘀法配合的药膳。如：当归、赤小豆、桃仁、山楂、田七、猪血、穿山甲、益母草、月季花、凌霄花等，常可做成田七炖鸡汤、土茯苓乌龟汤、当归墨鱼鹌鹑汤、田七碎补猪脊汤、田七龟苓汤、田七鹅血汤、当归黄花瘦肉汤等药膳。食用这类食物时要注意机体的反应，凡正气不足者应酌情配伍补益类食物以扶持正气；体壮邪盛者可加理气类食物。

（3）以除痰散结法配合的药膳。如：海藻、昆布、山慈姑、魔芋、猪胆菜、贝母、牡蛎肉等，常可做成夏枯草白蜜膏、紫菜牡蛎汤、猪胰干贝紫菜汤、香贝养荣膏、海蛎子昆布汤、海带陈皮排骨汤、海参丝瓜汤、苡仁海带蛋汤、夏枯草煲白鸽、菊花夏枯草蜜饮等药膳，此类食物有消除肿瘤功效，食用时可选加行气类食物。

（4）以消瘤破积法配合的药膳。如：黄药子、蝮蛇、蟹壳、南瓜蒂、壁虎、半边莲、蜈蚣、石上柏等，常可做成石上柏煲猪肉、石上柏山楂红枣汤、黄药子烧鸡、黄笋肉丝汤、蜈蚣炒鸡蛋、水蛭散、海藻黄药子散、壁虎粥、南瓜蒂散、鸡蛋壁虎散等药膳，此类食物具有一定的毒性，须注意其烹饪方法及掌握食量。

（5）以扶正补虚法配合的药膳。此类食物最为丰富，多为药食共用的食物，根据食性，仍可分为补气类、补阳类、补血类、补阴类等。补气类的有人参、黄芪、山药、扁豆、大枣、饴糖、蜂蜜等；补阳类的有鹿茸、冬虫夏草、蛤蚧、胡桃肉等；补血类的有当归、熟地黄、阿胶、龙眼肉等；补阴类的有沙参、麦门冬、石斛、玉竹、百合、枸杞子、龟版、鳖甲等。常可做成人参莲肉汤、参芪大枣汤、党参麦门冬瘦肉汤、红枣黑木耳汤、红杞圆肉乌鸡汤、花旗参银耳炖燕窝、怀杞虫草炖水鱼、虫草银耳炖龟肉等药膳，是日常生活中最为常用的食谱，可根据体质情况选用。

8 食疗原则

较为公认的癌症食疗原则有：

（1）平衡膳食：不偏食、不忌食、荤素搭配、精细混食，每天食物品种愈多愈能获得全面的营养素。多吃新鲜蔬菜、水果，多吃富含维生素的食品，脂肪类不要太多，吃一些富含纤维素的食品。

（2）排除毒素：不吃酸渍（不包括糖醋味）、盐腌、霉变、烟熏、烧烤、煎炸以及添加色素、香精的食品和烈性酒。

（3）顺应天然：多食用天然与野生食物，少食用人工复制与精加工的食品。

（4）合理进补：以改善人体的免疫功能，某些滋补品如人参、白木耳、薏苡仁、红枣等有直接或间接的抑癌与强身的功效。

（5）科学烹调：在烹调时，用油量可与正常人相似，不宜增加。同时要注意菜肴色、香、味的调配，多采用蒸煮、炖的烹饪方法，尽量少吃油炸、煎的食物。

总之，食疗在癌肿的防治上，可以发挥较大的作用。食品是药品的一部分，有一定的疗效，但不能取代药品。食疗也不能取代癌肿的常规治疗，如手术、放疗、化疗、中医中药治疗、免疫治疗等，但可以作为辅助治疗的手段。如果手术、放疗、化疗对患者打击太大，那么还不如坚定信心，培养正气，通过食疗，活到天年。

9 防癌“十要”

国际上公认的饮食防癌“十要”是指：

（1）要少吃脂肪、肉类和使身体过于肥胖的食物。体重超过正常标准的人，有近半数易患癌症。

（2）不要吃霉变的花生米、黄豆、玉米、油脂等粮油食物。

（3）要多吃新鲜的绿叶蔬菜、水果、菇类等，以增加体内的维生素，抑制癌细胞的繁殖。

（4）要多吃含维生素A和B族维生素的食物，如肝、蛋、奶以及胡萝卜等，以减少肺癌的发生。

（5）要多吃粗纤维食物，如胡萝卜、芹菜、莴苣等蔬菜以及粗粮，以减少癌症的发生。

（6）要少吃盐腌制品、亚硝酸盐处理过的肉类、熏制食物及泡菜等，以减少胃癌的发生。

（7）要少喝含酒精的饮料，以防喉癌、食管癌。

（8）要适当控制热量的摄入，以降低直肠癌的发病率。

（9）要合理进补可以提高人体免疫功能的某些滋补品，如人参、蜂王浆、薏苡仁等，有直接抑癌的功效。

（10）要少用辛辣调味品，如肉桂、茴香、花椒、肉豆蔻等，过分食用这些食物有可能促进癌细胞的增生，从而加速癌症的恶化。

日本国立癌症预防研究所曾对26万人饮食生活与癌的关系统计调查，证明了蔬菜的防癌作用。研究团队通过对40多种蔬菜抗癌成分的分析及抑癌实验结果，从高到低排出了20种对肿瘤有显著抑制效应的蔬菜：熟红薯（98.7%）、生红薯（94.4%）、芦笋（93.9%）、花椰菜（82.8%）、卷心菜（91.4%）、菜花（90.8%）、欧芹（83.7%）、茄子皮（74%）、甜椒（55.5%）、胡萝卜（46.5%）、金花菜（37.6%）、荠菜（35.4%）、苤蓝（34.7%）、芥菜（32.9%）、雪里蕻（29.8%）、番茄（23.9%）、大葱（16.3%）、大蒜（15.9%）、黄瓜（14.3%）、大白菜（7.4%）。

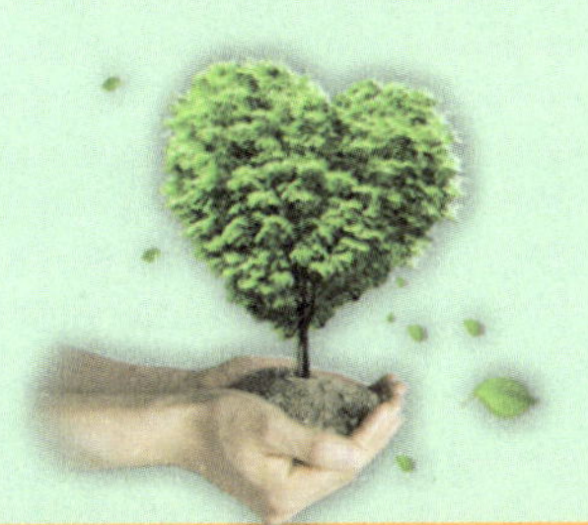

中篇："吃掉"癌症

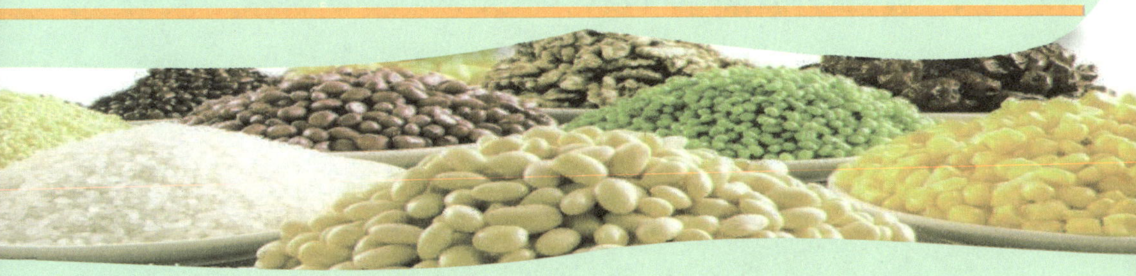

得了癌症怎么办？也许，不同的人对此有不同的回答和相应的行动：有的人恐惧害怕，"闻癌色变"；有的人勇敢坚强，奋力抗争。专家则告诉大家，只要方法得当，癌症并不可怕，完全可以预防和治疗。

得了癌症，应该积极地予以治疗，手术、化疗、放疗、中药治疗等各种方法均可酌情选用。另外，正确合理的饮食安排，无论对于癌症的预防、治疗，还是康复，都有十分重要的意义。科学地进食，可以吃得健康，"吃掉"癌症。

为了便于大家理解和掌握癌症食疗的基本知识，我们遵循"五谷为养、五菜为充、五果为助、五畜为益"的古训，选择具有一定防癌抗癌作用和改善患者常见症状的食物，逐一介绍其作用用途。

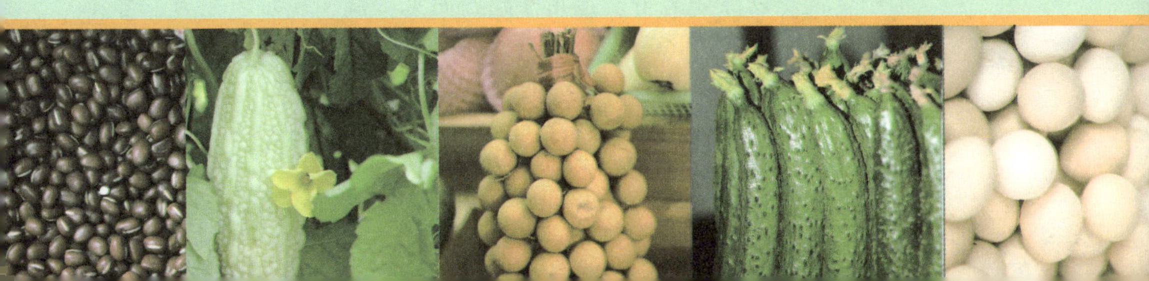

大米、小麦、大麦、小米……林林总总的五谷杂粮，由于其含有多种营养物质，所以是人们平时养生保健的基本原料；同时它们还有某些特殊的成分，具有一定的药用价值。因此，对于癌症的食疗，我们首先提倡选用——

米面杂粮——五谷为养

1. 小麦

作用概说 味甘，性平。归心、肝、脾经。面粉熟食，是北方人的主食。能补心气、养肝血、益气力。《黄帝内经》称其为“心之谷”。不沉于水的称为“浮小麦”，作为药用，可以敛汗，适用于自汗、盗汗等虚汗过多者。《名医别录》记载，小麦“除热，止燥渴，利小便，养肝气，止漏血，唾血”。下午有低热、盗汗、咽干舌燥、心烦口渴等阴虚症状的癌症患者可食用，发热、小便不利或淋浊者也可食用。B族维生素和食物纤维素的防癌、抗癌意义已如前述，全面粉、浮小麦、麦麸子，含B族维生素、纤维素比较丰富，其所含的谷维素还有调节自主神经功能的作用。

食谱举例

（1）小麦粥：以陈麦为好。适用于癌症而见心慌、气短、乏力、自汗等症患者。常法煮粥。

（2）甘麦大枣汤：《金匮要略》中是用于治疗女子脏躁症，即由心脾两虚所致的精神恍惚、哈欠顿作、悲伤欲哭、不能自主，相当于现代的神经官能症、癔病的主方。癌症患者可补充谷维素，以调整植物神经功能和心理状态。小麦30克，大枣10枚，甘草6克，煎水代茶饮。

（3）浮小麦饮： 适用于癌症而见心烦失眠、心悸怔忡、自汗盗汗、口渴、困倦等患者。可补充维生素、谷维素、微量元素等。浮小麦15克，生牡蛎30克，煎水代茶饮，甜、咸自便。

温馨提示 为增加食欲，有利于消化，应变换花样，如面条、面片、馄饨、饺子、包子、花卷、馒头、发糕等，根据喜好，适当调配。

2. 大麦

作用概说 别名倮麦、饭麦。味甘咸，性微寒。归肝、脾、胃经。能调中益气、止渴除烦。做饭久食，能补虚、消食、导滞、宽胸破积、理气止泻，适用于消化不良、脘腹胀满、胸闷吐泻等症。《本草纲目》记载，大麦"宽胸下气，凉血、消积、进食"。《名医别录》记载，其"主消渴，除热，益气，调中"。所以，适用于胸膈烦满、身热口渴者。含维生素、纤维素丰富，与小麦相同。

食谱举例

（1）大麦米粥： 宽中、下气、利尿。适用于癌症而中焦气滞引起的腹胀、消化不良、小便不利等患者。常法煮粥。

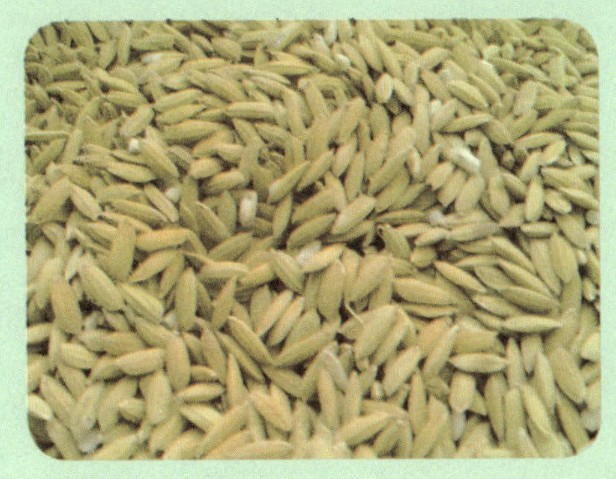

（2）大麦饭： 做饭如常法。适用于癌症而见脾胃虚弱、倦怠乏力、面黄肌瘦者。

温馨提示 生用损人，炒用上火。

3. 燕麦

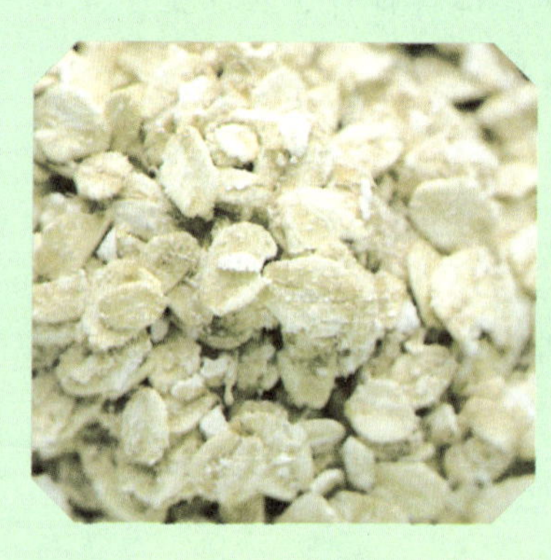

作用概说 别名雀麦、野麦。味甘，性平。归脾、胃、大肠经。能补益脾胃、滑肠催产。《本草纲目》记载，燕麦“甘平，无毒，滑肠”。病后体虚气弱、食欲不振、虚人便秘者，用以食疗调补。《唐本草》记载，用它“煮汁饮可治女人产不出”。近年研究发现，燕麦有利于降压降脂、预防动脉硬化和心脑血管疾病，其所含维生素、纤维素比较丰富，有利于防治癌症。

食谱举例

（1）燕麦片粥：适用于病后食欲不振、便秘等患者。燕麦米如常法煮粥，燕麦片系燕麦米加工制成，可开水冲调食用。

（2）燕麦米茶：煮汁代茶饮。适用于体虚便秘的患者。

温馨提示 体虚便溏，孕妇慎用。

4. 玉米

作用概说 别名苞米、苞谷、珍珠米、玉蜀黍。味甘，性平。归肺、肾、脾、胃经。能补中健胃、除湿利尿。《本草纲目》记载，玉米能“调中开胃”。《医林纂要》记载，它能“益肺宁心”。玉米是北方人的主食之一，不但充饥健身，而且清利湿热，适用于黄疸、水肿、泄泻、痢疾等症，玉米轴和玉米须也可入药，治疗水肿、脚气等。癌症患者有上述见症者可以食用。

食谱举例

（1）玉米粥：降脂、抗癌。适用于病后食欲不振、便秘等症。可作为癌症患者术后或化疗、放疗期的辅助食疗。玉米加工制成玉米面、玉米渣如常法煮粥。

（2）煮玉米茶：嫩玉米煮食，喝汤代茶饮。

温馨提示 作为北方人的主食之一，有多种食用方法，可变换花样，调节口味。

5. 高粱

作用概说 又名秫米、蜀秫。味甘，性平。归脾、胃、膀胱经。能补中健脾、除湿止痢。《本草纲目》记载，高粱"温中，涩肠胃，止霍乱。黏者黍米功同"。《四川中药志》记载，它能"益中，利气，止泻，去客风顽痹，治霍乱、下痢及湿热小便不利"。高粱主产于北方地区，有红、白两种，为酿酒原料，其中黏性者，做糕或煮粥极佳。不但能充饥健身，而且能清利湿热，适用于时令吐泻、湿热下痢、小便不利等症。癌症患者有上述见症者可以食用。

食谱举例

（1）高粱米粥：如常法煮粥。适用于食后欲呕、便溏、小便不利等患者。

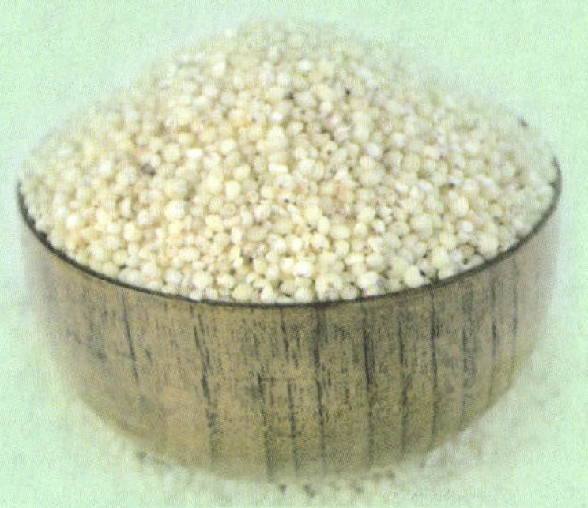

（2）高粱米茶：高粱米煮水，喝汤代茶饮。作用同上。

（3）高粱米饭：做饭如常法。适用于时令

吐泻、湿热下痢、小便不利等症患者。

温馨提示 本品不易煮烂，需长时间熬煮。有习惯性便秘者，不宜多食。

6. 薏苡仁

作用概说 又名米仁、薏米等。味甘淡，性微寒。归肺、脾、肾经。能健脾渗湿、清热排脓、祛风除湿。做饭煮粥，能补虚止泻，适用于水湿肿满、心烦消渴、大便溏泻等症。《名医别录》记载，米仁“除筋骨邪气不仁，利肠胃，消水肿，令人能食”。《食鉴本草》记载，米仁煮服止消渴，杀蛔虫，治肺痿、肺气积脓血、咳嗽涕唾上气；煎服破毒肿、去脚气、健脾益胃、补肺清热、祛风胜湿、利小便热淋。炊饭食，治冷气。薏苡仁粥，治久风湿痹、补正气、利肠胃、消水肿、除肠中邪气、治筋脉拘挛。如黄疸、蛔虫、经水不通、牙齿风痛者，可以薏苡仁根煎汤。薏苡仁含薏苡仁素等，可增强免疫功能，抑制癌细胞生长，有防癌抗癌作用。对各种肿瘤都可辨证应用，尤其是对脾虚湿盛的肺癌、胃癌更适宜。

食谱举例

（1）薏苡仁粥：清利湿热而除痹证，清肺排脓而治肺痈，健脾渗湿而治泄泻。适用于湿热滞留引起的水肿、小便不利，或筋脉痹阻疼痛，或肺痈、肠痈等症。适用于湿热瘀毒型的前列腺癌患者。常法煮粥。

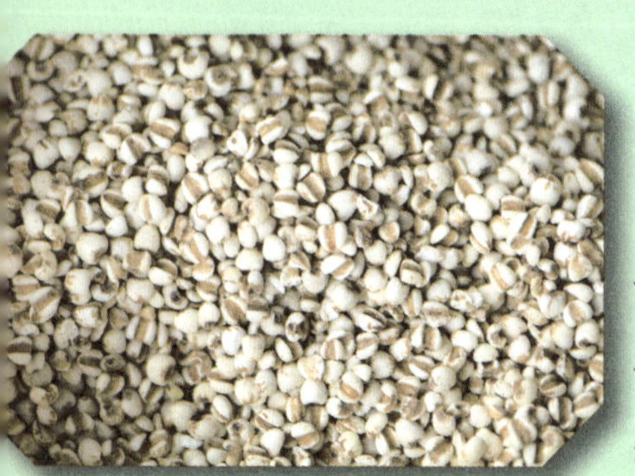

（2）萝卜薏仁饭：做饭如常法，健脾利湿散结、宽中理气化痰。适用于脾胃功能较差，吃得少、腹胀、痰气瘀积等症状及脾胃虚弱的鼻咽癌患者。

温馨提示 因阳虚阴盛而水湿停蓄者，不宜多食。

7. 大豆

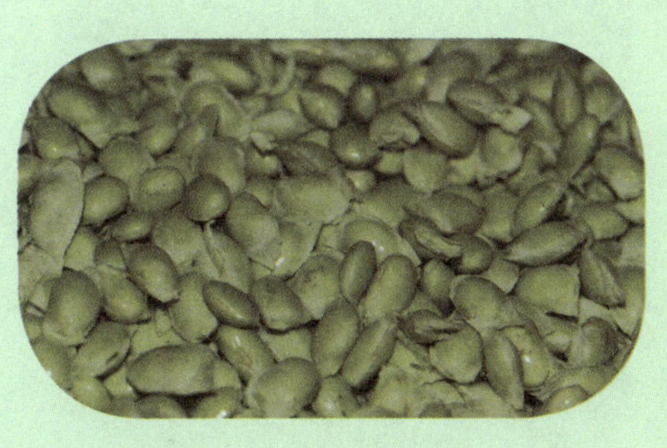

作用概说 又名黄豆。味甘，性平。归脾、胃、肝、肾经。能补中益气、清热解毒。《日用本草》记载，大豆"宽中下气，利大肠，消水胀，治肿毒"。适用于久病体虚、消瘦乏力、心悸痨咳、乳汁不下等症。生豆浸捣，外涂治诸痈疮疡。《陕西中草药》报道大豆有抗菌消炎作用，有利于辅助治疗咽炎、结膜炎、口腔炎、肠炎、菌痢等。

大豆和豆制品中含抗氧化剂绿原酸，可减缓或阻断使人体细胞受损伤的氧化反应，还含有抑制癌基因的异黄酮和防止细胞恶变的蛋白酶抑制剂。大豆中的植物雌激素可抑制乳腺癌和前列腺癌。动物实验表明，黄豆的蛋白质能使乳腺癌发病率减少一半。我国太行山区人群调查还发现，经常食用豆制品的人群患食管癌、胃癌的机会比少吃或不吃者要低得多。

食谱举例

（1）煮黄豆：稍加调料，适用于病后食欲不振、消瘦乏力、心悸痨咳等症。加工制成豆浆、豆腐等豆制品，食用方法非常多。

（2）煮毛豆：嫩黄豆带豆角煮食，清热解毒，治疗咽炎、结膜炎、口腔炎等。

（3）紫菜豆腐瘦肉汤：能化痰软坚、清热解毒，适用于甲状腺癌、甲状腺腺瘤烦热肿痛者。

温馨提示 炒豆虽香，但可抑制消化，使人腹胀，小儿不可多食。

大豆有多种食用方法，可变换花样，调节口味。

8. 绿豆

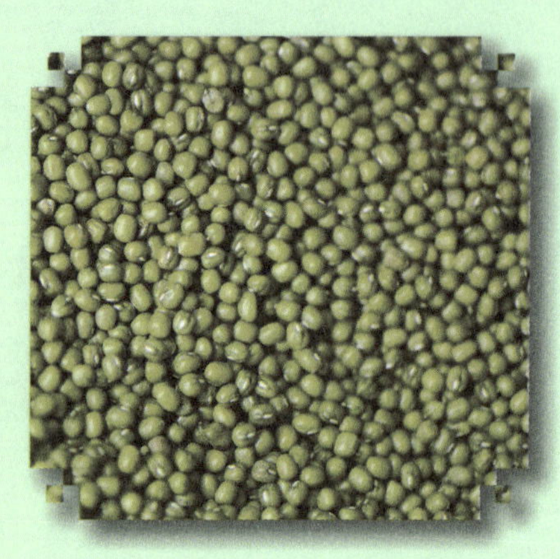

作用概说 又名青小豆。味甘，性寒。归心、肝、胃经。清暑生津、利水消肿、清热解毒。《本草求真》记载："凡一切痈肿等症，无不用之奏效。"适用于风疹、水肿、气逆、小便不利而腹部胀满等症。生豆浸捣，以豆浆、米泔或姜汁调和，外敷治诸痈肿疮疡。煮汤饮，不但清暑生津、解渴除烦，而且解酒毒及一切食物、药物之毒。《食鉴本草》记载，它能"清热解毒，不可去皮，去皮壅气。作枕明目。服药不可食，令药无力"。

食谱举例

（1）绿豆粥：治疮毒痈肿，对葡萄球菌有抑制作用。适用于伴有咽痛口干的患者。

（2）绿豆汤：煮汤饮清热解毒，治咽炎、结膜炎、口腔炎、肠炎等。

（3）绿豆糕：食品店有售。

温馨提示 有多种食用方法，可变换花样，调节口味。

9. 红小豆

作用概说 又名红豆、赤小豆。味甘，性平。归心、肾经。能健脾渗湿、清利湿热、解毒消痈。适用于腹水胀满、浮肿脚气、小便不利、黄疸、泻痢等症。煎水饮或入药，可治急性黄疸、肠痈、痔痢下血、风疹瘙痒等。生豆杵末，鸡蛋清调敷，可治热毒痈肿；烧烤存性，研末冲服，可治畜禽肉中毒。《名医别录》记载，红小豆"主寒热，热中，消渴，止泻，利小便，吐逆，卒澼，下胀满"。《食鉴本草》记载，它可"解毒利小便，能逐津液，久食虚人，和鲤鱼煮食，能治肺气水肿"。其解毒作用，不亚于绿豆，各种癌症都可常服。

食谱举例

（1）小豆粥：清利湿热而消痈，健脾渗湿而治泄泻。适用于腹水胀满、浮肿脚气、小便不利、黄疸、泻痢等症。适用于湿热瘀毒型的前列腺癌患者。常法煮粥。

（2）小豆饭：做饭如常法。

（3）红豆沙：食品店有售。

温馨提示 红豆有两种，其中一种红如猪肝，小粒饱满。深红而暗者是入药佳品；赤红而淡者次之。

10. 豌豆

作用概说 味甘，性平。归脾、胃经。能益气和胃、利湿解毒。煎水或入药，适用于霍乱吐泻、脚气、小便不利等症。熟食能和胃，可治呕恶气逆、口渴泻痢、脘腹胀痛。研末涂痈肿、痘疮，可解毒。《食物本草会纂》记载，豌豆能"调营卫，益中平气，治消渴，煮食治寒热吐逆，止泄痢，利小便，除胀满，下乳汁"。豌豆富含微量元素硒，因而有防癌抗癌作用。

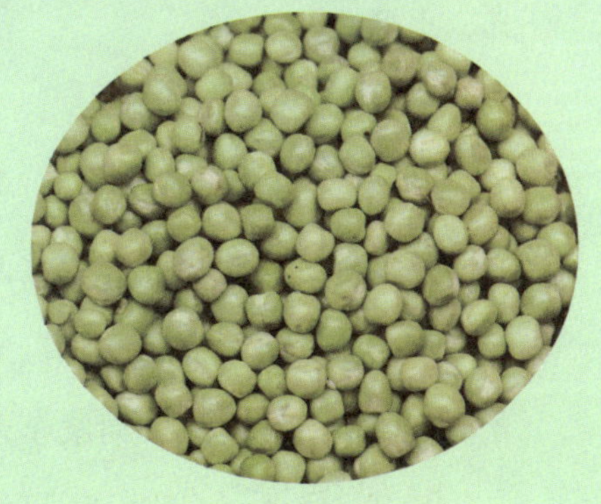

食谱举例

（1）豌豆黄：源于北京的巷道传统小吃，能清利湿热而解毒。适用于湿毒或肾病引起的水肿、小便不利，或风湿痹痛，或乳痈、疮肿等症。适用于湿热瘀毒型的乳腺癌患者。

（2）豌豆苗汤：健脾祛湿、滋肾补虚。适用于卵巢癌及子宫颈癌等妇科癌瘤月经不调、带下赤白者。

温馨提示 鲜豆嫩时可做蔬菜食用；成豆可煮粥或做糕；豌豆苗做汤，味美养人。

11. 刀豆

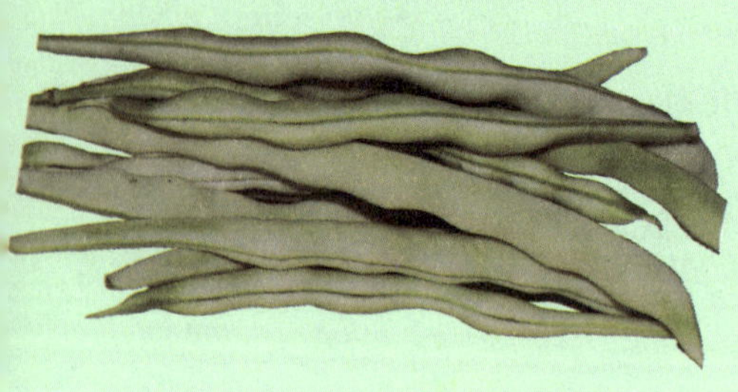

作用概说 味甘，性温。归胃、肾经。能温中补肾、利肠止逆。熟食温补，适用于脾胃虚寒所致的呃逆、呕吐、腹胀、腰痛、痰喘等症。煎水或入药，有消食下气、通利胃肠之效，适用于胸闷脘痞、腹胀吐泻、反胃呃逆等症。《中药材 手册》记载，其能“补肾、散寒、下气、利肠胃、止呕吐”。

食谱举例

（1）猪肝刀豆香菇粥：补肝养血活血、健脾理气益气。可供气血不足、腹胀呃逆、脾虚肝郁、喘息、咳嗽等症患者食用。

（2）刀豆粥：温中益胃、益元补肾、下气止呃、抗癌。适用于癌症患者术后辅助食疗。宜长期服食才有效。

温馨提示 洋刀豆为直立性草本植物，种子相似，有一定抗肿瘤作用。

12. 蚕豆

作用概说 味甘，性平。归脾、肺、肾经。能健脾涩精、清利湿热。熟食清热化湿、利水消肿，适用于水肿、小便不利、脚气等症，还能健脾和胃、涩精实肠。可治体虚气弱、食少便溏、遗精带下等。捣泥外敷，可治黄水疮、天疱疮、秃疮。《本经逢原》记载，蚕豆"性滞，中气虚者食之，令人腹胀"。

食谱举例

（1）茴香豆：清利湿热而利水消肿，适用于水肿、小便不利、脚气等症。适用于湿热瘀毒型的前列腺癌患者。

（2）煮蚕豆：做饭、煮粥如常法。适用于脾胃虚弱、倦怠乏力、面黄肌瘦者。

温馨提示 鲜豆可炒食，性滞涩，多食令人胀满，中气虚者忌食。有过敏体质者忌食。

13. 豇豆

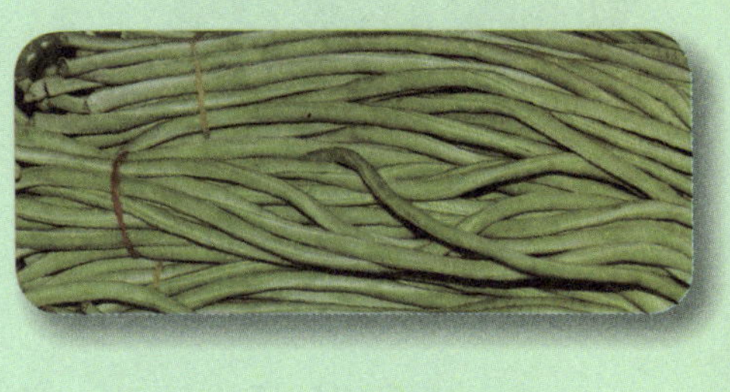

作用概说 归脾、胃、肾经。能健脾和胃、补肾益精。鲜豆荚熟食能和胃健脾，消积滞，用于呕逆暖气、泄泻消渴、食少脘胀。蒸食或煎水，能补肾益精，适用于梦遗滑精、妇女带下、小便频数白浊等症。鲜捣外敷，可治蛇毒伤。《本草纲目》记载，豇豆"甘咸，平，无毒。理中益气，补肾健胃，和五脏，和营卫，生精髓，止消渴、吐逆、泄痢、小便频，解鼠蟒毒”。

食谱举例

（1）凉拌豇豆：能和胃健脾、消积滞，适用于呕逆嗳气、泄泻消渴、食少脘胀等症。适用于湿热瘀毒型的乳腺癌患者。

（2）豇豆苡米猪骨汤：能健脾祛湿、滋肾补虚。适用于卵巢癌及子宫颈癌等妇科癌瘤月经不调、带下赤白者。

（3）炒豇豆：能和胃健脾、消积滞。适用于呕逆嗳气、泄泻消渴、食少脘胀者。

温馨提示 鲜豆荚可做蔬菜食用，种子可煮豆粥。

14. 黑豆

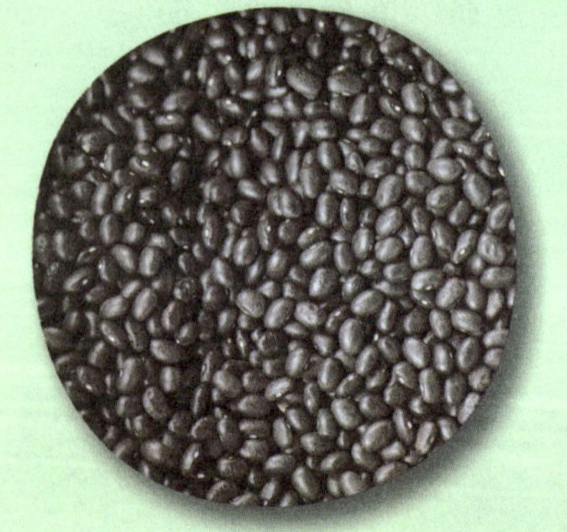

作用概说 味甘，性平。归脾、心、肾经。能利水消肿、清热解毒、补肾滋阴、补血明目、强筋骨、暖肠胃、活血、解毒、润泽肌肤、乌须黑发。煎水或入药，适用于肾病水肿、腹水胀满、浮肿脚气、一身沉重、肾虚腰疼、风湿痹痛等症。煮汁服，可治热毒痈肿、目赤乳岩（乳腺癌）、赤痢下血等。生豆浸，杵成膏，外敷可治疮疥、烫伤、咬伤。熟食能除胃热、散结积、通利大小便，可治胸闷烦热、口渴、脚气攻心。《名医别录》记载，黑豆“治腹水肿胀，解除胃中热痛，以及淋病恶露等，下瘀血，散五脏结积内寒，杀乌头毒。炒熟碾粗末，主治胃中热，去水肿，除痹痛，助消化，止腹胀”。《本草纲目》记载，它可“治肾病，利水下气，制诸风热，活血"。黑豆芽及皮、叶、花均可入药治病。黑豆皮中药称为料豆衣，有解毒利尿作用；黑豆芽中药称为大豆卷，能清热解表，水煎服，可治风湿性关节疼；黑豆叶捣烂外敷可治蛇咬伤；黑豆花能治目翳。

现代研究发现：黑色素具有清除体内自由基的作用，能抗氧化、降血脂，还有抗肿瘤作用；此外还有乌发、改善性功能等作用。黑豆、豆豉均富含人体所必需氨基酸、不饱和脂肪酸、钙、磷等，还含有丰富的维生素、黑色素等。其中，B族维生素（B_1，B_2）和维生素E含量很高，维生素E含量相当于肉类的7倍以上，不饱和脂肪酸、植物胆固醇能降低血脂，能防老抗衰、美容养颜、增强活力。适用于糖尿病、高血压病、高血脂、脂肪肝以及心脑血管病患者食用。癌症康复期食用，可扶正祛邪，特别是有上述症状者，更为合适。

食谱举例

（1）黑豆黑米芝麻糊： 黑豆50克，黑米50克，黑芝麻5克。分别炒熟，搅磨机打成细粉。将细粉加麦片1小包，鸡蛋1个，清水约350毫升搅匀煮熟。糊的浓稠随加水量而定，便秘者可加大黑芝麻的比例。能清利湿热而解毒。适用于湿毒或肾病引起的水肿、小便不利，或风湿痹痛，或乳痈、疮肿等症。适用于湿热瘀毒型的乳腺癌等癌症患者。

（2）蜜饯黑豆： 常食补肾，用于肾虚水肿。癌症患者有浮肿症状最适宜。

（3）黑豆豆浆、黑豆茶： 黑豆煮汁或制豆浆煮熟喝，治热毒痈肿、赤痢下血等。黑豆衣1克，浮小麦9克，煮水代茶饮，治阴虚盗汗、自汗，尤其是热病后虚汗。

温馨提示 炒食容易生热伤脾，黑豆不易消化，故中满者或消化不良者应慎用。虚人、小儿不可多食。煮食则益人，但不宜多食。

15. 白扁豆

作用概说 味甘，性平。归脾、胃经。能健脾和胃、清暑利湿、解毒、消积、下气、止呕。扁豆花最宜于祛暑；扁豆衣清热去湿。现代研究发现，白扁豆含蛋白质、脂肪、糖类、生物碱、血细胞凝集素、豆甾醇、泛酸、果糖、钙、磷、铁、锌等，故药用价值显著。煎水或入药，适用于暑湿吐泻、头昏胸闷等症，为夏季常用之食疗佳品。熟食能和胃、止呕止泻，可治食欲不振、呕恶气逆、久泻不止、妇女带下、小儿疳积。《名医别录》记载，白扁豆“味甘，微温。主和中下气”。《本草纲目》记载，它可“止泄泻，清暑，暖脾胃，除湿热，止消渴”。现代研究发现，白扁豆具有抗病毒和促进免疫功能的作用，有间接的抗癌作用。有报道，白扁豆体外实验能抑制癌细胞生长。扁豆的含硒量也很高，每100克扁豆食部含硒量可高达32微克。微量元素硒已被证实在防治消化道癌症中具有极其重要的作用。白扁豆含多种营养成分，特别是所含维生素A，可明目、治夜盲。虽然其他维生素含量不高，但近期的研究发现它的抗氧化剂含量几乎与胡萝卜一样高，可减少毒物对细胞的侵害。

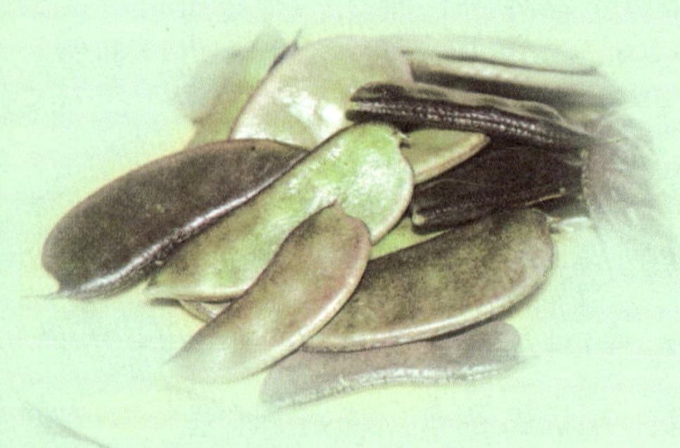

食谱举例

（1）白扁豆粥： 白扁豆、粳米各适量，加水煮。清利湿热而解毒。适用于湿毒或肾病引起的水肿、小便不利，或风湿痹痛，或乳痈、疮肿等症。适用于湿热瘀毒型的乳腺癌患者。

（2）扁豆薏米猪骨汤：扁豆60克，薏米60克，猪骨连肉带髓250克。一起加水熬两三小时，和盐调味服食。能健脾祛湿、滋肾补虚。适用于卵巢癌及宫颈癌等妇科癌瘤导致的月经不调、带下赤白者。

（3）生扁豆荚30个，捣汁，用凉开水冲服，治暑湿腹痛、霍乱吐泻及因喝酒或吃鱼鳖所致之吐泻腹痛。鲜叶榨汁饮，治疗胃癌。

温馨提示 白扁豆鲜豆荚可做蔬菜食用，种子和花入药。白扁豆花专门清暑利湿，适用于夏季胃肠炎发热、吐泻等症。扁豆衣（白扁豆的种皮）也可入药，功用同白扁豆，虽然药力较弱，但不会壅滞胃肠，可煎水代茶饮。扁豆同名异物很多，有一种芸豆，也叫架豆、豆角，有人叫扁豆，其豆角窄、圆，不如白扁豆（眉豆）宽、扁，只有这种扁豆入药，应注意区别。做菜的豆角，含有一种属毒蛋白的凝集素，只有经过高温处理后才能被破坏，故炒食应加热彻底，必须煨煮至酥烂，否则会引起中毒。

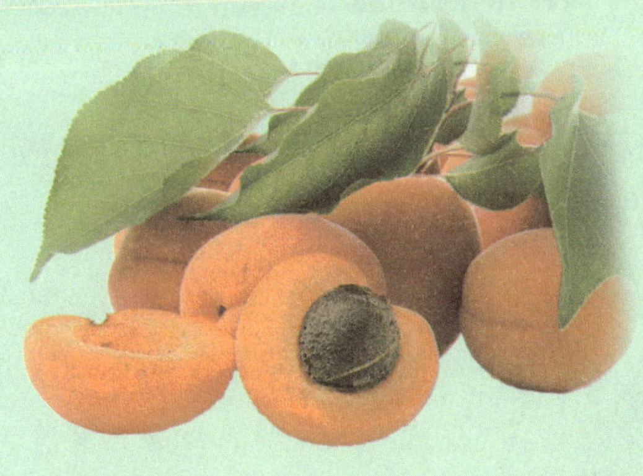

芦笋、茄子……品种繁多的蔬菜，看似普通，其实不然，蔬菜所含物质众多，不但具有很高的营养价值，而且还具有一定的药用价值，在防癌抗癌方面，具有特殊的意义。因此，对于癌症的食疗，我们在选择五谷杂粮的同时，请不要忘记——

四时蔬菜——五菜为充

1. 红薯

作用概说 味甘，性平，无毒。归肝、脾经。能健脾胃、补肝肾、益气力、通乳汁、解毒消痈。所以，外用消疮疖肿毒，内服治大便带血、腹泻、便秘、湿热黄疸、水臌（腹水）、夜盲、消渴等。《本草求原》记载，红薯能“宽肠胃，通便秘；凉血活血，去宿瘀脏毒；止血止渴，舒筋强骨。配合鲤鱼吃可调和脾胃而补虚，最适合产妇”。验方外敷法：红薯嫩叶苗、蕹菜嫩叶、红糖适量，同捣烂敷于脐部，经一二小时后可泻下腹水，治水臌肿胀、肝硬化腹水，癌症患者有腹水可以一试。另外一法：生红薯洗净去皮，切碎捣烂，亦可加鲜鱼腥草等量同捣烂，敷于患处，至局部发热即行更换（2~3小时），连敷数天，治乳痈疮疖。癌症患者伴有痈疡肿核时，可以一试。

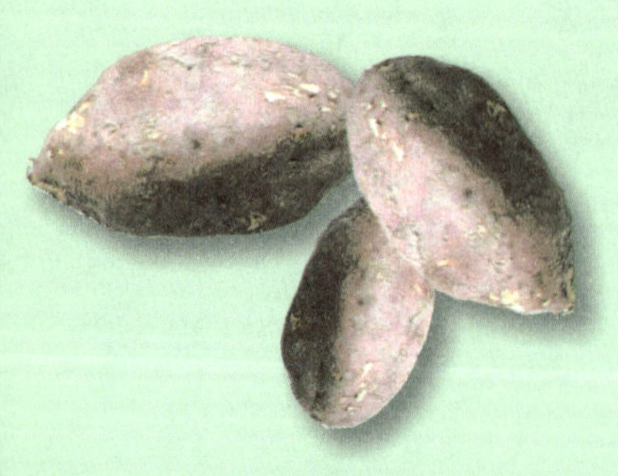

现代研究表明，红薯具有清除氧自由基的作用。氧自由基是诱发癌症、衰老和动脉硬化的原因之一。针对小白鼠癌细胞的实验显示，在总共

82种用于实验的多种蔬菜汁及植物成分中，红薯抑制癌细胞增殖的作用最明显。红薯还能抑制肌肤老化。利用小白鼠进行的实验证实，红薯中的绿原酸，可抑制能导致雀斑和老年斑的黑色素的产生。红薯含有的赖氨酸，比大米、白面要高得多，维生素C、胡萝卜素也很丰富，含硒也较多，它所含的黏液蛋白，对人体有特殊的保护作用，可促使上皮细胞正常成熟，抑制上皮细胞异常分化，消除有致癌作用的氧自由基，阻止致癌物与细胞核中的蛋白质结合，增强人体免疫功能。所含食物纤维可以预防各种生活方式病和大肠癌。切红薯时会渗出一种白色液体，其中的紫茉莉苷具有缓下作用。食物纤维与紫茉莉苷的作用相加，使得红薯的通便作用具有不急不缓的良好效果。红薯还可以减少动脉粥样硬化的发生，避免过度的肥胖，防止肝、肾结缔组织的萎缩，预防结缔组织疾病；能保持消化道、呼吸道及关节腔和浆膜腔的润滑；所含有的脱氢表雄甾酮，具有抗老防衰作用。

食谱举例

（1）红薯牛奶：缺少蛋白质和脂质，是红薯不足之处。同时食用牛奶，既有利于营养互补，又可增加甜味，是一举两得的进食方法。常吃能健脾和胃解毒，适用于癌症而见体虚气弱、食少便秘等患者。蒸、煮甘薯是黄疸型肝炎及便秘患者理想的食疗品。

（2）红薯叶羊肝汤：红薯嫩叶9克，羊肝12克，同煮熟食之，连续吃几次能治夜盲。若癌症患者大便带血、腹泻、便秘、湿热黄疸、水臌、夜盲、消渴等，则最宜选用。

温馨提示 红薯可蒸、煮、烤食以及晒干，又可晒干磨粉做成各种食品，也可制成芡粉、粉条、酒、醋等。红薯富含淀粉，可在自身淀粉酶的作用下部分地分解为麦芽糖，因此红薯储存一段时间后会变得更甜。

红薯蛋白质的营养价值与大豆相近，薯肉较黄的红薯中胡萝卜素的含量较高。吃红薯一定要蒸熟煮透。这是因为：①红薯中淀粉的细胞膜不经高温破坏，难以消化；②红薯中的“气化酶”不经高温破坏，吃后会产生不适感，因为这种酶可在肠中产生大量的二氧化碳，引起胀气，出现腹胀、烧心、打嗝、泛酸、排气等，因此一次食入的红薯不宜过多；③生吃红薯的抗癌作用逊于熟食。储存不当的红薯，因霉菌的作用而出现黑褐色斑块，变苦、变硬等，称为黑斑病，此时不应再食用，否则可能出现严重的中毒症状。

2. 芦笋

作用概说 以肉质根茎供食用，它虽然是蔬菜，但是也可称为“食用中药”。味甘微苦，性平。归肺、胃经。能暖胃、健脾、利尿、润肺止咳、消痰散结。民间常用于治疗瘰疬痰核。《本草纲目》称芦笋能“解诸肉毒、止渴、利尿，可解河豚及诸蟹毒”。《南宁市药物志》记载，它能“润肺镇咳，祛痰杀虫”。可用于咳嗽、多痰、淋巴结肿大的癌症患者。

现代营养学分析，芦笋中含有丰富的组织蛋白、糖类、不饱和脂肪酸、叶酸、核酸、多种人体必需氨基酸、维生素和微量元素，可增强机体免疫功能，对胃癌、肝癌、白血病等有一定的预防作用。总体而言，芦笋所含蛋白质、碳水化合物、多种维生素和硒、钼、镁、锰、锗等微量元素的质量优于普通蔬菜。尤其维生素A和硒含量较高，能抑制癌细胞的生长。芦笋含有较多的芦

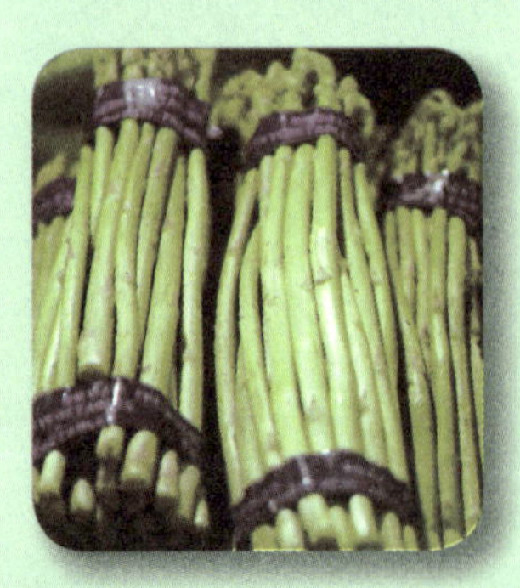

丁和维生素C，经常食用对心动过速等心脏病、高血压有良好作用；还能增进食欲，消除疲劳。对水肿、膀胱炎、排尿困难、肺癌和恶性淋巴瘤等癌症患者也有一定的疗效。用芦笋提取物对抗小白鼠移植瘤的实验表明，它有明显的抑癌作用。临床观察140例癌症患者，发现芦笋的抗肿瘤作用高达62.7%。芦笋含有丰富的天门冬酰胺，对乳腺癌有较好的抑制作用。用芦笋制成防治乳腺癌药片，经临床试用有一定疗效。该品尚含有大量的纤维素，能促进肠道蠕动，使大便通畅，减少肠壁与致癌毒素接触时间，故又有预防肠癌的作用。美国生物学家指出，芦笋含组织蛋白、叶酸、核酸，因而推测芦笋具有抗癌特性。美国报道一组60名各种不同癌症患者采用芦笋治疗恢复了健康，治疗2~4周开始好转，发现用芦笋对各种癌症治疗均有效。消化系统、呼吸系统、泌尿生殖系统癌症患者可首选为食疗佳品。美国学者在《抗癌杂谈》一书中，叙述了匹兹堡生物化学家卢茨证实1例霍奇金病患者服用芦笋后被治愈，1例手术无望的肺癌患者也获得令人惊异的疗效。

食谱举例

（1）香菇炒芦笋：香菇的菌类多糖，也有抗癌作用，与芦笋合用，二者相得益彰，可防治多种癌症。常吃对胃、肠、肝、肺、膀胱肿瘤和恶性淋巴瘤、皮肤癌、白血病等癌症患者有辅助治疗作用。

（2）芦笋汤：常法煮汤。适用于各种癌症化疗、放疗出现口燥咽干等唾液分泌减少症状。据美国媒体介绍：一位淋巴肉瘤患者，服用芦笋1年后，竟奇迹般地痊愈了；还有一位膀胱癌16年的患者，在服用芦笋几个月后膀胱肿瘤也缩小了。这些报道虽然不一定可靠，但可以说明服用芦笋对于癌症患者是有益无害的。

（3）百合芦笋汤：清心安神、润肺止咳。适用于咳嗽、气喘、血瘀气滞、湿痰阻滞等症和肺癌、甲状腺癌。

温馨提示 芦笋虽好，但不宜生吃，存放时间也不宜超过1周。其吃法蒸、炒、煮、煲均可。还要注意辨别真假芦笋，有好几种植物俗名都叫“芦笋”。用于抗癌的芦笋，学名石刁柏，俗称龙须菜，是百合科天门冬属的一种雌雄异株的宿根性多年生草本植物。它株高0.5~1米，每3~6枚成簇叶状，夏季开黄绿色小花，秋季结艳红色果实，经久不落。食用罐头时，需粉碎成泥状再服，每天2次，每次4~5汤匙，也可加水稀释后冷饮或热饮。需连续服用，最好不要间断，以免影响疗效。

3. 卷心菜

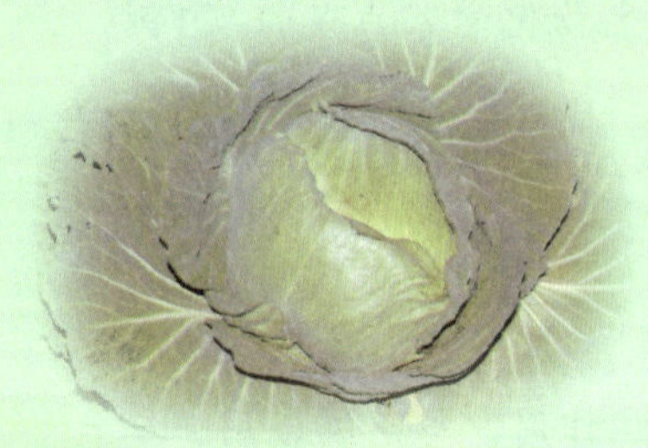

作用概说 又叫洋白菜、圆白菜、包心菜、莲花菜，学名甘蓝。味甘，性平。归肾、脾、胃经。能健胃通络、补肾壮骨。《本草拾遗》记载，它能补骨髓、利关节、通经络、明耳目、益心力、壮筋骨。总之有利于五脏六腑，还能去心下结气。《中国药用植物志》记载，卷心菜有益肾、利五脏、止痛及促进伤口愈合的功能，主治消化道溃疡及疼痛。凡是小儿先天不足、发育迟缓，以及久病体虚、倦怠乏力、健忘耳聋等，生熟食皆可。癌症患者有胃脘胀痛、堵闷，食少瘦弱，筋骨痿软等症，可做辅助食疗。有研究认为卷心菜汁有抗突变作用，因此可以防癌，而且对胃溃疡有疗效。现代研究发现，卷心菜、花椰菜（俗称花菜）这些蔬菜中含有多酚类化合物和黄酮类化合物，其中的吲哚类化合物中的吲哚-3-甲醇具有最强烈的酶诱导能力，它可使肝脏中的芳烃羟化酶活性提高54倍，使小肠黏膜中的这种酶的活性提高30倍，产生抗癌防癌功效。经常吃点卷心菜、花菜，如每周吃1~2次，可以降低胃癌、结肠癌的发病率。此外，卷心菜含有防止血栓形成的成分，其粗纤维成分对降低胆固醇、阻止碳水化合物吸收有好处，因此它也是减肥、降脂和糖尿病患者的理想食品。

食谱举例

（1）卷心菜粥：卷心菜500克，粳米50克，卷心菜水煮30分钟捞出，入米煮粥温服，可缓急止痛。

（2）卷心菜粉丝汤：卷心菜200克，水发香菇50克，豆腐、粉丝各50克。常法煮汤。适用于消化系统肿瘤康复期食疗。

（3）卷心菜汁：生品榨汁，或煮水代茶，最适用于小儿或只能进流质饮食的癌症患者。

温馨提示　为保留抗癌有效成分，这些菜不要烧得太熟。卷心菜的食用方法很多，切丝做蔬菜沙拉也很好。

4. 花椰菜

作用概说　又名菜花、花菜。味甘，性平。归肾、脾、胃经。能健脾和胃、补肾填精、健脑壮骨。凡是小儿先天不足、发育迟缓，以及久病肾虚、倦怠乏力、腰酸膝软、健忘耳聋等，皆可食用。癌症患者有肾虚表现者，如潮热盗汗、遗精滑精、筋骨痿软等症，可做辅助食疗。现代研究发现：花椰菜含丰富的维生素，尤其维生素A和维生素C的含量更为丰富；还含

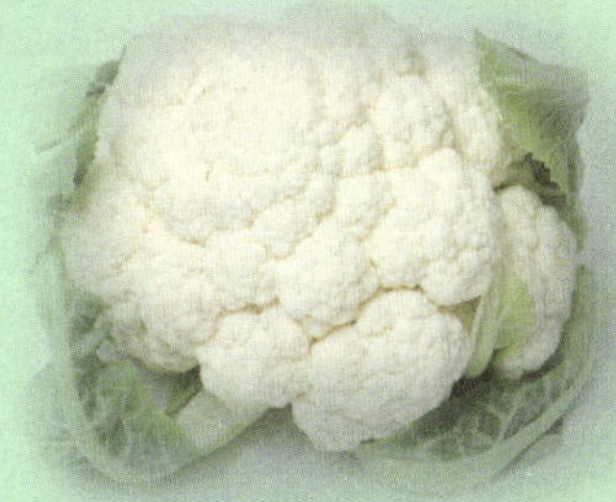

较多的矿物质，尤其有较多的钼和锰。它们是人体中酶和激素的主要活性组成部分，能促进新陈代谢。菜花中还含有一种硫代萝卜素和吲哚类化合物，能促进人体细胞产生具有保护作用的酶类，是有效的抗癌物质。此类酶具有分解致癌物质3,4-苯并芘的作用，还能转化雌激素预防乳腺癌。“绿菜花”又叫西兰花，抗癌防癌功效更强，所含营养成分也极丰富，其中多种维生素和微量元素以及胡萝卜素含量高于普通菜花。

食谱举例

（1）**炒花菜**：常法炒菜，荤素皆可，随意常食。可治肾虚体弱、健忘耳聋、遗精带下等症。

（2）**花菜粉丝汤**：乌鸡骨头（或排骨）、香菇、冬笋、粉丝等，常法煮汤。能抑制肿瘤生长，用于癌症康复期。

温馨提示 掌握好火候，猛火快炒、快煮，既可减少维生素C和吲哚类化合物的损失，又使菜花脆嫩清香。

5. 芹菜

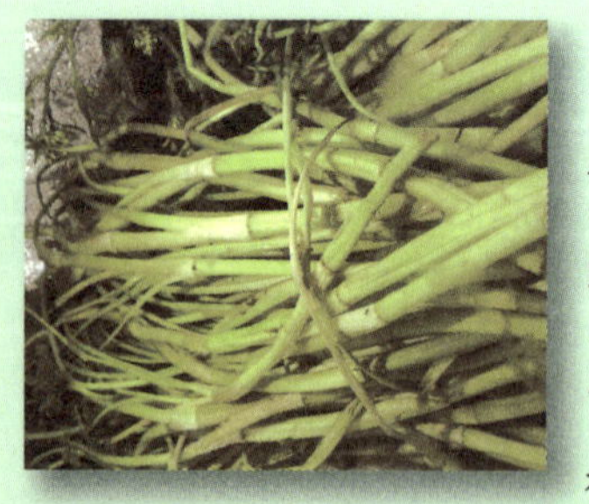

作用概说 有水芹、旱芹两种，药用以旱芹为多。味甘清香，性凉。归肺、胃、肝、肾经。能平肝凉血、清热利湿、健脾养胃固肾。适用于肝胃郁热的胃痛、胃热口臭、肠胃燥热便秘等症。《千金要方·食治》说它能益筋力、去伏热、治五种黄病。《本草推陈》记载，它可治疗肝阳旺的头昏胀痛、面红目赤、头重脚轻、步行飘摇等。验方：用苹果1~2个，芹菜500克切碎绞汁，做鲜芹苹果汁，能降血压、镇静、解痉、止吐、利尿。适用于眩晕头痛、颜面潮红、精神易兴奋、呕吐、少尿的高血压和癌症患者，用干芹菜头150~250克煎水代茶饮，亦有疗效。

现代研究发现，芹菜能降压、降脂，可作为高血压、高血脂、冠心病者的食疗佳品。它营养丰富，含挥发油、糖类、蛋白质、氨基酸、甘露醇、环己六醇、烟酸、核黄素、维生素P、维生素C、胡萝卜素、芹菜苷、黄酮类物质以及铁、钙、磷等矿物质，还有纤维素，这些都有利于防癌抗癌，还能健胃、利尿、镇静，对神经衰弱者有益。此外，糖尿病，黄疸，淋浊尿血，肺火咳嗽、痰多，牙龈肿痛，妇女白带及产后出血、腹痛，小儿吐泻、百日咳等，都可用做辅助食疗。鲜芹菜捣烂外敷，可治疗痈肿。癌症患者如合并上述疾病，可以选用。

食谱举例

（1）芹菜煲红枣：除了可治疗高血压外，还可治疗急性黄疸型肝炎、膀胱炎等症以及癌症。芹菜200克，红枣50克，煲汤分次服用。

（2）炒芹菜：配香菇、竹笋、肉丝等均可。常食用有降压、安神、镇静功效，适用于各类癌症患者。

（3）芹菜根炖马蹄：常食用有降压、安神、镇静功效。用芹菜根60克，马蹄6个，放入沙锅炖汤饮用。适用于各类癌症患者。

温馨提示 芹菜有水芹、旱芹两种，近来引进的西芹（欧芹）与水芹相似，但药用以旱芹为佳，故称为药芹，其香气较浓，又名香芹。因其性味辛香，具有健胃之功，虽然胃寒也可用。用于热性病者，以西芹为佳，虚寒证泄泻者慎用。吃法很多，凉拌、做蔬菜沙拉均可。最好将根、茎、叶一起食用，因为叶中所含维生素C比茎高，可先在开水中焯一下，去其苦涩，吃起来芳香可口。

6. 茄子

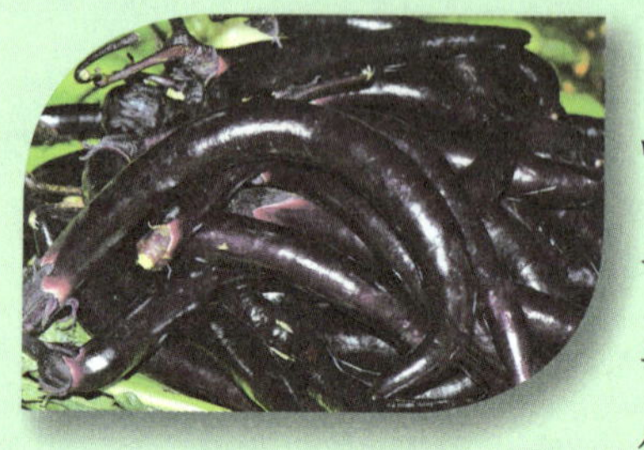

作用概说 又叫矮瓜、昆仑瓜、草鳖甲。味甘，性寒。归脾、胃、大肠经。能清热解毒、活血消痈、宽肠利气。《随息居饮食谱》说它能活血、止痛、杀虫、消痈肿，治疟疾、疝气、胀气、便秘等。《日华子本草》记载，茄子能治疗温热性疾病、传染性疾病（如痨病）等。凡是感受温热毒邪、疟疾、疝气以及癌症等，出现发热恶寒，都可作为辅助食疗。鲜茄捣烂外敷，治疗疮疡红肿、皮肤溃疡、脚气、冻疮。茄蒂煎水代茶饮，治疗疮疡；烧灰存性，研末外敷，治疗口疮牙痛，内服治疗便血。现代研究发现：龙葵碱存在于紫茄子皮中，对胃癌、结肠癌、子宫癌有一定抑制作用；此外还有降脂和保护心血管作用，用于高脂血症、肥胖病、动脉硬化等。茄子营养丰富，除含有蛋白质、糖类、维生素A和B族维生素、维生素C、维生素P、维生素E以及磷、钙、铁等元素外，还有龙葵碱、胡芦巴碱、水苏碱、胆碱、紫苏苷、色素茄色苷等生物活性物质，有助于防癌抗癌。

食谱举例

（1）茄子苦瓜泥鳅汤：紫茄子50克，苦瓜200克，泥鳅300~500克。常法煮汤，调味后服食。能清热解毒、抗癌消疮。适用于舌癌及各种口腔癌红肿热痛或溃破渗液、不思饮食者。

（2）紫茄粳米粥：紫茄子1~2只，粳米100克，食盐、花生油各适量。紫茄皮富含龙葵碱，因此茄子不要去皮，常法煮成粥。下食盐、花生油调匀，每天早晚空腹温热服食。能清热解毒、活血消痈、宽肠利气、补中益气、防癌抗癌，适用于多种癌症的辅助食疗。

（3）蒜泥茄子：紫茄子带皮蒸熟，加入蒜泥和食盐、味精等，拌成凉菜。可防癌抗癌，适用于多种癌症的辅助食疗。

温馨提示 根据颜色、外形不同，有白茄、紫茄、圆茄、长茄之分。防癌抗癌以紫茄子为佳，食用时不要去皮。脾胃虚寒泄泻者及孕妇慎用。

7. 辣椒

作用概说 又叫青椒、海椒、辣子、辣虎、柿子椒、甜椒。味辛，性热。归心、脾经。能温中下气、除湿散寒、活血祛风、健胃消食。宜于胃寒疼痛、食欲不振、消化不良、呕吐泻痢。煮水浸洗，治疗冻疮、冷疥、风湿性关节炎、腰腿痛等；捣烂外敷治疗蛇毒。《食物本草》记载，辣椒辛温，无毒，能辟邪气、解结气、杀腥气诸毒。《食物宜忌》认为，它能开郁祛痰、杀虫解毒、疗噎膈、去脚气。现代研究发现，辣椒含辣椒碱、龙葵碱、胡萝卜素等成分，均有抗癌作用。辣椒碱是一种抗氧化剂，可以中和体内多种有害的过氧化物，并且与体内一种叫作细胞色素P450的生物酶相互作用，阻止和终止细胞的癌变过程。

食谱举例

（1）青椒豆豉：常法炒菜吃，能健脾和胃、活血止痛。可治食少便溏、癌性疼痛等。

（2）甜椒沙拉：常法拌蔬菜水果沙拉。能利湿消肿、活血祛风、健胃消食。适用于各种癌症的辅助食疗。

（3）红辣椒酒：红辣椒30克，切碎，白酒

500毫升，浸泡7天，外涂。适用于癌症化疗导致的脱发。

温馨提示 本品种类较多，辛辣的一般只作为调味品，少用有健胃作用，过量则刺激胃黏膜引发胃炎。《药性考》记载，它因为能动火，所以多食眩晕，久服使人牙痛咽痛，引发痔疮，值得注意。凡是热证、阴虚证以及妇女经、孕期应忌食。做菜多用甜椒，就不会有这些副作用了。

8. 胡萝卜

作用概说 又叫黄萝卜、红萝卜、金笋。味甘、性平。归脾、肺经。能养血明目、健脾消食、补气生血、行气化滞。宜于血虚肠燥便秘，或久泻久痢；脾虚食滞不化、胸闷脘痞、食欲不振。煮水频服，能透疹解毒，治疗水痘、百日咳等。《日用本草》记载，胡萝卜能宽中下气，散胃中滞气。现代研究认为，胡萝卜富含α和β-胡萝卜素，这是两种强抗氧化剂，能减缓有害物质对细胞的侵害。β-胡萝卜素可降低肺癌发生率。所含干扰素诱生剂，是抗肿瘤活性物质，对防治口腔癌、食管癌和鼻咽癌有效。胡萝卜素在高温下也很少被破坏，并容易被人体吸收，进而转变成维生素A，所以能治疗因缺乏维生素A而引起的夜盲症；对于缺乏维生素A的眼干燥症，也有辅助治疗作用。民间用胡萝卜治疗小儿疳疾和营养不良，也有一定效果，因为胡萝卜能健脾调胃、补气血。它不仅含糖量高于一般

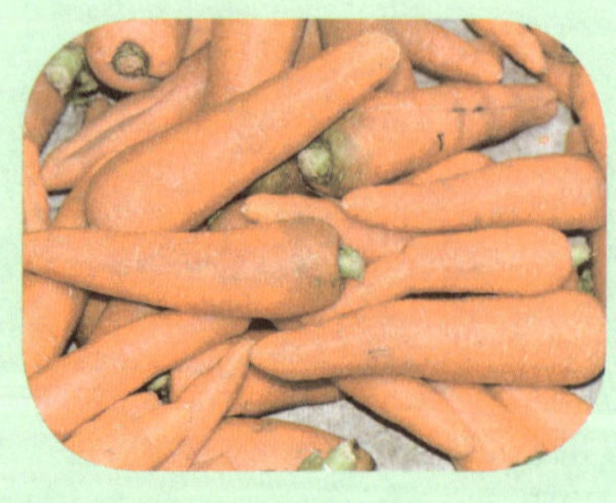

蔬菜，而且含有蛋白质、脂肪、矿物质及维生素等多种营养成分。据分析，每100克胡萝卜含蛋白质1.0克、脂肪0.2克、碳水化合物10.1克、纤维素3.0克、钙27.0毫克、镁15.0毫克、钾323.0毫克、维生素C 9.3毫克、

维生素A 28 129国际单位、维生素B_1和维生素B_2等以及叶酸14.0微克、胡萝卜素3.6毫克。这些都有利于防癌抗癌。

食谱举例

（1）胡萝卜杏仁猪肺汤：南杏仁、桑白皮各15克，胡萝卜50克，猪肺约250克。将猪肺灌水洗净血污，切成小块。桑白皮洗净，装入布袋扎紧，南杏仁浸泡去皮、尖，放入沙锅内，加水煮30分钟，取出药袋，将猪肺、胡萝卜放入，先用大火煮沸，再转用小火熬煮至熟烂，调味即可食用，甜咸自便。能滋阴润肺、祛痰止咳。适用于阴虚燥热、疲乏无力、腰膝酸软、低热盗汗、吐血、便血、痰核结块和肺癌、慢性白血病流鼻血等症患者。

（2）胡萝卜粥：胡萝卜500克，粳米100克，红糖适量。胡萝卜洗净切小块，粳米淘净，一同放入锅内，大火烧开，改用小火煮成粥。下红糖，调匀。每天早晚温热服食。也可用多种米、豆煮粥。能消胀化滞、下气利膈、健脾益胃、防癌抗癌。适用于各种癌症，并作放疗、化疗的辅助食疗。

（3）胡萝卜炖瘦肉：炖肉如常法，可加土豆。土豆含有少量的龙葵素，能防癌抗癌。适用于脾胃虚弱、倦怠乏力、食少便溏、面黄肌瘦的癌症患者。

温馨提示 实验表明，如果烹调时采用压力锅炖，因为减少了胡萝卜与空气的接触，β-胡萝卜素的保存率可高达97%，在体内的消化吸收率可达90%。胡萝卜素是脂溶性物质，最好用植物油烹调。

9. 金花菜

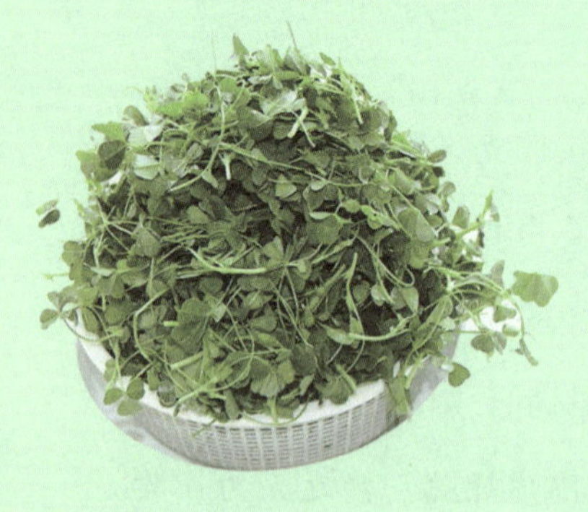

作用概说 又名黄花苜蓿、母鸡头、南苜蓿、刺苜蓿、芷蓿、草头。性平，味甘、涩。归脾、胃、大、小肠经。能清胃和胃、舒筋活络、利湿退黄、利大小肠、下膀胱结石。适用于风湿筋骨疼痛、急性黄疸型肝炎、膀胱结石以及白血病等湿热瘀毒型的癌症患者。《现代实用中药》记载，金花菜能“治尿酸性膀胱结石”。现代研究显示，每100克金花菜鲜茎叶含胡萝卜素约31.5毫克、核黄素0.22毫克、钙168毫克。全草含有大量的维生素，能改善肝脏血液循环，促进肝细胞功能的恢复。其防癌抗癌机理，也与含胡萝卜素、多种维生素有关。外敷治疗毒蛇咬伤、蜈蚣及黄蜂螫伤，用鲜金花菜全草洗净、捣烂，敷伤口，每天换2次。

食谱举例

（1）野苜蓿饮：野苜蓿、茵陈各15克。水煎代茶饮，每天1剂。适用于黄疸型肝炎、肝癌、风湿筋骨痛、神经痛、牙龈出血等患者。

（2）生煸草头：用嫩头和嫩叶经旺火热油快速煸炒而成。能清利湿热而下膀胱结石。适用于风湿筋骨疼痛、二便不利以及湿热瘀毒型的癌症患者。

（3）金花菜粥：用粳米煮粥，粥熟后调入金花菜拌匀即成，每天1次，适用于白血病缓解期。

（4）腌金花菜：俗称草头腌鸡，古今称为餐桌喜菜，佐早餐或宴席冷菜，具有清香爽口之特色。适用于黄疸型肝炎，症见恶寒发热、恶心呕吐、纳差、厌油、肝脾肿大、肝区叩痛、全身皮肤和巩膜黄染、舌红苔黄、脉弦滑数以及有上述症状的肝癌患者。

温馨提示 金花菜各地均有野生，江苏的苏州、无锡、常州等地亦有栽培，食用嫩叶，可炒食、腌渍及拌面蒸食，味鲜美。生煸草头是上海地区最盛行的特色菜，色泽碧绿，柔软鲜嫩，清口解腻。

10. 荠菜

作用概说 又叫护生草，属于风味野菜。味甘，性凉。归肝、胃经。能平肝降压、清热解毒、利水通淋、凉血止血。宜于湿热胃痛、泄泻、痢疾、淋浊，血热吐血、便血、月经过多，肝火目赤肿痛、目翳等。也可预防麻疹。捣烂外敷治疗疮疖。《现代实用中药》记载，荠菜能"止血。治肺出血、子宫出血、流产出血、月经过多，头痛，目痛及视网膜出血"。《日用本草》记载，荠菜味辛、甘，性凉、平，凉肝明目。现代研究认为，荠菜所含大量的粗纤维，能保持大便通畅，对防治肠癌有积极意义。所含丰富的维生素C、胡萝卜素，有利于防癌抗癌；还含有荠菜酸、黄酮苷等，有清热、解毒、止血作用，也利于防癌抗癌。

食谱举例

（1）凉拌荠菜：可加豆芽或豆腐丝等辅料，常吃能平肝降压、清热解毒。治疗高血压病，肝火目赤肿痛、目翳等。适用于各种癌症患者。

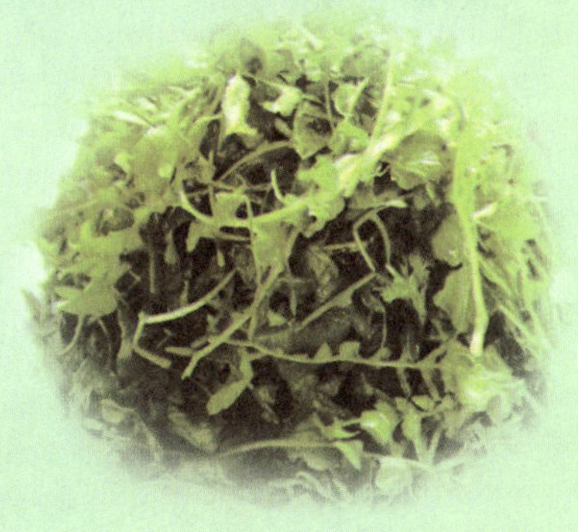

（2）薏米荠菜田鸡汤：能清热利水、滋阴补虚。适用于肺癌咯血，或放射治疗后咽焦干咳者，以及阴虚湿热型的癌肿患者。如膀胱癌、肾癌，或泌尿系统其他肿瘤手术后的饮食调理。

（3）炒荠菜：可配肉丝、香菇或冬笋等，如常法旺火快炒，后下荠菜。适用于脾胃虚弱又有湿热的胃痛、泄泻、痢疾、淋浊等，以及各类癌肿患者。

温馨提示 全国各地均有野生，南方有栽培。嫩叶可食，全草晒干，花和种子均入药。花煎汤治疗痢疾、崩漏；种子煎汤治疗目翳、目痛、青盲、黄疸等。无论生、熟食，最好在沸水中焯一下，以去除苦涩味。

11. 苤蓝

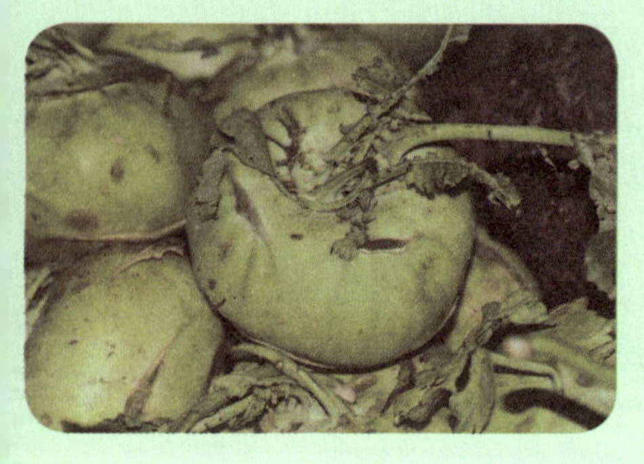

作用概说 又叫大头菜、旱白、芥蓝、撇拉、擘蓝、玉蔓青、甘蓝球。性凉，味甘、辛。归肝、胃经。能清热解毒、凉血通淋、消食积、散积痰、宽胸、止渴。适宜于小便淋浊、大便下血、脘腹满闷、消化不良以及肿毒和饮酒之人食用。《本草正义》认为，苤蓝是“清利热结之品，故治发黄”。《本草求原》说它“宽胸，解酒”“耗气损血，病后及患疮忌之”。据现代营养分析：每100克苤蓝含蛋白质1.6克、碳水化合物2.7克、粗纤维1.1克、钙32毫克、磷33毫克、铁0.3毫克、硫胺素0.05毫克、核黄素0.02毫克、尼克酸0.4毫克、抗坏血酸76毫克；还含有丰富的维生素E、微量元素钼。这些物质都能提高免疫功能，具有一定的防癌抗癌作用。

食谱举例

（1）苤蓝汁：新鲜甘蓝球400克，洗净去皮，捣烂绞汁，亦可稍加麦芽糖，在空腹时饮用，每天服2次，10天为1个疗程。有缓急止痛生肌的作用，可治疗胃、十二指肠溃疡病早期疼痛以及消化系统癌症。

（2）醋甘蓝：甘蓝球300克，去皮切片；旺火油锅至七成热时，倾入甘蓝片煸炒，加醋、酱油，勾芡后装盘。此菜酸脆爽口，能解毒止痛、祛瘀生新，适用于溃疡病及癌症患者。

（3）苤蓝汤：切片煮汤，有利尿、凉血、化痰等食疗功效。适用于小便淋浊、大便下血、脘腹满闷、消化不良等癌症患者。

温馨提示 苤蓝可以生吃，洗净去皮，切丝，用少许盐腌一下，加上调味料即可食。也可炒食或切片煮汤，用虾米烧苤蓝，风味更鲜美。不宜炒得过熟，以生拌吃为好或绞汁服用。苤蓝的嫩叶也可食，营养成分更丰富。嫩叶可炒食、做汤，是含钙质较高的蔬菜。不过苤蓝寒凉，能耗人真气，现代研究认为，苤蓝久食有抑制性激素分泌的作用，因此不宜多食。

12. 芥菜

作用概说 芥菜为十字花科植物，其根名芥菜头，其嫩茎叶名雪里蕻、芥菜、护生草、菱角菜。味辛，性温。归肺、胃经。能利膈开胃、益肺利气、宣肺消痰、解毒消痈。宜于气滞胃寒腹痛、寒性咳嗽、胸膈烦满、痰多色白之症。芥菜杆，烧灰存性，研末，频敷之，治牙龈肿痛溃烂。芥菜茎叶煎汤外洗，还可治疮痈肿痛、漆疮瘙痒。《本草纲目》说它"辛、热"，久服积温成热，因为辛散太过，所以耗散人的元气，使人目昏、易发痔疮。现代研究发现：它所含的维

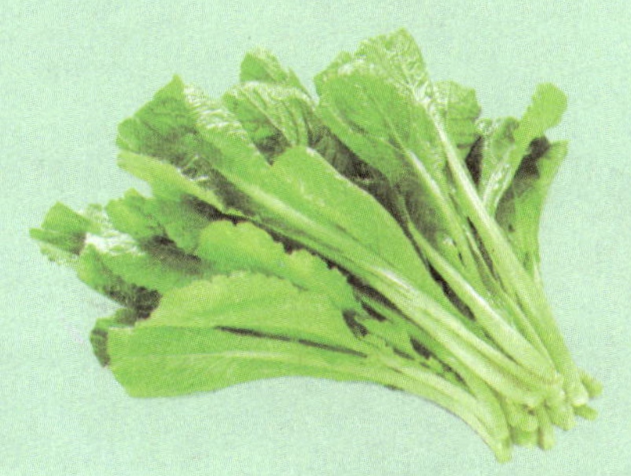

生素C可以抑制致癌物质亚硝胺在体内形成，并阻断外来致癌物在肝内的活化、解除外来致癌物质的毒性；它还可以显著增加T淋巴细胞的数量和活力，提高人体的免疫功能；它还是一种抗氧化剂，可以保护正常细胞，对抗、消灭癌细胞。芥菜所含胡萝卜素比大白菜、豆类、瓜类多十几倍，所含维生素C多2~3倍，硫胺素、核黄素、烟酸等比大白菜、洋白菜多1~2倍。可见它的防癌抗癌作用不可忽视。

食谱举例

（1）芥菜牛肉汤： 芥菜500克，牛肉250克，生姜30克。大火煮沸片刻即可，油、盐调味，趁热食用。能补脾益气、化痰止咳、解表散寒，适用于微恶风寒、头痛、周身骨痛、咳白色痰的患者。癌症患者如有上述症状，可以选用。

（2）芥菜粥： 芥菜头数个，同米煮粥，温热食用。可温中利气、宣痹祛痰。适用于胆囊炎、胆石症患者，以及寒性咳嗽、痰白量多、胸闷者。癌症患者可作辅助治疗。

温馨提示 芥菜头多腌渍食用，虽然味美，但不可多食。一般适合冬天食用，热证、阴虚证者忌食。有文献报道，忌与鲫鱼同食，否则易引发水肿。其科学依据不清楚，仅供参考。

13. 番茄

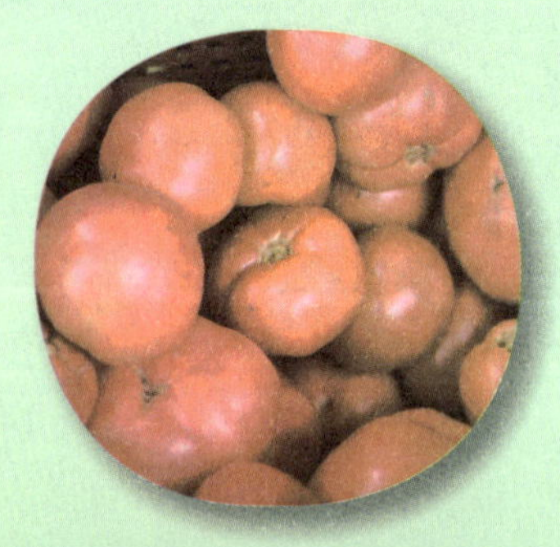

作用概说 又叫西红柿。味甘酸，性微寒。归肝、脾、胃经。能生津止渴、健胃消食、凉血平肝、清热解毒。宜于阴虚胃痛、食欲不振、发热、口渴，以及高血压、眼底出血等。现代研究分析证实，每100克番茄含蛋白质1.2克、脂肪0.2克、碳水化合物3.2克、纤维素0.9克、钙8.0毫克、镁8.0毫克、钾212.0毫克、叶酸29.0毫克、维生素C 16.0毫克、维生素A 1 496国际单位、钙16毫克、胡萝卜素0.15毫克。虽然西红柿维生素C含量不算高，但由于可以生吃，没有烹调损失，故是维生素C的良好来源。番茄中还含有维生素P，可预防毛细血管脆性出血症，并具有抗氧化作用，可保护维生素C、维生素E、胡萝卜素和硒不被氧化破坏。由于富含番茄红素，有助消化和利尿的功效，能抑制癌细胞的代谢、调节肿瘤抑制基因，有助于降低乳腺癌和子宫颈癌发病率。一项长达6年的针对47 000名成年男性饮食习惯调查报告指出，每周至少吃4份以上番茄的人，患前列腺癌的机率会减少45％以上。番茄能够预防的癌症包括前列腺癌、肺癌及胃癌，其他也可能预防的癌症有胰腺癌、大肠癌、食管癌、口腔癌、乳癌及宫颈癌。

食谱举例

（1）西红柿花生枣粥：花生米、枣各50克，粳米100克。先煮花生米和枣，加入大米或小米煮成粥，食用前拌入洗净切碎西红柿，每天1~2次。能补脾益胃、消食利尿、生津润燥、养心安神、扶正抗癌。适用于消化系统（食管、胃、肠、肝、胰等）癌症手术后虚弱的患者。

（2）生吃西红柿：每天生吃鲜西红柿1~2个，15天为1个疗程，能生津止渴、凉血平肝、清热解毒、健胃、消食、利尿。治高血压、眼底出血，也适用于湿热瘀毒型的前列腺癌患者。

（3）西红柿炒鸡蛋：油炒有利于番茄红素的消化吸收，能健胃、消食、利尿，适用于脾胃虚弱的各类癌肿患者。

温馨提示 番茄红素主要分布于番茄、西瓜、红色葡萄、柚子以及红色棕榈油中，在番茄中的含量最高，其含量随品种和成熟度的不同而不同，成熟度越高，番茄红素的含量越多。不能吃未成熟的番茄，因其含有大量“番茄碱”，吃了会发生中毒，出现恶心、呕吐及全身疲乏等症状，严重的还有生命危险。番茄成熟后，这种有害物质就基本上消失了；生吃番茄有利于保护维生素C；加热烹制时应尽量急火快炒，以免维生素遭到破坏；不要和黄瓜一起吃，黄瓜中含有多量维生素C分解酶，易使维生素C遭到破坏；不要在空腹时吃番茄，空腹时胃酸分泌多，番茄含有大量的果胶、柿胶酚及可溶性收敛剂等成分，易与胃酸结合生成难溶解的块状结石，堵在胃的出口处，造成胃不适、胀痛。凡肠胃虚寒者宜少食。

14. 大葱

作用概说 又叫火葱、菜伯、葱。味辛，性温。归肺、肝、胃经。能发汗解肌、利肺通阳、解毒消肿。适用于外感病初起、头痛、恶寒、发热、无汗、鼻塞、面目浮肿、风湿疼痛、乳痈、乳闭、大小便不畅、呕吐腹泻、胸闷脘痞、妊娠下血、小腹痛等症。大葱能治疗透发麻疹、安胎、杀一切鱼肉毒。葱白煎汁可杀蛔虫、蛲虫，捣烂外敷治疗疮肿及跌打损伤。《本草纲目》记载，大葱能除风湿，治疗身痛麻痹、虫积心痛、腹痛、妊娠尿血，能通奶汁、散乳痈、涂犬毒、治耳鸣。葱根（葱须）长于发汗解毒；葱子温肾明目，治疗阳痿；青葱管（葱叶）长于通阳活血。

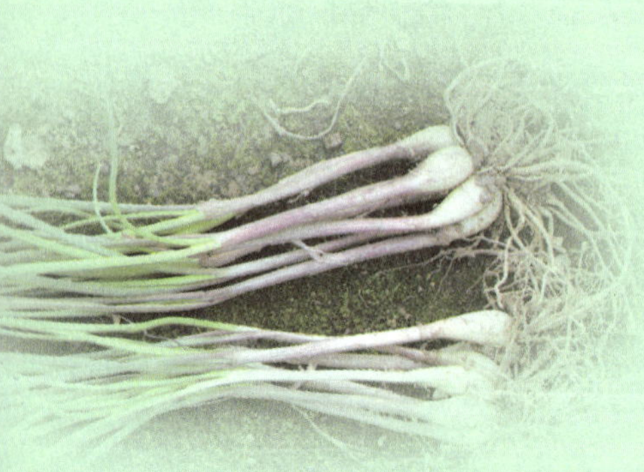

据分析：每100克大葱含蛋白质1.4克、脂肪0.3克、碳水化合物4.1克、维生素A原1.6毫克；还有维生素B_1、维生素C以及钙、磷、

铁、镁、硒等元素。硒能清除对肿瘤的发生发展起促进作用的氧自由基，对肝癌、胰腺癌、胃癌、结肠癌都有预防和治疗作用。葱含有特殊香气的挥发油，其主要成分是葱蒜辣素，也叫植物杀菌素。它除了能促进人的消化液分泌、提高食欲、增强消化功能外，还具有杀菌消炎和抗癌作用。葱属蔬菜中含有的大蒜素和二硫醇酮等含硫化合物，其对胃癌的作用已有不少动物实验和流行病学研究报道。辣味蔬菜中都含有一种能抗细胞癌变和抗病毒感染的干扰素诱生剂，其有效成分不耐热，在100℃以上不稳定，故生食较好。大葱中还含有一种叫前列腺素A的成分，有舒张小血管、促进血液循环的作用，有助于防治血压升高所致的头晕。国外医学界证明，常食大葱、大蒜，有降低血脂、血糖、血压及补脑作用，会使人保持大脑灵活。

食谱举例

（1）葱豉汤：葱白3根，淡豆豉10克，水煎服，连续3天，可预防流感，防治风寒感冒。葱白适量，切碎，用开水冲泡，趁热熏口鼻；或葱白5根捣烂，敷脐上，治疗小儿感冒、透发麻疹。癌症患者合并风寒感冒时可用。

（2）大葱肉包子：大葱和肉按4∶1之比例制成馅，加适当调味品，做包子蒸熟食用。适用于癌肿患者手术后的饮食调理。

温馨提示 葱既是人们四季常用的调味品，又是营养丰富的应时蔬菜。有报道指出，将调查对象分为两组，一组为238名已被确诊为前列腺癌的患者，另一组为471名未患前列腺癌的中老年男性。回顾他们过往的饮食习惯，结果发现，每天吃10克以上葱类蔬菜的男性，患前列腺癌的风险明显低于每天食用2.2克以下葱类蔬菜的男性。学者们指出，进食大蒜和大葱是降低前列腺癌风险的最佳选择。

本品治病多用葱白，应该用葱头连根须部分，取其辛香气味，用以发汗通络，故表虚多汗、阴虚有热患者慎用。大葱的葱绿部分比葱白部分营养价值要高得多，葱白的维生素B_1、维生素C的含量也不及葱绿部分的一半。

15. 大蒜

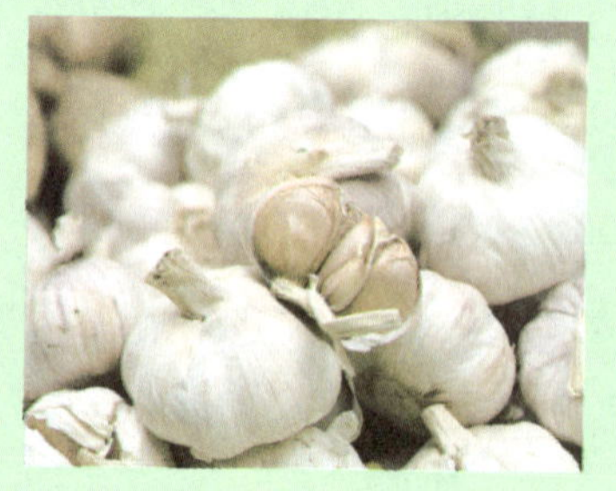

作用概说 又叫胡蒜、蒜头。味辛，性温，另一说是生吃辛热、熟食甘温，有小毒。归脾、胃、肺、肾经。能温中健脾、消食除湿、解毒杀虫、攻冷积、行滞气。宜于胃弱食少、消化不良、痈肿疔毒、恶疮发背、水气肿满、泄泻痢疾、腹中冷痛、宿食不消。能杀钩虫、蛔虫，可解吃蟹引起的中毒，外敷治蜈蚣、蝎子咬伤，用艾条（针灸用具）隔蒜灸散痈肿。《本草纲目》说大蒜“久食伤肝损眼”，故阴虚证、热证、肝热目疾者忌食。文献记载大蒜不宜与蜂蜜同食，虽然尚无现代科学依据，但也值得引起注意。

美国研究人员发现，癌症低发区居民，有每月吃20瓣左右大蒜的习惯。给大鼠同时饲喂致乳腺癌物质和大蒜，进行动物实验，结果实验鼠都没有患上乳腺癌。其所含大蒜素为效力最大的植物抗菌素之一，因其具有阻断N-亚硝酸化合物的作用，因而可以抗癌。大蒜能抗真菌感染，杀死对抗生素有耐药性的幽门螺杆菌，而此菌正是导致胃溃疡及胃癌的常见原因。美国国立癌症研究院有一篇报告说，大蒜、洋葱、青葱、细香葱、大葱和韭菜等葱类蔬菜，具有明显的预防前列腺癌作用。除了可降低前列腺癌发病率外，还对胃癌、结肠癌等消化系统癌症及膀胱癌有显著的预防效果，这是因为大蒜中的二烯丙基二硫是一种强效抗癌物质。专家分析，大蒜的抗菌、抗变异性，可能就是它能抵抗癌症的原因。大蒜中含有大量的锗，它在人体内能诱导干扰素，激活自然杀伤细胞和巨噬细胞的活性，从而杀伤和吞噬癌细胞，起到防癌抗癌作用。大蒜还能从多方面阻断强致癌物质亚硝胺的合成。可以说，大蒜是一种广谱抗癌食品，适宜多种恶性肿瘤患者服食。由于大蒜既能防癌抗癌，又能提高机体免疫功能，故对于伴有感染，以及由于放疗、化疗所致免疫功能低下的癌症患者，均可选用。

据新西兰马西大学的学者报道，每天服用2.4克大蒜萃取物，可降低血液中"坏胆固醇"LDL和甘油三酯水平，升高"好胆固醇"HDL水平。大蒜萃取物和生大蒜都有助于对抗动脉粥样硬化，防止血栓形成，预防中风、心绞痛和心肌梗死的发生，有助于降低血压。有学者报道，每天食用3克（约1瓣）新鲜生大蒜，6个月后，不但可使血中胆固醇降低20%，还可使血中促血栓素等促进血栓形成的物质降低80%。大蒜和少量维生素B_1放在一起，可产生一种叫蒜胺的物质，这种物质在增强维生素B_1作用的同时，还能发挥比维生素B_1更强的作用，会使人头脑灵活。

食谱举例

（1）蒜苗肉包子： 将蒜苗和肉按8：2制成馅，加适当调味品，做包子蒸熟食之。适用于一切恶性肿瘤，包括白血病、成骨肉瘤等患者，并可预防肿瘤的复发和转移。

（2）糖醋大蒜头： 用醋500毫升加红糖250克，煎煮至沸，放大口瓶中，俟冷，将去皮洗净晾干的蒜瓣放入瓶中醋内，浸10天即可取食。每天2~3次，或隔日食用。适用于一切癌症，尤其是泌尿系统和呼吸系统的癌症。

（3）其他： 大蒜头1个，煨熟食下，治腹泻。大蒜头400克，醋250毫升，煮熟服食，可能会吐出多量黏痰，再用韭菜汁半小碗服下，治噎膈（食管癌、贲门癌）。

温馨提示 大蒜、大葱有益于健康的观念可追溯到古代文明社会，我国自古就有用大蒜杀毒、驱虫，治疗昆虫咬伤的民俗。埃及医典《埃伯斯手卷》也记载了20多种大蒜治疗疾病的用法。希腊名医希波克拉底也曾开过大蒜处方。但是，多食则伤脾、损肺、坏肝、伤目、生痰、发嗽。现代研究发现，大蒜中有一种含硫的化学物质，其降解产物是造成吃大蒜、大葱后口臭的原因。因大蒜有刺激性，能刺激肝、肺、胃及眼睛，若患者有肝火、胃火、眼睛痛或肝炎等炎症，则宜少吃。

16. 黄瓜

作用概说 又名王瓜、胡瓜。味甘、性寒。归脾、胃、大肠、小肠经。能清热解毒、解渴、利尿、滑肠、镇痛。宜于心烦胸热、口干思饮、小便不畅、湿热泄泻。无论是癌症性发热还是炎症性发热的患者，吃黄瓜都可以清热。伴有腹水、胸水或全身水肿的患者，吃黄瓜都有利，即使没有发热、水肿等情况，多吃黄瓜也是有益的。《陆川本草》说，黄瓜可治疗热病身热、口渴、烫伤；陈瓜干补脾气、止腹泻。鲜黄瓜汁外敷，可治外伤红肿及烫火伤；加醋煮利水作用强；与蜜同煮，治疗下痢。黄瓜叶散：黄瓜叶晒干研末，每次2钱，米汤送服，治水泻。

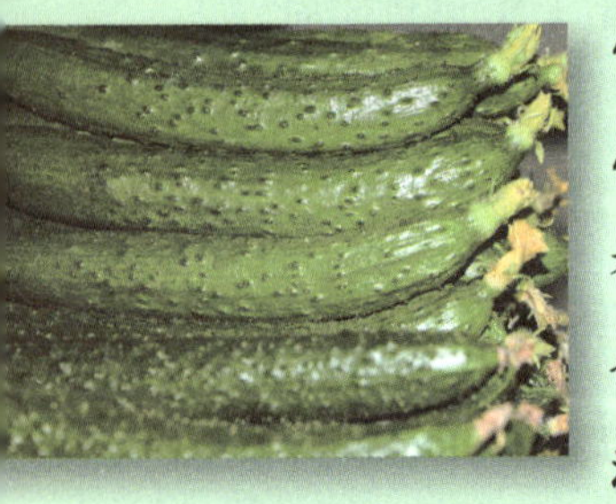

现代分析发现：黄瓜中含蛋白质、脂肪、糖类化合物、矿物质（钾、钙、磷、铁）、维生素（A，B_1，B_2，C，E）、丙醇二酸等成分；黄瓜头部含葫芦素（A，B，C）。新鲜黄瓜中含有的丙醇二酸，能有效地抑制糖类物质转化为脂肪，故常吃黄瓜可减肥，对肥胖者和高血压、高血脂患者有利。黄瓜所含的纤维素可促进肠道中腐败食物的及时排泄，对防治直肠癌有益。所含的葫芦素C在动物实验中有抗肿瘤作用，且毒性较低。日本名古屋大学的一些教授研究认为，烟酒嗜好者和爱吃咸的人容易得食管癌，常吃黄瓜可以减少这种危险。黄瓜汁还有美容功效，可有效地对抗皮肤老化、减少皱纹的产生，并可防止唇炎、口角炎。

食谱举例

（1）**黄瓜皮饮：**老黄瓜皮30克，水煎服，每天3次，治四肢浮肿初起。黄瓜根，捣烂取汁，每天早晨温服1杯，治黄疸。

（2）**凉拌黄瓜：**鲜嫩黄瓜1~2根切丝，麻油、酱油各适量，盐、味精各少许，拌匀。能清热解毒、止渴、利尿。适用于白血病发热以及有腹水、胸水或全身水肿的癌症患者。

温馨提示 黄瓜吃法多样，盐腌、酱菜、炒食、煮汤都可，用虾米烧黄瓜，风味更鲜美。黄瓜水分多且清甜适口，生吃能解渴清热，但多食则易于积痰、生湿。若患疮疥、脚气和有虚肿者食之可能加重病情。小儿多食易生疳虫。虚寒证忌食。文献记载，不宜与白萝卜、芹菜同食，可作参考。

17. 大白菜

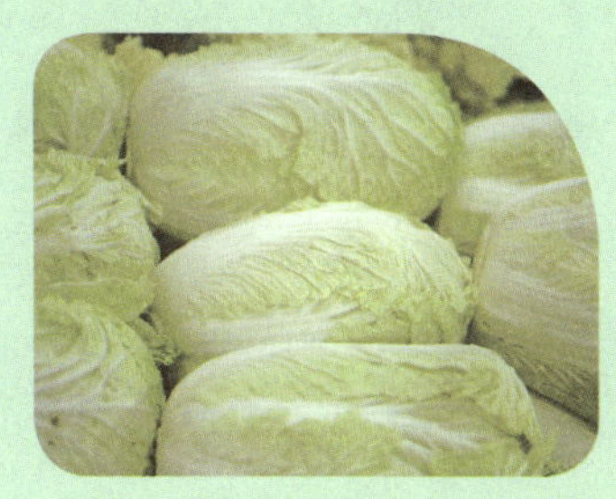

作用概说 又名白菜、菘菜。味甘，性平，一说微寒。归肠、胃经。有养胃解毒、解热除烦、解渴利尿、通利肠胃之功。宜于口干、烦渴、小便不畅、肠胃燥热的便秘等。可解木薯中毒，外用治漆毒生疮。《随息居饮食谱》说它“甘、平，养胃”。现代研究认为，大白菜所含的粗纤维达90%以上。粗纤维被称为第七营养素，它能刺激胃肠蠕动而通便，能使污染物质以及食物分解所产生的致癌物质尽快排泄，以减少肠内吸收和对肠壁的局部刺激，从而达到防癌抗癌的目的。白菜中所含的钙和维生素C比梨和苹果高。核黄素的含量也很高，其微量元素锌的含量不但在蔬菜中名列前茅，并多于肉、蛋等食物。另外，含有微量元素钼较多，能阻断致癌的亚硝胺合成，可防胃肠癌；而所含的硒在人体内有助于生成谷胱甘肽，也能使癌的发生率下降。富含维生素C，与肉类同食，既可增添肉的鲜美，又可减少肉中致癌物亚硝胺的产生，两全其美。大白菜还含有一种吲哚-3-甲醇的化合物，能分解与乳腺癌相关的雌激素，使此雌激素转化成非活性的结构，从而降低妇女患癌症概率。

食谱举例

（1）白菜豆腐汤：用常法煮汤食，可通利大小便、解热止渴。适用于口干烦渴、大小便不畅的癌症患者。

（2）白菜根饮：干白菜根1块，红糖30克，生姜3片，水煎服，治感冒。

（3）白菜萝卜汁：鲜白菜、生萝卜各1 500克，洗净，切碎捣烂绞汁，加红糖适量，分多次服，解木薯中毒。也可作为癌症患者的饮料。

温馨提示 白菜原产我国，已有数千年历史，栽培广泛，种类较多，烹调方法也很多，因此一年四季都能吃到鲜嫩可口的白菜。常言说：鱼生火，肉生痰，白菜豆腐保平安。所以，大白菜有“菜中之王”的美名。小白菜与大白菜同类而有别，小白菜甘、凉，能清肺止咳、和胃滑肠。虽然清肺热止咳利尿，但肠、胃或心、肺虚寒者宜慎食。生品捣烂外敷，治疗疮疡红肿。

18. 洋葱

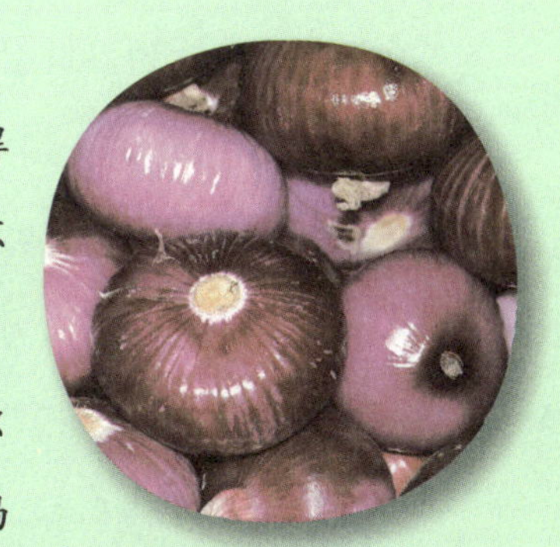

作用概说 又名葱头、玉葱、球葱。味辛、甘，性温。归肺、胃经。有和胃下气、化湿去痰、解毒杀虫的功效。凡是胸闷脘痞、咳嗽多痰、小便不利、痢疾等症，可用作食疗佳品。《药材学》记载，洋葱"新鲜的捣成泥剂，治疗创伤、溃疡及妇女滴虫性阴道炎"。民间验方：①治失眠，取适量洋葱，捣烂后装入瓶内盖好，临睡前吸其气味，可治失眠，一般15分钟左右即可入睡。②治秃头，将洋葱切片，加水煮沸，过一夜后取滤液服用。洋葱水400毫升加蜂蜜150毫升混合，效果更佳。另外，可将洋葱洗净切碎，加水烧开10分钟后用纱布滤过，冷却后洗头。③治高血压，降胆固醇，洋葱60~150克，煮或煎均可，时时服用。④感冒流行季节，常食用洋葱为原料的菜肴，可起预防作用。

现代医学研究发现，葱头有一定的杀菌作用，对肠炎、白喉、滴虫性阴道炎有一定的治疗效果。还有的研究表明，洋葱具有降低血清胆固醇的作用，还含有丰富的生物类黄酮维生素P，与维生素C有协同作用，能维护毛细血管的完整性。可用于降血压，预防动脉硬化和冠心病。美国生物化学家测定，1个中等大的洋葱，约含0.25毫克的前列腺素A，前列腺素A是较强的血管扩张剂，能增加肾血流量和尿量，促使钠、钾的排泄，有利于降低血压。据分析，每100克洋葱中含蛋白质1.8克、碳水化合物8.0克、钙40毫克、磷50毫克、铁1.8毫克、维生素C 8毫克，还含有胡萝卜素、维生素B_1、挥发油、多糖、槲皮素、胸腺嘧啶和多种氨基酸等，不含脂肪。

葱头含有可激活巨噬细胞的挥发性生物碱等，具有稳定上皮细胞、防止癌变及杀癌细胞的作用。科学家发现，洋葱中含有微量元素硒，能使人体产生一定数量的谷胱甘肽，癌的发生机会就会减少，起到防癌的作用。

食谱举例

（1）素炒葱头：洋葱60克，素油炒，每天进食。治糖尿病、高脂血症，预防感冒、防癌抗癌。

（2）糖醋胡萝卜洋葱头：将胡萝卜、洋葱头洗净切片，煎炒至七成熟时，加入麻油、盐、糖、醋调味，佐饭。适用于癌症早期和恢复期，可用于预防癌症复发。

温馨提示 洋葱可做很多菜肴，如洋葱炒牛肉丝、洋葱煎排骨、洋葱炒鳝丝等。洋葱不仅是最佳蔬菜，而且还是民间常用的药材。英国研究证实，洋葱蒸汽对治愈发炎的伤口和老年顽固性皮肤溃疡有惊人的效果。在日本洋葱已成为老年人争相食用的保健蔬菜，据说老年人每天吃1个洋葱，能够防病治病、延年益寿。美国南北战争时，北军总司令格兰特将军率军包围了南军首府维克斯堡。他向林肯总统发去电报，要求火速增援洋葱，并说："没有洋葱，就不能调动我的部队。"第2天军部送去3列车洋葱，用洋葱切片和水煮粥，连食数天，终于使部队抵御了痢疾的侵袭。据说20多年前，法国有位饲养员，无意中用洋葱喂饲一匹得了"血管栓塞"的病马，连续喂饲数天后，奄奄一息、瘫痪在地的病马竟然奇迹般地恢复了健康。后经法国医生研究证实是洋葱救活了病马，因洋葱所含的葱素成分可以降低血液凝聚的危险，降低血液胆固醇，预防血栓形成。

19. 韭菜

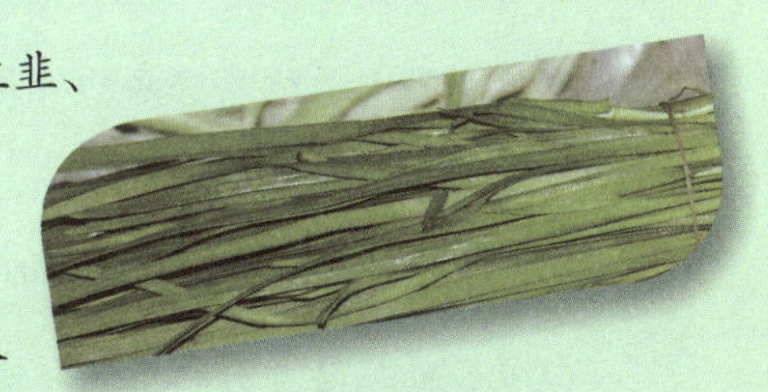

作用概说 又叫起阳草、懒人菜、长生韭、扁菜等。味辛甘，性温。归肝、脾、胃、肾经。能补肾益阳、调和脏腑、行气活血、增进食欲、暖胃、下气、散血、除湿。宜于脘腹冷痛、噎膈反胃、寒证泄泻便秘、瘀血胃痛、肾虚白浊遗精、经闭白带、腰膝冷痛、吐血鼻衄、小儿遗尿、妇人血崩、产后出血等症。《本草纲目》说，韭菜补肝及命门，治小便频数、遗尿等。因其温补肝肾，助阳固精，所以在药书上有"起阳草"之名。韭菜子有固精、助阳、补肾、治带、暖腰膝等作用，适用于阳痿、遗精、多尿等疾患。用韭菜子研粉，每天早晚各服15克，开水送服，对治疗阳痿有效。用韭菜根煎汁内服，可治盗汗、自汗。古人多用以治噎膈反胃，相当于上消化道癌症（如食管癌、贲门癌、胃癌等），一般多用韭菜捣汁30克，配合牛乳、生姜汁以及鹅血等同服。韭菜汁止呃有效。韭菜捣成糊状外敷可治跌打肿胀、扭伤疼痛；用开水冲泡10分钟后泡脚，可治脚气。韭菜250克左右，裹成团状（大小以能吞下为宜），用开水烫熟食下，治误吞金属物件（如金银饰物、铜物铁钉、螺丝钉等），小孩如食不下，可用油盐炒熟，食后再服适量植物油以滑润肠道。韭菜食下后，金属会被韭菜包住从大便排出。

据分析，每100克韭菜中含蛋白质10克以上、脂肪3.0克、碳水化合物19克、钙280毫克、磷225毫克、铁6.5毫克、维生素C 95毫克、胡萝卜素17.5毫克（在叶菜中，除金花菜外，含量最高）。现代医学研究证明：韭菜含有较多的纤维素，能增加胃肠蠕动，对预防习惯性便秘和肠癌有重要意义；所含的挥发性酶能激活巨噬细胞，能预防癌细胞转移和癌症复发。它还含有挥发油及含硫化合物，是其辛香味的来源，具有促进食欲、杀菌和降低血脂以及防癌抗癌的作用，对高血脂、冠心病、癌症患者有益。

食谱举例

（1）韭菜根蛋：韭菜根煮鸡蛋加白糖，吃鸡蛋、喝汤，连服数天，治白带。癌症患者有胸水、腹水时也可用。

（2）韭菜糯米酒：韭菜250克，煮糯米酒服，治疗血崩。癌症患者有出血症状时也可用。

（3）一鲜馅饺子（或包子）：鸡蛋油煎，虾皮洗净，黑木耳泡发，韭菜洗净，共同切末，加油盐适量，拌匀成馅，用面包成饺子，或合子烙熟食之，或发面蒸包子食用。适用于神经组织恶性肿瘤及淋巴性或骨髓性白血病患者，并有预防癌细胞转移或癌症复发的作用。

温馨提示 我国古代不少著名诗人的诗中都提到过韭菜，如唐代诗人杜甫的“夜雨剪春韭，新炊间黄粱”；宋代诗人苏轼的“渐觉东风料峭寒，青蒿黄韭试春盘”。可见韭菜自古以来就受到我国人民的喜爱和重视。韭菜不仅质嫩味鲜，营养也很丰富，还是一味传统的中药。但是，因为其性辛辣温热，虽有壮阳益肾祛寒之功，也能引发皮肤疮毒，多食令人口气发臭和目眩。患有痈疽疮肿及皮肤癣、皮炎、湿毒者忌食。热证、阴虚火旺者慎食。不宜与蜂蜜同食。韭菜难以消化，不宜多吃。

20. 海带

作用概说 又名昆布、海马蔺、海草、大叶藻。味咸，性寒。归肝、胃、肾经。能消痰软坚、清热利水、散结抗癌。适用于瘰疬（颈部淋

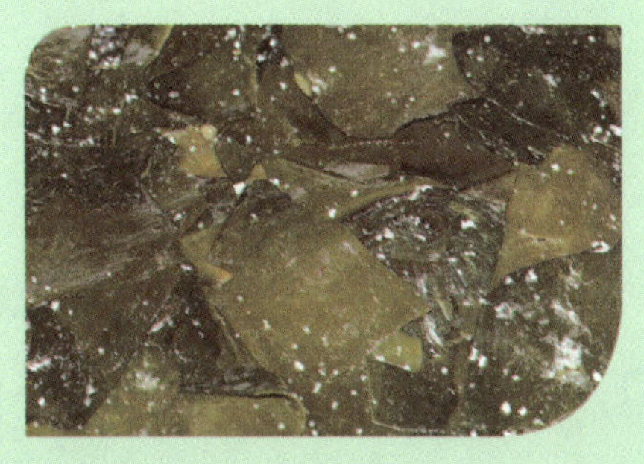

巴结肿大）、瘿瘤（甲状腺肿大）、疝气下堕、痈肿、痰热壅膈、气急心下满、宿食不消、小便不畅、癥瘕（腹部肿块胀气）、水肿、脚气等症。《名医别录》记载，海带能治疗十二种水肿、聚结之气、瘘疮（破溃）等。现代研究分析，海带含有丰富的钙、铁、碘、胡萝卜素及大量的纤维素、维生素、蛋白质、脂肪、糖和17种氨基酸、褐藻胶等。缺碘在儿童期可引起克汀病，在成年人可引起甲状腺功能障碍。因其富含碘，对缺碘引起的甲状腺肿瘤、痴呆症有预防作用，为治疗甲状腺肿瘤的常用药，对脱发和甲状腺肿大患者有疗效。含有纤维素，能促进肠道中致癌物的排泄。因其清热消痰的作用较好，临床多用于肺癌患者。日本山一教授用特制海带粉饲养小鼠，表明其有较好的抗癌作用。海带还含有甘露醇，为利尿脱水剂，对治疗急性肾衰竭、脑水肿、急性青光眼有效。常食海带有降压降脂作用，对血管硬化、冠心病、高血压、肥胖症有一定的预防和辅助食疗作用。

食谱举例

（1）海带经常煮食或凉拌食用，或用红砂糖腌食，治瘿瘤。适用于甲状腺机能低下的癌症患者。

（2）海带陈皮排骨汤：海带50克，陈皮10克，排骨150克，盐、醋各适量。海带浸泡后切丝，陈皮切成丁，排骨切块。将排骨、海带一起煮沸，再加入陈皮及适量的盐、醋，用小火炖煮1小时，即可食用。能滋阴理气、消痰散结，适用于肝郁气滞型甲状腺肿大、甲状腺癌。也可用海带丝120克，猪肉120克，一起煮汤，连海带、猪肉同食。能治瘿瘤、鹅掌风。

适用于各种癌症患者。

（3）海带绿豆粥：海带、绿豆、红糖煮粥食，治皮肤湿毒瘙痒，可用于有此症的癌症患者。

温馨提示 海带作蔬菜，煎汤、煮、蒸皆可，或凉拌食用。海带属于寒凉之品，脾胃虚寒者不宜多食。

21. 紫菜

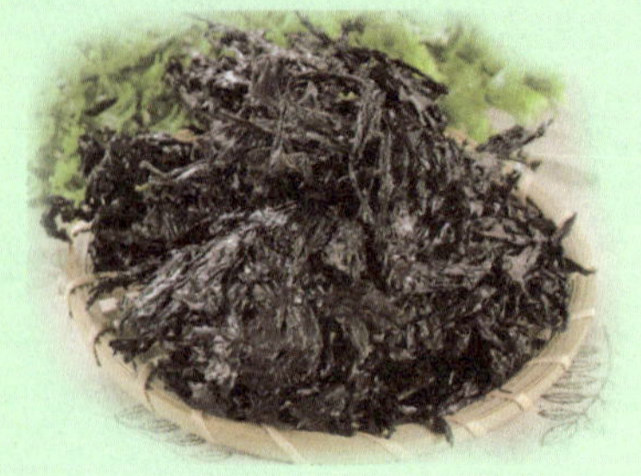

作用概说 又叫子菜、春菜、索菜、紫英、乌菜等。味甘、咸，性寒。归肺、脾、膀胱经。可清肺热、散瘿瘤、养心除烦、利水消肿、软坚、化痰、利咽、止咳。主治咽喉肿痛、咳嗽、烦躁失眠、脚气、水肿、小便淋痛、泻痢等病症。用于治疗瘰疬（颈部淋巴结肿大）、瘿瘤（甲状腺肿大）、咳嗽吐脓痰等。《食疗本草》记载，紫菜能下热气，若热气壅塞咽喉，则煮水喝可治。验方：紫菜适量，放口中干嚼，徐徐咽下，或紫菜研末，每次3克，每天2次，蜂蜜开水送服，或用蜂蜜炼为丸，每次6克，治肺脓疡、咳嗽、咯吐臭痰。

据现代研究分析：每100克紫菜含蛋白质28.2克、脂肪0.2克、碳水化合物48.5克，钙343毫克、磷457毫克、铁33.2毫克、胡萝卜素1.23毫克、维生素C 1.0毫克；还含有多糖、硫胺素、核黄素、尼克酸等物质。实验证明，雄性大鼠喂含有1%紫菜的高脂饲料，可显著降低大鼠血清胆固醇的含量。紫菜的有效成分对艾氏癌的抑制率达53.2%，所含的多糖具有明显增强细胞免疫和体液免疫功能，可促进淋巴细胞转化，提高机体的免疫功能，是癌症患者的理想抗癌食品，经常服食有助于防治脑肿瘤、乳腺癌、甲状腺癌、恶性淋巴瘤以及各种肿瘤的淋巴结转移。

食谱举例

（1）紫菜榨菜汤：紫菜20克，榨菜100克切丝，锅内加肉汤500毫升烧开，倒入榨菜丝、紫菜即成。具有清心开胃的功效，适用于有烦渴纳差、脘腹痞满、嗳腐吞酸等症的癌症患者。

（2）紫菜萝卜汤：白萝卜250克，紫菜15克，陈皮适量，加水煎煮30分钟，出锅前加精盐、味精及醋即可。具有软坚散结的功效，适用于脑肿瘤、乳腺癌、甲状腺癌、恶性淋巴瘤等以及各种肿瘤伴有淋巴结转移的防治，辅助治疗甲状腺肿大及淋巴结核、大便秘结等病症。或单用紫菜泡汤，每天当菜佐食，连食1~2个月，治淋巴结核。

（3）紫菜猪肉豆腐汤：紫菜25克，豆腐250克，猪瘦肉100克。豆腐切小块，猪瘦肉切丝，加清水煮熟，再加入紫菜煮10分钟，调味即可。具有化痰软坚、滋阴润燥、清热解毒的功效。适用于甲状腺癌、甲状腺腺瘤烦热肿痛者。

温馨提示　紫菜色泽因环境及收获时期的不同而有黑紫色、红紫色、绿紫色等，不宜多晒，干燥后变成紫色，故名紫菜。紫菜不仅是营养很好的食品，也是一种药物。因为性寒，胃寒阳虚者不宜多食。

22. 海藻

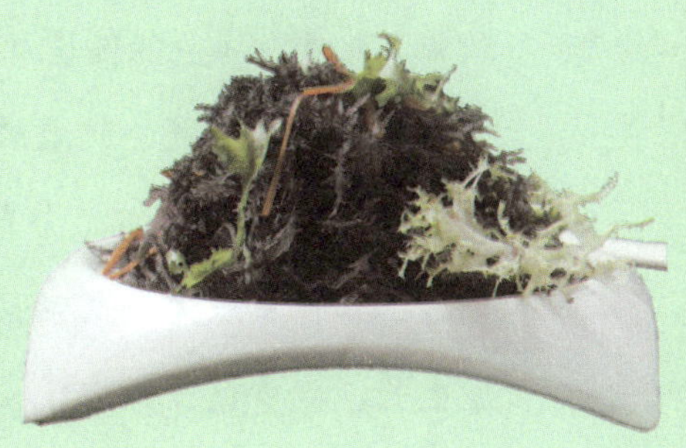

作用概说　又名海蒿子、羊栖菜。味咸，性寒。归肝、胃、肾经。能软坚散结、消痰、利水、抗癌。适用于瘿瘤、瘰疬、睾丸肿痛、痰饮水肿等症，配合治疗淋巴结核、甲状腺肿大和某些肿瘤等有明显疗效，是我国古老的药物和食物。《本草纲目》中就已经列举了海藻的药用价值。由于海藻富含多种生物活性物质，如多糖、微量元素、高不饱和脂肪酸、牛磺酸、类胡萝卜素、甾醇及海带氨酸等，无论是作为日常食物，还是从中提取活性物质作为药品，海藻都有着极大的价值。海藻中的酸性多糖、硒和凝集素有明显的抗辐射、抗肿瘤作用；海藻中的硫、氮酚类化合物抑菌效果较好，所以还具有抗炎作用。缺碘可引起甲状腺肿大，还会诱发甲状腺癌、乳腺癌、卵巢癌、子宫癌、子宫肌瘤等，因此要适时补碘，多吃些海藻食品。最近，日本科学家在分析乳腺癌发病原因时发现，日本妇女乳腺癌发病率较低，与其食用海藻的饮食习惯有关。有人用日本海中的10余种食用海藻作抗肿瘤实验，结果表明，6种食用海藻有抗白血病作用，其主要成分是褐藻胶。此外，海藻中含有的褐藻氨酸，具有降压作用，海藻纤维具有防治便秘、降低有害物质积聚的功效。海藻多为碱性，有助于改善现代人的酸性体质、调节人体免疫机能、增强抗病能力。其中的亚油酸和亚麻酸等人体必需的脂肪酸，对防治动脉硬化及脑血栓形成十分有益。从海藻多糖中提取的海藻淀粉硫酸脂，具有降低胆固醇的作用；藻酸双酯钠则有抗凝、抗血小板的作用，可防止微血栓形成；海藻中含有的硒元素，有保护心脏和抗癌作用。德国科学家调查发现，患有冠心病心肌梗死者，体内含硒量比健康者要少得多。中国的克山病也是由于缺硒所致的。此外，海藻能选择性地清除汞、镉、铅等重金属致癌物。

海藻的蛋氨酸、胱氨酸含量丰富。头发中如果缺乏以上两种氨基酸会使头发变脆、分叉，失去光泽。因而，常食海藻食品还可使干性皮肤富有光泽，油性皮肤可改善油脂分泌。海藻中维生素丰富，可维护上皮组织健康生长，减少色素斑点。海藻的表面有一层极为湿润的黏液，主要是用于退潮后保护海藻表面，防止日晒过度而造成死亡。根据这个原理，人们对这层黏液进行了研究，发现它是一种多糖类物质，具有极好的延展性能，将它制成化妆品，具有保湿、防晒的功效。可见海藻也是健美食品。

食谱举例

（1）**海藻水蛭酒：**海藻30克，水蛭6克，共研细末，用黄酒冲服，每取药末2克，入黄酒50毫升煮沸，待温，顿服。每天服2次。能消肿止痛，主治噎膈症（食管癌）、直肠癌等。

（2）海藻可加工成人造海蜇皮，由褐藻胶、多种微量元素等组成。常食可防癌、减肥，增进人体健康。

（3）**裙带鸭：**裙带菜（褐藻类，药名昆布，作用同海带）、海带各50克，鸭半只。裙带菜切小段、海带切丝。鸭子洗净切块，先煮30分钟，加入裙带菜、海带、盐，煮熟即可。能消痰软坚、清热利水、散结抗癌，适用于伴有烦热、咽干的各种癌症患者。

温馨提示 据中药“十八反”说，不宜与甘草同用。

据美联社报道，海藻会释放出足以致命的多摩酸毒素，这些毒素积存在蛤和其他一些贝类动物的组织中。人类一旦食用了这些动物，毒素便会袭击人的大脑，引起学习和记忆系统失调。

广义的海藻类食物包括紫菜、海带、海白菜、裙带菜等。现代科学证明：海藻具有独特的风味和营养价值，可以作为肥胖患者的减肥食品，因为它热量低，而且含有大量纤维素，食用少量后即有饱胀感；海藻还可以作为糖尿病患者的充饥食品，因为它不含糖分；另外，海藻作为高血压、心脏病患者的保健食品也有极好的保健效果。海藻中含有多种微量元素，如铁、锌、硒、钙等，这些元素都与人的生理活动有着密切联系，其中铁是人的造血功能必不可少的微量元素，锌有助于儿童的智力发育，钙可以使人的骨骼强健。而近年来的研究表明，硒可以防止癌症的产生，增强人体的免疫功能。因此，不管是老年人，还是青年人，食用海藻都能够强身健体、防病治病。由于海藻类蔬菜病虫害少，因此受农药污染的机会少，是真正意义上的绿色食品，而且它含有陆上蔬菜没有的植物化合物。因此，经常食用海藻类食品，具有良好的保健作用。海藻中的海藻多糖、多卤、多萜物质都具有提高人体免疫功能、抗癌、抗病毒的作用。海藻多糖可以与HIV（人类获得性免疫缺陷病毒）结合，使其失活，从而抑制病毒的复制，防治艾滋病；海藻多糖还可以降低血管中导致动脉粥样硬化的脂质含量，以及治疗心脑血管疾病。从深海鱼油中提取的高不饱和脂肪酸EPA（二十碳五烯酸）和DHA（二十二碳六烯酸）具有提高大脑智力以及增强人体免疫功能的功效，而在海藻中也可以提取出这两种物质。因此，以海藻为原料，进行药品生产，可以大大降低生产成本，从而提高经济效益。

23. 香菇

作用概说 味甘，性平。能扶正补虚、益胃气、托痘疹。宜于脾胃虚弱、食欲不振、倦怠乏力。《现代实用本草》认为，香菇能补充维生素D，并且治疗贫血。现代研究发现：香菇是一种高蛋白、低脂肪的健康食品，含蛋白质、多种氨基酸、维生素和香菇多糖，能增强人体免疫功能，并能降血脂；因其阻断N-亚硝基化合物的作用，从而

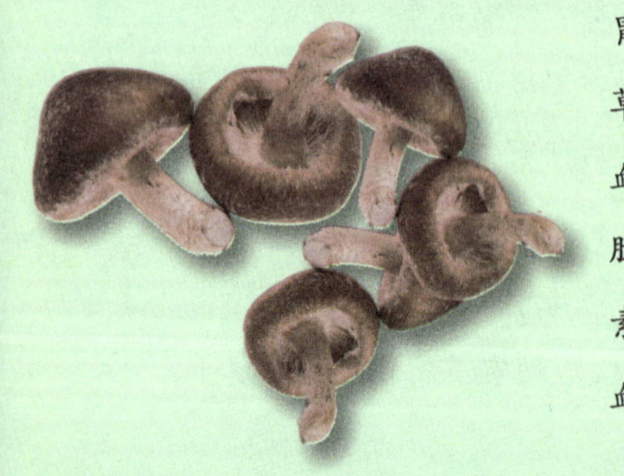

具有抗癌能力。香菇多糖对小鼠肉瘤180、子宫颈癌14、肝癌腹水型–肝癌实体型动物实验瘤株有抑制作用，其抗肿瘤作用与香菇多糖能增强机体的细胞和体液免疫功能有关。用香菇多糖片治疗不能胜任化学药物的晚期肺癌患者，服药2~3个月后，获得症状缓解、精神好转、食欲增加的近期效果。日本科学家的实验证实，香菇有抗癌作用。我国天津南开大学生物系研究人员通过动物实验证明，从香菇中提取的多糖类物质，抑癌率达42%。

食谱举例

（1）香菇粥：香菇、小米或大米各50克，蜂蜜适量。香菇用水发后切丝。粳米淘净，与香菇丝一同放入锅内，加入清水大火烧开，改用小火煮成粥。下蜂蜜，调匀。每天3次，温热服食。可常食。能大补胃气、扶正抗癌。适用于胃癌、宫颈癌、肺癌患者的辅助治疗。

（2）香菇甲鱼：甲鱼1只，仔鸭肉100克，香菇100克，独蒜50克，大葱40克，老姜15克，料酒15毫升，胡椒粉2克，精盐1.5克，味精2克，油100毫升。甲鱼切成小块。锅置火上，油烧至七成热时，投入鸭肉块，葱姜炒至水干，再投入甲鱼同炒，加入1 500毫升高汤（清水也行）烧沸、打去浮沫，改用小火煨30分钟，加入大蒜、香菇煨至甲鱼肉熟软，捞出葱姜，下胡椒粉、料酒、精盐，调正汤味，起锅加入味精即成。吃肉喝汤。适用于阴虚低热、盗汗、消瘦的癌症患者。

温馨提示 香菇呈特有的香味，是食用菜肴和烹调佳品。宜配合鱼、肉类煮食，有养胃益气的功效，但是它属于发物，麻疹和皮肤病、过敏性疾病患者忌食。

24. 猴头菇

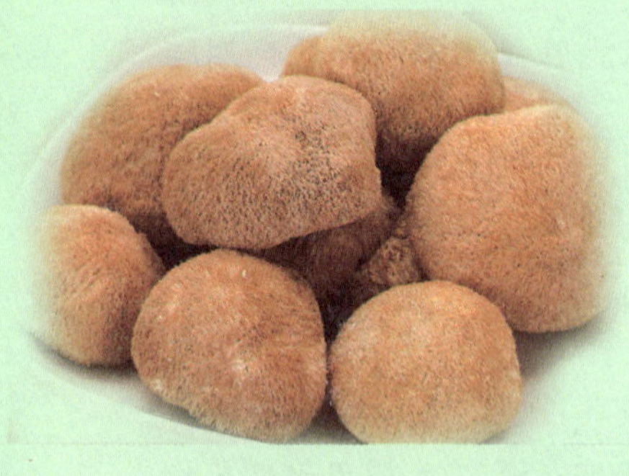

作用概说 性平，味甘，无毒。归脾、胃经。能利五脏、助消化、健脾养胃、软坚化瘢、补虚抗癌。适宜体质虚弱、营养不良、神经衰弱、胃病（包括慢性胃炎、胃及十二指肠溃疡）、心血管疾病患者食用，更适宜癌症患者，尤其是食管癌、贲门癌、胃癌之人食用。据北京食品研究所测定，在100克干猴头菇中，含蛋白质26.3克，比香菇高出1倍；在所含的16种氨基酸中，有7种为人体必需氨基酸。所含脂肪量较少。另含维生素A原（胡萝卜素）、维生素B_1、维生素B_2和尼克酸、多糖体、多肽类及微量元素钙、磷、铁，以及食物纤维等营养成分。据临床研究证实，癌症患者使用猴头多糖体后，机体产生了干扰素，增强了抗癌效果。常食猴头菇，还能升高人体免疫球蛋白和白细胞，增强人体免疫功能，故对癌症患者颇有益处。实验证明，猴头菇对小鼠肉瘤180有抑制作用，体外对艾氏腹水癌细胞也有抑制作用。上海等地以猴头菇浸膏片治疗393例肿瘤（其中食管癌占15%），总有效率69.3%。猴头菇所含不饱和脂肪酸，有利于血液循环，能降低血液中的胆固醇含量，也是高血压及心血管疾病患者的理想食品。

食谱举例

（1）猴头菇炖肉： 猴头菇配合肉类煮食，既是贲门癌、胃癌等消化道肿瘤的抗癌药物，又是美味佳肴。平日可用猴头菇与鸡共煮汤饮食，有助于治疗神经衰弱，也可提高机体免疫功能。

（2）猴头菇饮： 猴头菇（每次用60克）泡软煎水，冲入黄酒，分早晚2次饮用，用于消化不良。十二指肠与胃溃疡者，不需冲酒，每天2次喝猴头菇水，也有效。以猴头菇煎水饮用，作为各种癌症辅助食疗。市场售猴头菌片可治疗消化道溃疡，预防癌症。

温馨提示 猴头菇质脆嫩味香醇，鲜美可口，被誉为山珍。因为是野生，以前卖得很贵，近年人工培育成功，又被说成是抗癌食品，遂成家庭常用汤料，被誉为"植物肉"。但是，新鲜猴头菇稍有苦涩味，晒干后，则透出清香，需略作浸水处理。

25. 蘑菇

作用概说 味甘，性微寒。归肝、胃经。能透发麻疹、补脾开胃、止泻化痰、解毒抗癌。适用于体质虚弱、营养不良、传染性肝炎、小儿麻疹透发不快、腹泻、咳嗽等症。据分析，每100克鲜菇中含蛋白质2.9克、粗脂肪0.2克、碳水化合物3克，而且蛋白质消化率高达88.5%。蘑菇所含的氨基酸，除人体所必需的8种外，尚含有许多稀有氨基酸，如高丝氨酸、刀豆氨酸、肌氨酸及采菌氨酸等。此外蘑菇还含有许多核苷酸、维生素和矿物质。据测，鲜菇中含有硫胺素、核黄素、维生素C、烟酸、泛酸和维生素K等。蘑菇具有低热能、高蛋白、高纤维素的特点。所含的纤维素能降低胆固醇和防止便秘，使肠内有害物质能及早排出体外，对防止高胆固醇血症、便秘和癌症有一定效果。蘑菇的核酸具有抗病毒的功效。通过对蘑菇抗癌成分的研究显示，食用蘑菇对大鼠癌症扩散的抑制率达到81.3%。据新京报讯，日本爱媛大学

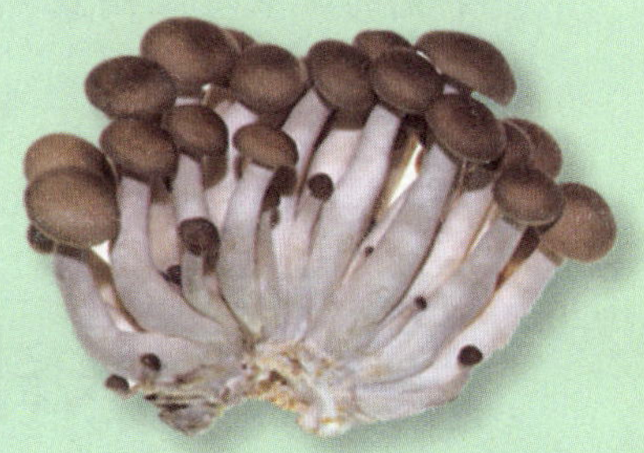

研究人员发现，多糖类贝塔葡聚糖有防止癌细胞转移的效果，给患胰腺癌的老鼠服用贝塔葡聚糖液，通过与不服用这种营养液的患胰腺癌的大鼠比较，结果发现前者癌细胞从胰脏转移到肝脏的比率明显减少，并且肿块也缩小了，这是因为贝塔葡聚糖提高了老鼠的免疫功能。平时人们认为有免疫作用的蘑菇类食品就富含这种物质。

食谱举例

（1）蘑菇粥：鲜蘑菇、猪瘦肉各50克，粳米250克，麻油、食盐、味精适量。蘑菇切碎，猪肉切片，粳米淘净，一同放入锅内，加入清水大火烧开后，改用小火煮至粥熟、肉熟。淋麻油，下食盐、味精，调匀。每天2次，温热服食。素食者可去猪肉。能补脾开胃、益气养血、补虚抗癌。适用于胃癌、宫颈癌、肺癌等多种癌症术后的辅助治疗。

（2）鲜蘑菇汤：鲜蘑菇100克，鲜鲫鱼1条，稍放盐清炖，喝汤，治传染性肝炎、白细胞减少症、小儿麻疹透发不畅，并有防止癌症术后转移的作用。或鲜蘑菇20克，水煎去渣服，每天3次。

温馨提示 蘑菇寄生在枯树上或朽根土中，品种较多，大致可分为有毒和无毒两种，一般蕈体与蕈柄白色柔软者皆可供食用（但亦有少数种类的毒蕈与此相似）。蘑菇富于营养，为鲜美佳品，亦供药用。蕈品不一，但其性能大致相似。采收野蕈须防有毒蕈类，毒蕈有80多种，常见的毒蕈有绿帽蕈、毒蝇蕈、马鞍蕈等。一般毒蕈食之其味亦鲜美，若中毒则出现腹痛、呕吐、头晕，严重时则出现休克，甚至死亡。如中毒，可用生甘草30克，绿豆100克，煎水频频灌服；或单用生甘草100克，水煎频服。

附1：草菇 又名美味花脚菇，菌盖钟形，菌柄白色，菌托大，杯状，白色或灰色。肉肥嫩，味鲜美，是我国所有食用菌中栽培方法最简单、出菇最快、原料最丰富、味道最可口的食用菌之一。据分析，每100克新鲜草菇含维生素C 2.06克、糖分2.68克、蛋白质2.24克、脂肪0.91克，以及一定数量的钙、磷和钾，都是人体需要的营养成分。在草菇蛋白质含有的多种氨基酸中，就有人体所必需的8种氨基酸，其含量为氨基酸总量的38.2%。此外，草菇中还含有一种叫异种蛋白的物质，可以增强人体的抗癌能力。所以，人们把草菇和其他食用菌称为营养丰富的"健康食品"。

附2：金针菇 属担子菌纲，伞菌目，白蘑科，金钱菌属。金针菇盖滑，柄脆，味鲜，其营养十分丰富，含有18种氨基酸，其中包括人体必需的8种氨基酸，尤其是赖氨酸和精氨酸含量特别丰富，能促进儿童的健康成长和智力发育，国外称之为增智菇。金针菇含有朴菇素，具有显著的抗癌能力。此外，金针菇还能降低胆固醇，有预防高血压和心肌梗死、治疗肝病及消化性溃疡的功能。因此，金针菇是一种很好的保健食品。

26. 银耳

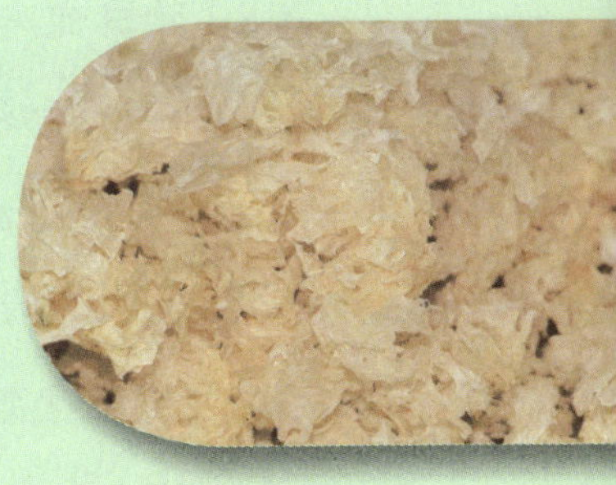

作用概说 味甘淡，性平，无毒。归肺、胃、肾经。能清肺热、益脾胃、滋补肾阴、润肺止咳、健脑提神、生津、益气、活血、嫩肤、润肠、解酒。宜于阴虚胃痛、肠燥便秘、肺热咳嗽、肺燥干咳、咳痰带血、肠燥下血、月经不调、肌肉疲劳、血管硬化症、高血压病等。对老弱病残，特别是手术后患者和产妇，效果尤其显著。尤适用于癌症患者放射或化学药物治疗期间的食疗调理。银耳含蛋白质和大量的多糖类，现已从银耳中提取A，B，C三种多糖体，对小鼠肉瘤均有抑制作用。银耳多糖（TFPS）具有抗肿瘤、抗放射及升白细胞作用，对小鼠网状内皮系统不仅能使巨噬细胞增生，而且还能激活其吞噬活性。对免疫抑制剂所致的网状内皮系统抑制有一定的拮抗作用，并降低化疗药物的毒性反应。另外，银耳多糖、银耳孢子多糖和黑木耳多糖3种多糖对小鼠腹腔巨噬细胞吞噬功能有促进作用，其中银耳多糖效果最好。现代药理研究表明，银耳能促进机体淋巴细胞的转化，提高免疫功能。银耳的抗肿瘤多糖对癌细胞有一定的抑制作用，对各种癌症患者及化疗、放疗之后体虚者，尤为适宜。

食谱举例

（1）银耳羹（粥）：银耳10克，清水浸泡12小时，放碗中，加白糖或冰糖适量，隔水蒸1小时，早晨空腹食之，适用于肺癌、肺结核导致的咳嗽咯血、痰中带血以及肺痈、肺痿、大便秘结、月经不调；若于晚上睡前服，则可防治血管硬化、高血压、眼底出血。也可与粳米或糯米60克，煮成稀粥，长期服食，能滋阴生津、润肺养胃、益气和血，适用于白血病、肺癌等各种癌症虚劳咳嗽、痰中带血、阴虚口渴者。

（2）银耳炖肉：人参10克，银耳15克，猪瘦肉150克，栗子50克。银耳泡软，猪瘦肉切块，栗子去皮。加入适量清水，小火炖至肉烂，调味佐餐。能滋阴补中、润肺养胃。适用于晚期肺癌及各种晚期癌症体虚气短、消瘦纳呆者。或单用银耳与猪瘦肉炖熟，或加入大枣10枚同炖，也为滋补佳品，用于癌症康复期。

温馨提示 银耳是一种理想的清润滋补品，可调配多种食物服用，咸甜皆宜。腹泻、外感者慎用。

27. 黑木耳

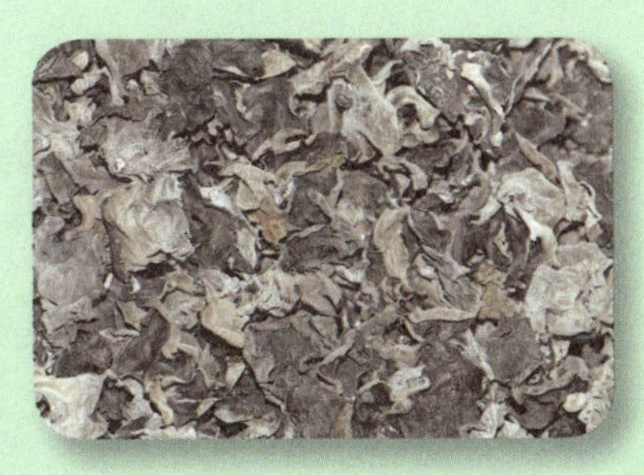

作用概说 味甘，性平，有小毒。归胃、脾、肾、大肠经。能滋肾养胃、安神润燥、清肺益气、清涤胃肠、补血活血、镇静止痛、凉血止血。适用于痔疮出血、血热吐血、血痢便血、大便干燥、癥瘕积聚、子宫出血、风湿性腰腿疼痛、贫血、高血压等症。现代医学研究指出，木耳能减少血液凝聚，有防止动脉硬化，提高机体免疫功能的作用。据报道，每100克木耳含蛋白质12.1克、脂肪1.5克、碳水化合物35.7克、钙247毫克、铁97.4毫克、锌3.81毫克、维生素E 11.34毫克、硫胺素0.44毫克、核黄素0.55毫克、尼克酸2.5毫克、胡萝卜素0.03毫克、膳食纤维29.9克。其中，铁的含量特别丰富。近代研究发现，黑木耳中含有一种多糖体，具有一定的抗癌活性。这种抗癌作用不是直接抑制或破坏癌细胞，而是通过提高人体的免疫功能来抗癌的，这就是中医所说的扶正祛邪的效果。所以，黑木耳适宜各种癌症患者及放疗、化疗或术后体质衰弱者食用。

食谱举例

（1）木耳羹： 黑木耳30克，红枣30枚，煮熟服食，或加红糖、冰糖等调味。或加粳米100克，做成木耳粳米粥，每天早晚温服。能滋养益胃、补气益智、凉血止血、降压、抗癌。适用于腰膝酸软、食少消瘦、肢体麻木、便秘、出血等的宫颈癌、直肠癌患者，也适用于各种癌症患者放疗、化疗或术后体质衰弱者，以及贫血、妇女体虚白带、崩漏。或黑木耳焙干研细末，每次3克，每天2次，用红糖水送服，治妇女月经过多、淋漓不止、带下等。

（2）木耳10克，糖少许，或加柿饼50克，一同煮烂吃，治大便下血、痔疮出血、高血压等，也适用于肺癌等癌症患者。

温馨提示 木耳脆嫩可口，滋味鲜美，是一种营养丰富的副食品。孕妇不宜食用，虚寒证、脾虚泄泻者慎用。《本草纲目》认为，木耳有小毒，是指其久服有衰精冷肾之害。

28. 竹荪

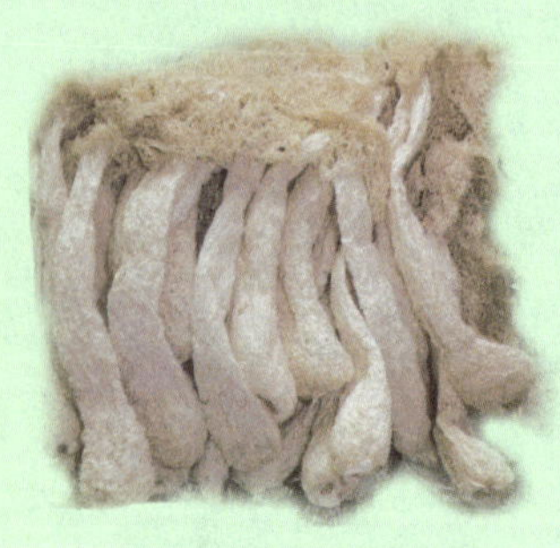

作用概说 味甘，性平。归胃、脾、肾、肺经。能健脾益胃、补肾明目、清热润肺，但其药用价值在历代本草著作中很少有论述。在云南，苗族同胞把竹荪和糯米一起泡水喝，治疗咳嗽、虚弱、损伤等症，有止痛补气之效。此外还有解腻助消化的作用，经常食用可消除腹壁多余的脂肪，有明显的减肥效果。竹荪汽锅鸡、竹荪银耳等，对人体有滋补强壮的作用。竹荪蔬菜汤可以降低血压、血脂，用于高胆固醇血症及心、脑血管病等。据分析，每100克竹荪干品含蛋白质19.4克、粗脂肪2.6克、碳水化合物60.5克、粗纤维9.4克、B族维生素246.5微克、维生素C 4.01微克、维生素D原0.036 5微克。还含有19种氨基酸，其中谷氨基酸含量高达1.76%，比任何一种食用菌都高，因而竹荪特别鲜美。总之，竹荪具有明显的减肥、降血压、降胆固醇等功效。竹荪所含的竹荪多糖，具有抗癌作用。此外，竹荪对食品具有奇特的防腐功效。

食谱举例

（1）竹荪萝卜汤：竹荪50克，胡萝卜、白萝卜各适量，切片。再加入适量姜片，熬汤，吃菜喝汤，可以减肥。适用于各种癌症患者及放疗、化疗或术后体质衰弱者食用。

（2）竹荪二菇煎：竹荪50克，冬菇25克，蘑菇25克，煎汤喝，吃菜，对糖尿病有一定治疗作用。并适用于各种癌症患者及放疗、化疗或术后体质衰弱者食用。

（3）竹荪木耳汤：竹荪100克，木耳50克，煎汤饮用，每天1次，对高血压、高血脂有辅助治疗效果。并适用于各种癌症患者及放疗、化疗或术后体质衰弱者食用。

温馨提示 竹荪是野生在竹类根部上面的一种食用菌，有很多品种，主要分为长裙竹荪和短裙竹荪两种，以长裙竹荪为名贵。竹荪清嫩鲜美，冠于诸菌，药用价值很高，被视为有补益作用的山珍。鲜食时，有臭味和毒性。晒干的竹荪呈网状，如丝瓜络，无毒。在众多的竹荪品种中，有一种黄裙竹荪，也叫杂色荪，有毒，不可食用。有外感病时最好不吃，腹泻者不宜食。

29. 灵芝（附：茯苓）

作用概说 又名赤芝、红芝、紫芝、木灵芝、菌灵芝、万年草、灵芝草、瑞草。种类繁多，以其色泽而分为青芝、赤芝、黄芝、黑芝和紫芝5种，其中常见和常用的为紫芝和赤芝。《本草纲目》记载，灵芝是腐朽土木余气所生，土木积聚湿处，用"药"（孢子粉）传播，就生五色芝。该书说，"灵芝甘、温、无毒""主治耳聋，利关节、保神、益精气、坚筋骨、好颜色、久服轻身不老、延年、疗虚劳、治痔”。紫芝甘、温；赤芝苦、平。无毒。归心、肺、脾、胃、肝、肾经。中医常用于补肺肾、止咳喘、补肝肾、安心神、健脾胃等。

灵芝的有效成分非常丰富，其中主要有灵芝多糖、三萜类化合物、腺苷和天然有机锗，能够调节机体非特异性免疫功能，促进免疫因子的产生，增强淋巴细胞的DNA多聚糖酶活性等，从而达到预防、治疗、抑瘤的目的。在临床上作为急、慢性肝炎，神经衰弱，冠心病，支气管炎，白细胞减少症等疾病的辅助用药。20世纪80年代报道，灵芝提取液有明显的免疫增强作用，按每千克体重0.1克剂量注射于小白鼠时，癌细胞抑制率高达96.5%。药理学实验表明，灵芝升高白细胞的作用极强，因而对各种化疗、放疗所致的白细胞减少症大有裨益。临床经验证实，灵芝药膳是升高白细胞的最佳方法，也是肿瘤患者康复的最佳方法。近年来，科研工作者对灵芝进行了临床实验，证明其有润肺、健脑、消炎、解毒、利尿、健胃、保肝、降血糖和抗癌等作用。其可能的机理是：①净化血液：灵芝会不断代谢血液中多余的脂肪及葡萄糖，对血管内血栓形成有显著的抑制作用，因此可以预防中风、心肌梗死、肾脏病、高血压、心绞痛等病。②强化免疫：调节免疫功能，对慢性关节风湿症、过敏症、肾病、肝病、癌症、感冒都有作用。灵芝增强免疫功能，对于癌症的防治有益。灵芝在体内能升高干扰素，有抗病毒、抗癌作用。③镇静、镇痛：对头痛、心绞痛、腰痛、痔痛、胃痛、癌痛、关节风湿痛、神经痛等有一定的效果，似乎是一种消除病因的镇痛剂。

此外，灵芝还有美容和预防宿醉的作用，这与灵芝改善肝脏和肾脏的功能有关。

食谱举例

（1）灵芝煲乌龟： 乌龟1只，灵芝30克，红枣10枚。常法用瓦锅煲汤。食时调味，饮汤吃肉，不但对各种肿瘤患者有辅助性抗癌效果，还能降低胆固醇。

（2）灵芝炖鸡： 仔鸡1只，灵芝30克，红枣10枚。常法煲汤，饮汤吃肉。能补气养血、健脾补虚。适用于乳腺癌眩晕气短、纳呆消瘦，以及各种肿瘤患者的辅助治疗。

（3）灵芝茶： 市场有售，也可自制。灵芝切碎，每次6克，水煎1小时，调味代茶饮。

（4）灵芝蹄筋汤： 灵芝、黄精、鸡血藤、黄芪（中药店售）各15克，猪蹄筋100克（干品），火腿肉25克，蚕豆50克，葱、姜、鸡汤、麻油、黄油、细盐、生粉各适量。蹄筋用开水烫熟，以凉水浸泡后，再加葱、姜及黄油，用大火蒸约2小时，至蹄筋软韧而呈半透明状即可。灵芝磨成粉末。黄精、鸡血藤、黄芪装布袋内，放入沙锅煎药汁备用。先将鸡汤加入蚕豆烧开后，再放火腿片、蹄筋、药汁，撒入灵芝粉、细盐、黄酒，再烧开后，可用生粉勾芡，最后淋上麻油，即可食用。能益气补血、养心安神。适用于经过反复化疗后，正气大伤、气血阴阳俱虚的白血病等晚期癌症患者。

温馨提示 水煎煮时，灵芝中治疗高血压、癌症等的有效成分，会溶出相当数量，但治疗肝病、过敏症、风湿症、糖尿病、血液病等的有效成分，却溶出不出多少，需要用酒精提取。因此，必须把水与酒精提取加以巧妙搭配。做药膳时，必须考虑到这一点。

附：茯苓 味甘淡，性平。归心、肺、脾、肾经。能利水渗湿止泻、健脾补气、宁心安神。适用于脾虚水停、尿少浮肿、食少便溏、寒湿腹泻、心悸失眠等症。作为药膳，比灵芝口感好、用途广。现代研究认为：茯苓含蛋白质、糖类、有机酸、矿物质等，其中的茯苓多糖具有增强人体免疫功能及抗癌作用，与抗癌药物合并使用，能减轻化疗药物的毒性；此外还有降糖作用，可用于治疗糖尿病。多粉碎与面食合用，如市售茯苓饼等。本品不宜与米醋同食。

30. 藕（附：莲子、荷叶、芡实）

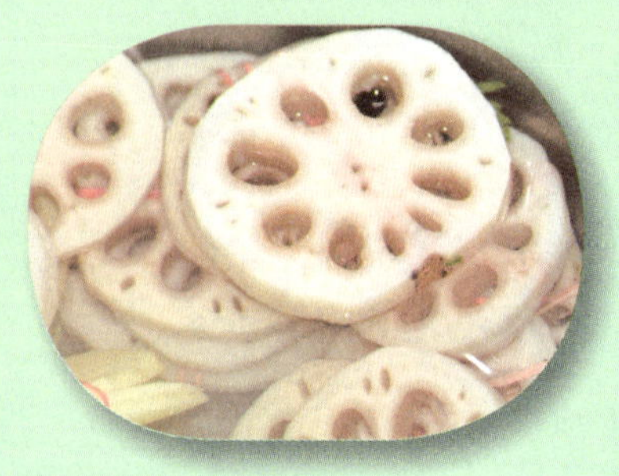

作用概说 又名莲藕、莲根。生藕味甘、性寒，熟藕味甘、性温。归心、脾、胃、肺经。生藕能凉血散瘀、润肺清热、除烦解渴、解酒毒、止血健胃；熟藕则补心生血、健脾开胃、生肌止泻；煮汤饮利小便、清热润肺；生藕捣汁，每天1杯，治鼻出血、支气管扩张咯血、上消化道出血、中暑腹痛；鲜藕250克，侧柏叶60克捣汁，冷开水冲服，治胃出血及肺出血，加童便1杯尤佳；藕与红枣同煮，则可补血养血。总之，藕能补五脏、强筋骨、滋养强壮。生用宜于病后口干、烦渴、中暑、热病出血、吐血、便血、小便不通、血淋尿血、鼻出血、瘀血脘腹疼痛、急性肠胃炎等症。熟用宜于脾胃虚弱、食欲不振、大便泄泻等症。《随息居饮食谱》记载：“藕以肥白纯甘为良。生食宜鲜嫩，煮食宜壮者，用沙锅桑柴缓火煨极烂，入炼白蜜收干食之，最补心脏。”《本草拾遗》认为，它能“消食止泄，除烦，解酒毒、厌食及病后热渴”。《本草纲目拾遗》说：“（藕粉）调中开胃，补髓养血，通气分，清表热，常食安神生智慧，解暑生津，消食止泻。"据测定，藕含有多种营养素，如蔗糖、葡萄糖、蛋白质、多种维生素、多种矿物质。特别是含有的木质素，能促进巨噬细胞吞噬癌细胞，有抗癌作用。

食谱举例

（1）莲藕粥：鲜藕200克，切片，粳米100克。同煮为粥，待熟时调入蜜糖服食。能益气养阴、健脾开胃，可治疗老年体虚、食欲不振、大便溏薄、热病口渴等，适用于胃癌等癌症放疗、化疗或术后体质衰弱者食用。

（2）藕米糕：莲藕粉、糯米粉、白糖各150克。用适量清水把用料揉成面团样，放入容器内压平，蒸熟即可。也可做糯米糖藕、白糖糯米藕粥等食品。能补虚、养血、凉血、止血。适用于白血病以及其他癌肿，症见衄血、吐血、尿血、便血、皮下斑疹等者；用于血证，藕节煎水代茶最好。

温馨提示 莲的全身都是宝，除莲藕可治疗疾病加以食用外，其他部分如藕节、荷叶、荷梗、莲子、莲子心、莲须、莲蓬均可入药治病。民间有"新采嫩藕胜太医"的说法。藕既可当水果，又可作佳肴，生啖熟食两相宜。生食以藕身肥大、肉质脆嫩、水分多而甜、带有清香的为佳，藕身应无伤、无烂、无锈斑、不变色、不干缩、不断节。入馔烹法五花八门，炒、拌、煎、蒸、炸、熘皆可。既可作主料，又可作配料，荤素皆宜。但是，中医辨证属寒证者慎用。

附：莲子、荷叶、芡实

（1）莲子：又名莲肉。鲜者味甘涩、性平；干者味甘、性温。归心、脾、肾经。可清心醒脾补肾、补中养神、健脾开胃、止泻固精。主治心烦失眠、大便溏泄、久痢、腰疼、男子遗精、妇人赤白带下。大便燥结者慎食。与糯米煮粥食，治孕妇腰疼、习惯性流产；加芡实（去壳）、鲜荷叶（手掌大）一块，用适量糯米煮粥食，治脾胃虚弱便溏、心悸怔忡、睡眠不实、妇女腰酸、带多、体质虚弱。莲子心苦、寒、无毒，归心、肾经，清心火、沟通心肾、安神养心，治热渴心烦、吐血、心热淋浊、失眠，便溏者慎用。莲子心15克，水煎代茶饮，治高血压，每晚睡前服，治失眠、心热梦多。癌症患者有上述症状者，可酌情选用。癌症放射治疗引起白细胞降低、口腔溃烂等，可用莲子、龙眼肉、大枣各30克共煮熟烂食用，有升提白细胞之功。

（2）荷叶：味苦、性平、无毒。归肺、胃、膀胱经。能凉血、止血、散瘀、生津清热、消暑。治吐血、衄血、咯血、溺血、血淋、下血、血痢、崩中、赤白带下、中暑、脾虚泄泻。烹调忌铁器。鲜或干荷叶水煎服，治肺痈。干荷叶研末，每服9克，治牙痛。鲜荷叶或荷花，水煎服，治小儿中暑。理气开胃，荷梗最佳。

（3）芡实（鸡头米）：味甘涩、性平，归脾、肾经。能补脾止泻、益肾固精。宜于脾虚久泻及肾虚滑精。腹胀便秘者忌食。

31. 芋艿

作用概说 又名芋头。味甘、辛，性平。归肠、胃、肝、肾经。能补益肝肾、填精益髓、益胃宽肠、通便解毒、软坚散结。辅助治疗无名肿毒、烧烫伤、大便干结、甲状腺肿大、瘰疬（淋巴结核）、乳腺炎、虫咬蜂蜇、肠虫癖块、急性关节炎、胃溃疡、支气管炎、肾病等病症。《实用抗癌药物手册》记载，它能“治甲状腺

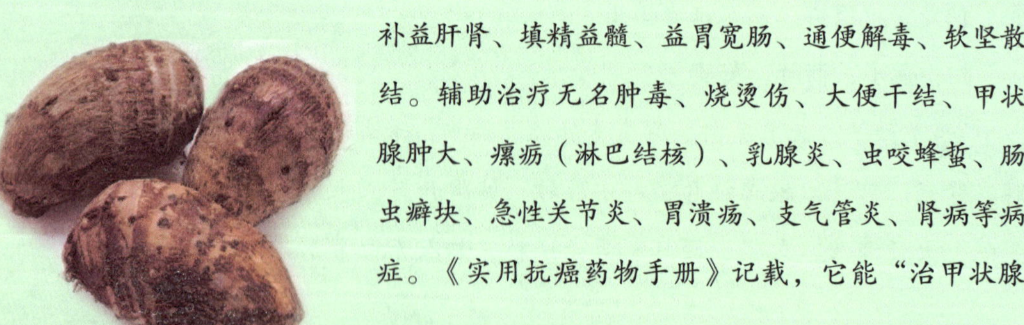

癌、肝癌、淋巴肉瘤，每天用芋头15~30克煮熟食用”。凡患有各种癌症的患者，伴有淋巴结肿大或淋巴结转移者，常吃芋头，对控制肿块和淋巴结肿大有一定作用。因其质地细软，容易消化，适宜于脾胃虚弱、肠道疾病、肺结核病和恢复期患者食用，能起到扶正固本、补虚劳、疗肠胃的作用。现代研究分析认为，芋头富含蛋白质、钙、磷、铁、钾、镁、钠、胡萝卜素、烟酸、维生素C、维生素B_1、维生素B_2、皂角苷等多种成分，因此有一定的抗癌作用。临床研究资料表明，芋头用来治瘰疬，不论已溃未溃，均有较好的解毒消肿、消炎镇痛的功效。日本民间用生芋头洗净、去皮、捣烂如泥，与少量面粉搅拌，贴敷患处，每天更换1次，治疗乳癌和胃癌，也用于治疗皮肤癌。

食谱举例

（1）菱粉芋头羹：老菱角50克，芋头250克，白糖20克。先将菱肉晒干或烘干，研成细粉。将芋头除去外皮及杂质洗净，切成小片状，放入沙锅，加水适量，大火煮沸，改用小火煨煮，待其黏稠成羹状，加入菱粉即成。能益气健脾、通络散结、防癌抗癌。可作为防治癌瘤的常用药膳主食，在乳腺癌患者手术后放疗、化疗及康复过程中，可发挥辅助治疗作用。

（2）芋头玉米粥：将芋头切成丁块，与玉米面掺在一起煮粥，可作为防治各种癌症的常用药膳主食。

温馨提示 芋头是家庭主食和菜肴的常用佳品，也是药膳妙品。其营养价值很高，块茎中的淀粉含量达70%，既可当粮食，又可做蔬菜，是老幼皆宜的滋补品。其食用方法很多，煮、蒸、煨、烤、烧、炒、烩均可。最常见的做法是把芋头煮熟或蒸熟后蘸糖吃；芋头烧肉或将芋头切成丁块，与玉米掺在一起煮粥。但是，应注意，芋头含较多淀粉，一次不能多食，多食有滞气之弊。生食有微毒，不能擦、敷到健康皮肤，否则过敏者会引起皮肤瘙痒。一旦发生，用生姜汁轻轻擦洗即可。

32. 菱角

作用概说 又名菱实、水菱、沙角、四角菱。味甘，性凉（另一说性平）。归脾、胃经。功专健脾止泻、清暑解热、除百病、益精气。生食用于暑热伤津、身热心烦、口渴自汗、食欲不振等。熟食性温，益气健脾，用于脾虚泄泻、神疲乏力、不思饮食。据《本草纲目》记载：菱角气味甘平无毒，能安中、补五脏、解伤寒积热。菱角是食药兼优的珍品，含葡萄糖、蛋白质、淀粉、麦角甾四烯-β-谷甾醇。现代研究分析表明，菱角肉中还富含维生素A、B族维生素、维生素C、维生素E及多种微量元素，营养物质相当多，堪称保健佳品。现代研究证明，菱实含有木质素，能提高巨噬细胞吞噬癌细胞的活力，具有一定的抗癌抑癌作用。日本东京农业大学生物化学研究所从菱角中提取出高效抗癌新药，以菱角为主（含菱角、薏苡仁等）的WTTC疗法治疗癌症，曾流传到欧美形成抗癌食疗方。据称，WTTC的有效成分是从菱角的浸出液中分离出的被称为AH-13的物质，该物质对腹水性癌细胞的变性和组织增生有明显的抑制作用，在以腹水肝癌AH-13及艾氏腹水癌做体内抗癌的筛选实验中，发现菱角有一定的抗癌作用。临床上已进行了试用，证实对食管癌、乳腺癌、子宫颈癌有综合治疗作用。据报道，生菱角20~30只，用小火煨烂，分2~3次吃，每天1次，长期服用对治疗子宫癌、胃癌有裨益。日本民间曾用以治

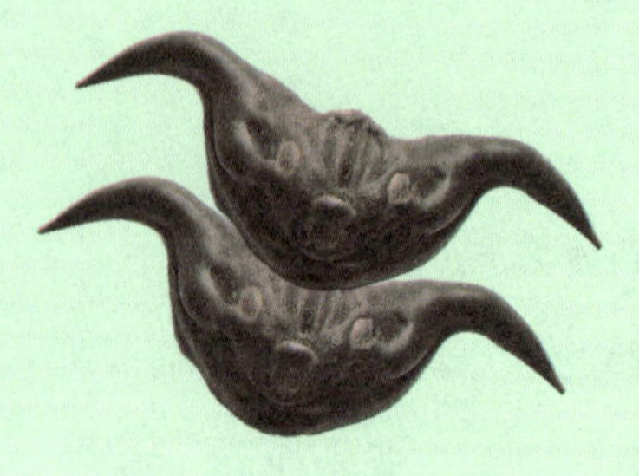

疗初期消化系癌。近几年来，中医界发现菱角在抗胃癌、子宫癌及乳腺癌方面有相当功效，尤其是取菱角"性冷"的特点，用以缓解癌症患者因做放射线或化学治疗所引起的伤害颇具效果。例如，治乳癌验方：菱茎叶60克，薏苡仁30克，煎汤代茶饮，连服数月。

食谱举例

（1）菱角汤： 菱角30~120克，炖汤服用。除可用于辅助治疗各种癌症外，也可辅助治疗胃溃疡、月经过多、痢疾、痔疮等疾病。用菱角汤治癌时，还可加人参、薏苡仁、苘苣、草决明等，根据需要选用一两种。

（2）菱角粥： 生菱角肉30枚，粳米50克。放入锅内，加入适量清水，煮至半糊状。下蜂蜜，调匀。频频服食。或先用粳米煮粥，待煮熟后，调入菱粉、红糖同煮为粥。也可加薏苡仁30克，花生米15克，粳米50克一同煮粥。能益气健脾、活血止血、润肠抗癌。适用于食管癌、胃癌、直肠癌、肝癌、宫颈癌、乳腺癌、子宫肌瘤等患者经常食用。

温馨提示 实验证明，在各种菱角中，四角菱的抗癌效果最好，若平时当菜吃，则有一定的防癌作用。菱角的壳、肉、蒂、茎、叶都有抗癌作用，以壳、蒂最佳。

33. 土豆

作用概说 又名马铃薯、洋芋、山药蛋、洋番芋。味甘，性平。归胃、大肠经。可补气健脾、和胃调中。适宜于脾虚体弱、神疲乏力、食欲不振、消化不良等症。内服治胃痛、便秘和胃溃疡；捣烂取汁，早晨空腹服，治胃热、泛酸水；外用治皮肤

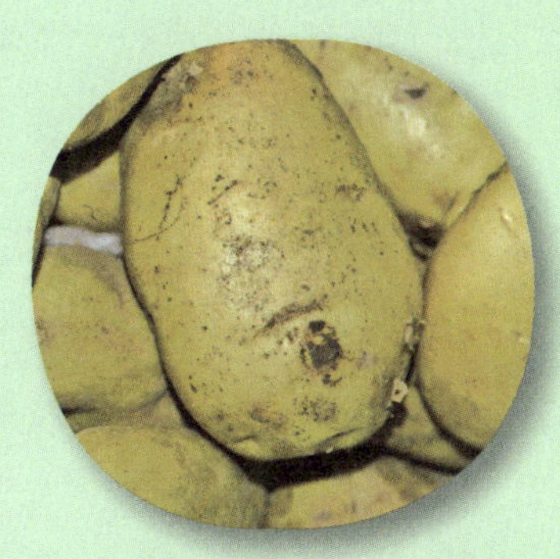

湿疹、烧烫伤：土豆洗净，切碎捣烂，敷患处，用纱布包扎，每昼夜换药4~6次，3天为1个疗程。它含有丰富的蛋白质、糖类、纤维素、钾、铁、钙、磷及维生素B_1、维生素B_2、维生素B_6、维生素C和类胡萝卜素等。据测定，土豆所含的蛋白质与维生素B_1相当于苹果的10倍，维生素C是苹果的3.5倍，维生素B_2和铁质是苹果的3倍，磷是苹果的2倍，糖分和钙质与苹果相当，只有胡萝卜素的含量比苹果少一点。100克土豆的营养价值大约相当于350克苹果的营养价值。近年来土豆作为减肥食物受到欧美国家人们的喜爱，因为其富含粗纤维，有通便和防止胆固醇增高的作用，而维生素C可预防癌症和心脏病。特别是B族维生素和多量的纤维素，具有防癌抗癌作用。日本秋田大学医学部发现，土豆中含特殊的酚类等物质。这类物质进入人体后把致癌物改变为水溶性物质而排出体外；酚类成分则是抑制了致癌物本身而发挥抗癌作用的。给大鼠和小鼠喂以强致癌物，同时饲以土豆中的这种成分，结果使动物的抗致癌物能力提高了8倍。

食谱举例

（1）土豆泥：蒸、煮熟的土豆，切碎捣烂如泥，调味食用。能补气健脾，适用于脾虚体弱、神疲乏力、食欲不振、消化不良，以及有上述症状的癌症患者。

（2）土豆红枣兔肉汤：兔肉250克，土豆100克（去皮洗净），红枣5枚。把全部用料一齐放入锅内，加清水适量，大火煮沸后，小火煮1小时，调味即可饮汤食肉，每天1次。能健脾、益气、养血、凉血、解毒。适用于白血病及其他癌症属脾胃气虚而有热毒者。

（3）蒸土豆：可在蒸熟的土豆上放橄榄油、调味粉或无脂原味鲜乳酪，或佐以大葱、大酱。可作为防治各种癌症的常用药膳主食。

温馨提示　土豆是特殊疗法的植物之王。有许多亲昵的称呼，法国人称它为地苹果，德国人称它为地梨，俄罗斯人称它为第二面包、荷兰薯，美国人称为爱尔兰豆薯，意大利人称它为地豆。土豆汁是极佳的制酸剂，德国人常以它来治疗消化不良。做法是将2只削了皮的马铃薯放入果汁机中打成汁饮用。若再适当配伍，还能治疗许多疾病。例如：①贫血所引起的头晕目眩、四肢乏力、手足冰冷等症：以土豆150克去皮，再加入樱桃、苹果各50克共同打汁饮用。②胃神经官能症之食欲不振、胃痛、恶心、反胃：以土豆100克去皮，生姜8克，橘子肉15克共榨汁饮用效果良好。③胃及十二指肠溃疡疼痛和习惯性便秘：以新鲜土豆洗净取约300克打汁，于每晨或午饭前各服120毫升。疼痛缓解后还需继续服用1个月。也可将汁液以小火熬至黏稠时，加入1 200毫升蜂蜜，再煎熬至更黏稠后冷却，以广口瓶装放入冰箱储存，早晚空腹各服1汤匙，效用更可靠。

土豆中的许多营养素易溶于水，所以去皮或切后尽量不要泡水，以免营养素大量流失。土豆还含有一种少量的龙葵素，水浸会使这种毒素减少，而适量的龙葵素有缓解痉挛的作用，能减少胃液分泌，对胃疼有效；但大量的龙葵素则对人体有害，可引起恶心、呕吐、头晕、腹泻等中毒现象，严重的还会造成死亡。一般在土豆发芽或生黑斑腐烂时，或经阳光暴晒后皮色变绿、变紫的情况下，龙葵素的含量会增多，不能食用。

34. 山药

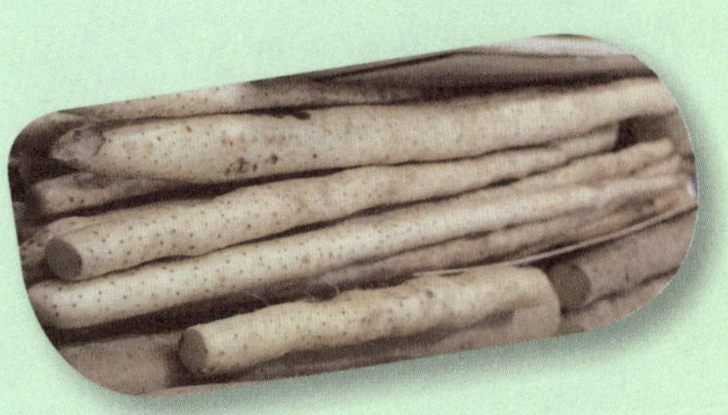

作用概说　又名山芋、薯蓣、玉涎。味甘，性平。归脾、胃、肺、肾经。能疗诸虚百损、补气健脾、养阴益肺、养

心安神、补肾固精，有止泻、祛痰、缩尿、润肤作用。适用于脾虚消渴、泄泻久痢、食少便溏、虚劳咳嗽、遗精带下、小便频数、子宫脱垂等症。据《本草正》记载：山药能健脾补虚，滋精固肾，治诸虚百损，疗五劳七伤。

现代研究发现：山药含有蛋白质和精氨酸等19种氨基酸，以及淀粉、糖类、淀粉酶、多种维生素；还含有黏液质、胆碱、锌、锰、钴、铬等多种微量元素，药用价值颇高，对防止动脉硬化有好处。特别是有机锗，能诱生干扰素，增加T淋巴细胞数，增强细胞免疫能力，抑制肿瘤细胞增殖，适宜各种癌症患者食用，是所有癌症患者及放疗、化疗或手术后身体虚弱者的最佳补虚食品，有扶正抗癌的效果。

食谱举例

（1）山药雪梨浆：杏仁6克，雪梨1个，山药、蜂蜜适量。先把杏仁用清水浸泡，去皮、尖，雪梨切成小块，放进搅拌机内，搅拌成泥状，加入山药、蜂蜜，一起倒入沸水（约200毫升）不断搅拌，煮熟即可，随时食用。能养阴益气、润肺化痰。适用于有阴虚燥热的肺癌患者及放射、化学治疗后引起干咳或痰黄黏稠、口干咽燥等症状者，肠癌患者有大便干结现象时也适用。

（2）山药蘸白糖：每晨煮食200克山药（可以蘸白糖吃），治子宫脱垂、遗精、脾虚泄泻、消渴。所有癌症患者及放疗、化疗或手术后身体虚弱者也适用。

温馨提示 鲜山药是一种日常食物，可作蔬菜或煮粥食用；干山药入中药，性质平和，多食无妨。但是，感冒、温热、湿盛及肠胃积滞气滞胀满者慎用。

35. 白萝卜

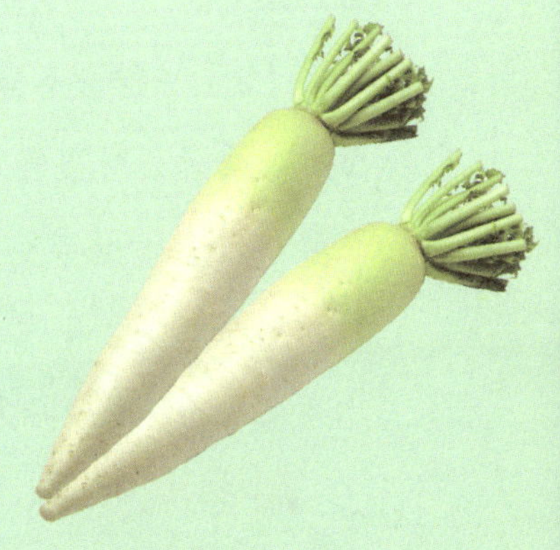

作用概说 又叫莱菔。中药莱菔子即萝卜籽。白萝卜甘辛、平。归肺、脾、胃经。能宽胸膈、利二便、消食化积、清热润肺、降气化痰、散瘀、解酒。宜于食积胀满、消化不良、反胃吐酸、积滞泄泻、小便不畅、瘀血脘腹痛、便血、肺萎肺热、吐血痰多。煮食可解酒毒；生白萝卜捣汁服食，可止消渴，治吐血、衄血、声嘶咽干口渴，也治食积饱胀；涂患处，治烫、火伤；调好醋搽患处，治热疖。《食疗本草》说它能利五脏、轻身、令人白净肌细。可见萝卜可以减肥，使人身体轻捷矫健、皮肤细腻。

现代医学研究发现，白萝卜含葡萄糖、蔗糖、果糖、双链核糖核酸及多种维生素、微量元素，是理想的防癌抗癌食品。首先，白萝卜中含有大量的维生素C，具有抑制癌细胞生长的作用；其次，白萝卜中所含的酶类也能将食物中的致癌物亚硝胺分解而失去致癌作用；再次，白萝卜中所含的木质素能提高巨噬细胞的活力，从而吞噬癌细胞；最后，白萝卜中含有较多的粗纤维，可刺激胃肠蠕动，减少大肠癌的发生。特别是双链核糖核酸能诱导人体产生干扰素，增强免疫功能，这对防治癌症等疾病有着重要意义。各种癌症患者均宜食用白萝卜。

食谱举例

(1)萝卜茶：白萝卜100克，绿茶5克，先将白萝卜煮汁，略加蜂蜜或盐调味，再将茶叶冲泡5分钟后倒入萝卜汁内服用，每天2次，不拘时限。可清热化痰、理气开胃，适用于咳嗽痰多、吃饭不香等，以及有此类症状的各种癌症患者。

（2）凉拌萝卜丝： 先将白萝卜300克削去老皮，然后切成丝，加入适量盐、香油、味精等调料即可食用。可宽胸膈、利二便、消食化积、清热润肺、降气、化痰、散瘀、解酒。适用于食积胀满、消化不良、反胃吐酸、积滞泄泻、小便不畅、瘀血脘腹痛、便血、肺热吐血、痰多，以及有此类症状的各种癌症患者。

温馨提示 红萝卜、白萝卜、青萝卜等都可以吃，以生食为最佳，可凉拌，可蘸酱，可加工成泡菜，也可以作为水果吃。如果能坚持每餐吃50~100克生萝卜的话，对预防现代“文明病”，会收到意想不到的效果。但是，气虚和脾胃虚寒者应慎用。据文献记载，服人参、鹿茸等滋补药品期间忌食，因为萝卜会削弱补药的作用。也不宜与胡萝卜、黄瓜同食，因为胡萝卜中含有一种抗坏血酸的解酵素，会破坏白萝卜中的维生素C。

36. 丝瓜

作用概说 又名水瓜、布瓜、天罗。性凉，味甘。归肺、胃、肝经。有清热利肠、凉血解毒、活络通经、祛风化痰、解暑热、消烦渴、行血脉、下乳汁、利尿、杀虫等功效。《本草纲目》说它能“清热利肠”。《本经逢源》也说：“丝瓜嫩者寒性。”此外，丝瓜花、瓜皮、瓜叶、瓜藤、瓜络、瓜子、瓜根均可药用。瓜花清热解毒，泡饮止渴；瓜皮可治疮疖；瓜叶苦寒，清热解毒、止咳化痰，外用止血消炎；瓜藤通筋活络、镇咳祛痰；瓜络甘平，可治气血阻滞的胸肋疼痛、乳房肿痛等；瓜子甘寒，清热、润

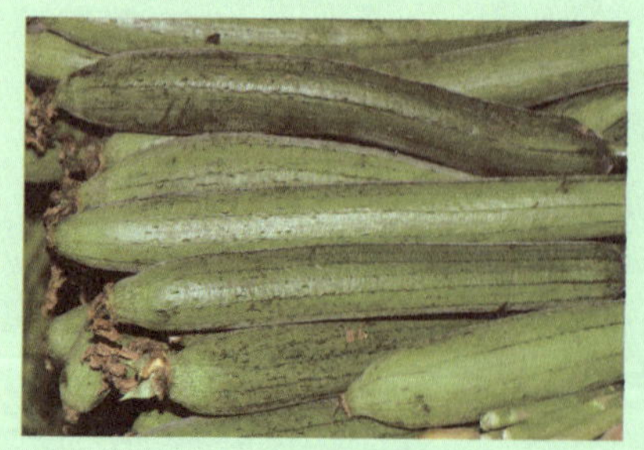

燥、解毒，瓜子仁可驱蛔虫；瓜根消毒防腐，可治痔疮、大便出血。夏季常食可去暑除烦、生津止渴。平时常食可治痰喘咳嗽、大便干燥、乳汁不通、痈疮疖肿等症。治痈疽，可把丝瓜捣烂取汁频频涂抹。生丝瓜榨汁，按10：1的比例调入蜂蜜口服，具有清热、止咳、化痰的功效。

现代研究分析认为，丝瓜含有抗病毒、抗过敏的活性成分。每100克鲜品含蛋白质1.46克、糖类4.3克、脂肪0.1克、纤维素0.5克、维生素A 0.32毫克、维生素B_1 0.04毫克、维生素B_2 0.06毫克、维生素C 8毫克、钙28毫克、磷45毫克、铁0.8毫克。其蛋白质含量比冬瓜和黄瓜高2~3倍。还含有皂苷（人参皂苷）、丝瓜苦味素、多量的黏液、瓜氨酸、脂肪、木糖胶等。所含的干扰素诱生剂，能刺激人体产生干扰素，达到抗病毒、防癌的目的。因其维生素C含量丰富，可用于抗坏血病及预防各种维生素C缺乏症；所含B族维生素有利于小儿及中老年人大脑保健。丝瓜藤茎的汁液具有保持皮肤弹性的特殊功能，能美容去皱。可用小麦淀粉和冷开水调和的丝瓜汁敷脸，能使皮肤更加白皙细致。将新鲜肥嫩的丝瓜切碎取汁加入等量的药用酒精和优质蜂蜜混匀，均匀地涂抹于面部、手臂上，20分钟后用清水洗去，每天早晚涂搽1次，连续1个月左右，可改善皮肤皱纹情况，使皮肤光润而富于弹性。

食谱举例

（1）凉拌丝瓜：丝瓜切片经开水焯后，拌以香油、酱油、醋等即成。能清热化痰、凉血止血。适用于白血病发热出血、痰核结块等症。其中，抗细胞癌变和抗病毒感染的干扰素诱生剂不耐热，在100 ℃以上不稳定。此种吃法，最宜于各种癌症患者。

（2）清炒丝瓜：如常法清炒，则清淡可口，能清热利湿。宜用于湿热胀满、暑热烦闷、口渴咽干、大便干燥、食欲不振以及有此类症状的各种癌症患者。

（3）西红柿丝瓜汤：可清解热毒、消除烦热，使防癌抗癌作用相得益彰。适用于暑热烦闷、口渴咽干的各种癌症患者食用。

（4）天罗水：生丝瓜藤榨汁取液，时时饮用。味甘，性寒，能清热化痰、止咳平喘。适用于伴有目赤口干、咽痛鼻干、咳嗽痰黄的癌症患者。

温馨提示 丝瓜有好多品种，原产于南洋，明代引种到中国，所以李时珍说："丝瓜，唐宋以前无闻，今南北皆有之，以为常蔬。"食用时应去皮，可凉拌、炒食、烧食、做汤食或取汁用。

37. 莴苣

作用概说 又名莴笋。味甘微苦，性凉。归大肠、胃经。具有清热化痰、泻火解毒、理气宽胸、通利二便的作用。凡是胸膈烦热、咳嗽痰多、脘闷食少、乳汁不通、大小便不利者都有食疗作用。糖尿病患者伴有心胸满闷、大便秘结干，可以此作为辅助食疗。《本草纲目》记载，其能"通乳汁、利小便、杀虫蛇毒"。对于儿童来说，还能帮助其长牙、换牙，因为莴苣含氟，而氟参与牙釉质和牙本质的形成，并参与骨骼生长。含钾是钠的27倍；含碘亦较高。含钙、铁、磷、叶酸、胡萝卜素、维生素A、维生素E、维生素C、维生素B_1、维生素B_2等具有抗癌作用，可调节血脂并预防癌症。当今日本人很喜爱食用，并视之为抗癌蔬菜，因为莴苣茎叶中含有一种能破坏亚硝胺的物质，能够分解食物中的致癌物质亚硝胺，对肝癌、胃癌、肠癌等消化系统癌症有一定预防作用。莴苣可增加胃液、胆汁等消化液的分泌。冬春易患咳嗽者，吃莴笋也有好处。

食谱举例

（1）绿豆芽莴笋炒沙丁鱼片：绿豆芽100克，莴笋100克，沙丁鱼片100克，加生姜丝等佐料，常法炒熟佐餐。每周用3~5次，或与其他防癌抗癌菜交替食用。能清热化痰、泻火解毒、防癌调脂，三者合用，能增强抗癌能力。癌症患者经常食用，可缓解放疗、化疗反应，在一定程度上控制癌症病情发展，促进身体康复。

（2）凉拌莴苣鱼腥草：莴苣200克，鱼腥草50克，葱、姜、蒜、盐、白糖、酱油各适量。鱼腥草用滚开水略烫以去腥味，捞出后加盐腌渍1小时。莴苣切丝、鱼腥草切成段，放入盘内，加麻油、酱油、葱、姜、蒜末、白糖略拌匀即成。可清热解毒、利湿散瘀。适用于湿热瘀毒型的子宫颈癌和各种癌症患者。

温馨提示 莴笋可以生食，也可炒熟食用。莴笋叶所含的胡萝卜素、维生素C、维生素B_1、维生素B_2均高于莴笋茎（比茎高5~6倍），所以莴笋叶子不应该丢弃，做汤、凉拌都很好。

38. 菠菜

作用概说 又名菠萎、赤根菜。味甘，性凉、冷滑。归胃、大肠、膀胱经。能养血、止血、润燥、利五脏、通肠胃、开胸膈、下气、调中、止渴。宜于肠胃积热、小便不通、血虚肠燥便秘、胸膈烦闷、口干烦躁、血热吐血、便血、贫血、夜盲、酒毒等。《本草纲目》认为，菠菜冷、滑、无毒，能通血脉、开胸膈、下气调中、止渴润燥，用根更好。

现代研究认为，菠菜富含维生素K、维生素B_2、维生素C，因此有防治口腔溃疡的作用。还有人认为菠菜对胃和胰腺的分泌有促进作用。菠菜中的类胡萝卜素，不但可以保护视力，防治视网膜病变；而且具有防癌抗癌意义。菠菜、花茎甘蓝、莴苣等，颜色越浓绿，抗氧化剂含量也就越高，越能防癌、抗癌。日本从菠菜、扁豆、黄瓜中提取出含有一种半乳糖的蛋白质，加入到白血病细胞培养液中，能促进白细胞分化，抑制致癌物质活性，从而防治癌症。我国科研人员在芹菜、菠菜等混合蔬菜的脂溶性提取物FEFVP中，提取出含抗癌物质α-胡萝卜素、β-胡萝卜素、番茄红素、异硫氰酸酯、硫化物等，对人的肝癌细胞、胃癌细胞、肺鳞癌细胞等，均有抑制作用，能抑制癌细胞分裂、诱导癌细胞凋亡。美国的一项动物实验表明菠菜和草莓可防大脑退化。菠菜中还含有女性和中老年人比较容易缺乏的矿物质——镁。镁对心脏血管具有重要的保护作用，有“心血管卫士”之称。每天摄入的镁如果少于280毫克，人就会感到疲乏。如果缺镁，可导致心动过速、心律不齐及心肌坏死和钙化。因此可以说缺镁比高血压、高血脂对心脏更有危险性。镁通过舒张血管而降压，在人体内的作用是将肌肉中的碳水化合物转化为可利用的能量。镁能激活体内多种酶，抑制神经兴奋，维持核酸结构的稳定，参与蛋白质合成、肌肉收缩和体温调节。另外，镁还影响人的情绪，镁的缺乏也会使人情绪趋于紧张，从而增加紧张激素的分泌，导致女性痛经的发生率增加。

食谱举例

（1）菠菜汤： 鲜菠菜煮汤，治小便不通、肠胃积热、胸膈烦闷、便秘、头痛。鲜菠菜250克，猪肝120克，煮熟淡食，治夜盲、小儿贫血。或鲜菠菜500克捣烂取汁，每天1剂常服，也治夜盲。适用于各种癌症患者有上述症状者。

（2）凉拌菠菜： 新鲜菠菜150克，用开水焯3分钟，捞出拌麻油调味食用。每天2次，治疗小儿便秘，也适用于各种癌症患者。

温馨提示 菠菜炒熟食用，其性平和，对肠胃虚寒病者影响不大；但煮汤食用，却有寒冷滑润之性，因此虚寒证、腹泻以及尿路结石者忌食。菠菜最好不要与豆腐一起吃，因为菠菜里含有很多草酸，豆腐里含有较多氯化镁、硫酸钙，二者若同时进入人体，会生成不溶性的草酸钙，不但造成钙质流失，还可能沉积成结石。为去掉过多的草酸，可以将菠菜放在沸水中烫一烫就行了。其实，菠菜含铁量并不是最高的，也不能补血，因为菠菜中仅有10%的铁在肠道中吸收，另外的90%都与草酸结合成不溶物质，不仅难以吸收，而且也会影响人体对铁的吸收利用，故单吃菠菜也不宜一次过多。钙和草酸的比例为1：2时，最易形成结石。若通过食物搭配破坏这个比例，则结石可以防止，例如将菠菜搭配含钙丰富的芝麻、牛奶或鱼一起食用。

39. 油菜

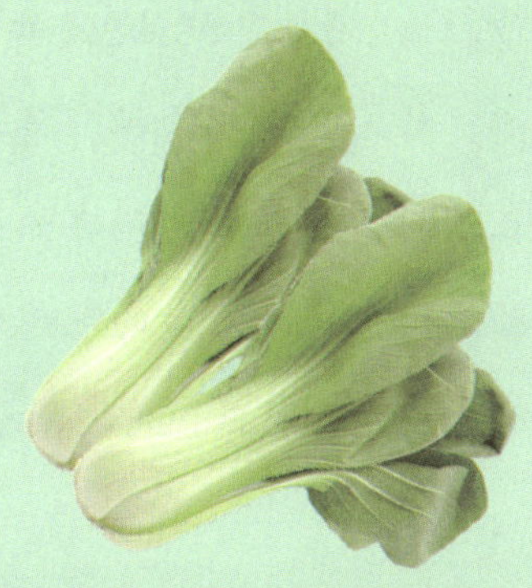

作用概说 味甘，性温。归肝、肺、脾经。能活血祛瘀、解毒消肿、行滞散结。茎、叶解毒消肿，治痈肿丹毒、血痢、劳伤

吐血。用油菜叶捣汁涂擦，治小儿丹毒。种子行滞活血，治产后心、腹疾病，恶露不下，蛔虫肠梗阻。生油菜子、炙甘草各15克，共捣为散，每次6克，水煎食前温服，治大肠风毒、下血不止。

油菜含蛋白质、脂肪、碳水化合物、钙、磷、铁、胡萝卜素、硫胺素、核黄素、尼克酸、抗坏血酸等，特别是含胡萝卜素较多，其抗癌意义已如前述。近来发现，所含吲哚硫苷降解物能抑制移植性肿瘤的生长，同时能提高淋巴细胞转化率，具有抗肿瘤作用。油菜花粉因其黄酮醇和元花青素含量较高，故对动脉粥样硬化、静脉曲张溃疡有显著疗效，同时能增强毛细血管弹性预防脑中风等。

食谱举例

（1）油菜汁：用油菜煮汁，或捣烂绞汁温服，每次1小杯（约30毫升），每天3次。并用鲜油菜叶捣烂敷患处，每天更换3次。或油菜子研细末，调香油敷患处。治痈疽、丹毒、乳痈、无名肿毒等症，可用于瘀毒型的癌症。

（2）香菇炒油菜：油菜、鲜香菇各100克，植物油适量，食盐及调料少许，常法炒菜。二者相得益彰，味鲜气香，适用于消化道肿瘤、乳腺癌、子宫颈癌者经常服食。

（3）蚝油拌油菜豆腐干：豆腐干（白干）4块、油菜4棵、盐1汤匙、沙拉油2汤匙、蚝油2汤匙。豆腐干切片备用。油菜洗净，在根部竖切2~4瓣，放入开水锅内焯，待色泽碧绿即可捞出。将油菜根部朝外，整齐地码在盘周围，豆腐干码在油菜中间，加入蚝油即可食用。此品是老年人及胃肠消化机能降低者的理想食物，有保护心肌作用，对动脉硬化、心脏病、糖尿病患者有益，更适用于各种癌症患者。

40. 苦瓜

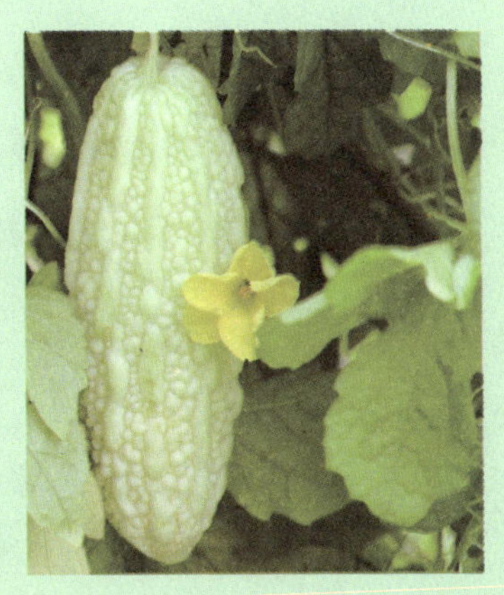

作用概说 又名凉瓜、癞瓜，俗称癞葡萄。嫩瓜味甘苦、性寒；老瓜赤色，味甘、性平。无毒。归心、脾、胃经。能除热邪、解劳乏、解暑开胃、利湿解毒、清心明目；种子可益气壮阳。适用于热病烦渴、中暑头晕、肝热目赤、湿热泄泻、痢疾、尿血、热毒疖肿、胃热疼痛、呕吐、食欲不振等症。据现代研究分析，苦瓜中的蛋白质、脂肪、各种氨基酸和糖类、B族维生素、维生素C的含量非常丰富。维生素C含量，约为冬瓜的5倍、番茄的7倍、黄瓜的14倍、南瓜的21倍、丝瓜或菜瓜的20倍，居瓜类之冠，与维生素C之王的猕猴桃相当。它还含有人体必需的粗纤维、胡萝卜素、苦瓜苷、钙、磷、铁等。它含有较多的脂蛋白，经常食用，可以增强人体免疫功能，抵抗癌细胞。据《中国食品报》报道，苦瓜能抑制正常细胞癌变，使突变细胞恢复正常。我国台湾医家从苦瓜中提出一种蛋白类有机物——苦瓜素，可抑制恶性肿瘤细胞分泌的蛋白酶，阻止癌细胞的生长和扩散。美国堪萨斯州立大学科学家发现，苦瓜中含有几种具有明显抗癌生理活性的蛋白质，这些蛋白质能够激发体内免疫系统的防御功能，增强免疫细胞的活性，抑制癌细胞增殖。日本的医学家也用实验证明了苦瓜中所含的蛋白质对治疗癌症有效。此外，苦瓜还有降血糖作用，这是因为苦瓜中含有类似胰岛素的物质。

食谱举例

（1）苦瓜汁：苦瓜1根切碎，加糖60克捣烂如泥，2小时后将水滤出，1次食用，或每次半杯，开水冲服。能消炎止痢。可用于治肠炎、痢疾。也可用苦瓜藤或叶，晒干研末，每服6克，每天2次。适用于各种癌症有烦渴、中暑头晕、肝热目赤、泄泻、痢疾、尿血、热毒疖肿、胃热疼痛、呕吐、食欲不振等症状者。

（2）苦瓜黄豆排骨汤：鲜苦瓜500克，黄豆60克，猪排骨250克。苦瓜去瓤切方块，猪排骨斩成块。一起加水适量煮熟烂，和盐调味佐膳。能清热解毒，滋阴补肾。适用于肠癌大便滞下或下痢频数、口干口苦者，以及各种癌症有湿热蕴毒症状者。

温馨提示 西医认为，苦瓜苦味健胃，能刺激胃肠分泌消化液。有人讨厌其苦味，可放入开水锅内焯，以减轻苦味。可凉拌，也可配肉类炒菜。中医认为苦寒伤胃，所以脾胃虚寒、胃脘疼痛的患者，宜慎食或不食。

41. 南瓜

作用概说 南瓜肉味甘、性平；南瓜子性温。归脾、胃、大肠经。能补脾利水、解毒杀虫、退热、止痢、止痛、安胎。清代名医陈修园说：“南瓜为补血之妙品。”宜于脾虚食少腹胀、痢疾、水饮停胃、胃痛、骨蒸潮热、下肢溃疡、阴囊湿疹、蛲虫、绦虫、蛔虫、胎动不安者。据记载，南瓜还能解鸦片毒。现代实验认定，南瓜子比南瓜肉的杀虫能力更强。从南瓜子中提炼一种南瓜子氨基酸，能使蛔虫及绦虫麻痹，抑制血吸虫幼虫发育，有明显防治作用。可将南瓜子洗净晾干，连壳研细，冷开水或蜂蜜调服；也可以连壳捣碎入煎剂，一般吃30~60克。南瓜瓤捣烂敷患处，或晒干研粉撒患处，治下肢溃疡、小面积烫伤；如果痛不止，则加冰片少许。南瓜含有丰富的纤维素和维生素A、维生素B、维生素C及矿物质。常吃南瓜，可使大便通畅，防癌抗癌；还含有分解亚硝胺的酶，含微量元素钼，可阻止体内致癌物质亚硝胺的合成；含硒较多也可以防癌。含大量维生素C，可防感冒及坏血病；含有大量的亚油酸、软脂酸、硬脂酸等，可降压降脂，治疗高血压。低脂及高维生素A衍生物可防脑血管硬化及中风。泛酸含量高可缓解紧张及心绞痛。含大量不饱和脂肪酸，可抑制前列腺增生。含能促进胰岛素分泌的特殊物质，可防治糖尿病（指日本产的小南瓜）。含铁及钴可以防治贫血。含肮氨酸等物质，可防治秃发及白发。

食谱举例

（1）桂花赤豆南瓜汤：南瓜750克切块，赤豆250克洗净。桂花适量与赤豆同加入冷水中煮沸，待赤豆熟后置入南瓜共同烧酥，加上白糖或盐调味。能补脾、利水、解毒、退热。宜于癌症患者有食少、腹胀、痢疾、胃痛、潮热、下肢溃疡、阴囊湿疹、虫积等症，作为辅助食疗。还有防治现代"文明病"和美容作用。

（2）炒南瓜子：每天食用20~30克炒南瓜子，不但防治虫积等症，还可以预防中风等。

温馨提示 南瓜是日常食物，性质平和，又称长寿瓜，因为不少长寿地区多以南瓜当杂粮充饥。常吃南瓜，可使大便通畅、肌肤丰美，有美容作用。清代张之洞曾建议慈禧太后多食南瓜。但是，如果是特别甜的南瓜，也不宜吃得太多，尤其是胃热的患者，吃多了容易有满胀感。外用虽可除湿，多食则易生湿发黄，令人气壅。

42. 冬瓜

作用概说 又名白冬瓜、水芝。味甘淡，性凉。归肺、脾、大小肠、膀胱经。能利水消痰、止渴除烦、祛湿解暑、清热解毒。宜于热毒痈肿、湿热泄泻、小便不利、心胸烦热、口渴、腹胀。并且可解鱼虾毒。其肉、皮、子、瓤皆可入药，常与其他药物配伍入药，用于利尿、消肿。肉、瓤有利尿、清热、化痰、解渴之功效，能治水肿、胀满、痰喘、痈疽等症。要清热解暑，可用瓜皮煮汤服。瓜肉加工成的“冬瓜糖”，可化痰润喉、清热解毒。痔疮肿痛时，用冬瓜煎汤薰洗，可消炎止痛。患慢性肾炎者，可常吃鲤鱼冬瓜汤；产妇乳汁少，可用冬瓜皮煮鲫鱼汤喝。古人已把冬瓜作为减肥的食疗方药，《食疗本草》说，冬瓜热食比较好，冷食使人瘦；煮食能下气而历练五脏。要想体健轻瘦，则可常吃；要想肥胖，则不宜食用。近来发现，冬瓜能诱生干扰素，因而具有一定的抗癌防癌效果，是一种药食俱佳的抗癌蔬菜。冬瓜还富含B族维生素，对肾脏病、心脏病等引起的水肿颇具疗效。

食谱举例

（1）冬瓜莲子汤：用冬瓜与莲子、百合煮汤。百合味甘微苦，性凉，归肺、心经。能健脾胃、清心安神。此方消暑开胃，适用于老年人夏天消化不良、心胸烦热、口渴、失眠等症。癌症患者在夏季有上述症状者，也可饮用。

（2）冬瓜鲤鱼汤：冬瓜1 000克，鲤鱼1条，不加盐煮汤食，治慢性肾炎，也适用于癌症有水肿、腹水症状者。

（3）冬瓜蜜：冬瓜汁1杯，调适量蜂蜜服食，治妇女妊娠小便不通，暑热高烧及慢性肾炎。也可用于癌症患者。

温馨提示 冬瓜的药用价值，远大于它的营养，民间有“冬瓜入户，不进药铺”之说。其吃法多样，水煮清烧、焖炖蒸炒都好，既是大众蔬菜，又能登上筵席，如蜚声中外的“冬瓜盅”，被人称为白玉藏珍。在以冬瓜为主料的菜肴中，一种是加单料的，如羊肉末、甲鱼肉、子鸡块等，再加以辅料，或咸或甜，均可成菜；另一种是纯素料，如三菇六耳、发菜、素鸡、笋、腐竹、竹荪等。至于复合料的冬瓜菜，用料由三种到十几种，称之为三鲜、四宝、八珍、什锦，选自火腿、香菇、干贝、鱼丸、虾饼、海参……任什么原料都可以入选，权宜加减，调节口味，不用加入过多的调味品，就能烧出适口的佳味，但久病阴虚、虚寒泄泻患者忌食，服滋补药品期间也应忌食。

43. 空心菜

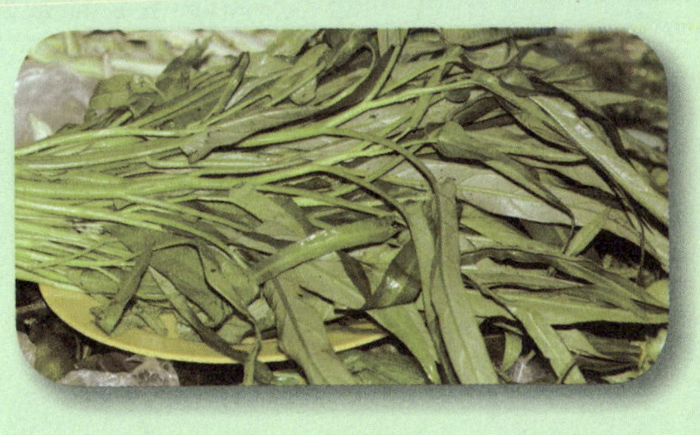

作用概说 又叫蕹菜、瓮菜、无心菜。味甘，性寒。归大肠、胃经。能凉血止血、降浊升清、滑肠通便、清热利湿、疗疮解毒，属清补食物。宜于血热吐血、便血、湿热胃痛、肠胃燥热便秘者；老年肠燥便秘、痔疮便血、疮痈肿毒者最宜。常吃清炒空心菜，可治口臭、便秘。菜汁对金黄色葡萄球菌、链球菌等有抑制作用。夏季常吃空心菜，可以防暑、解热、防止痢疾。将空心菜捣汁内服或外敷，可用于疖、痈等皮肤化脓性感染。用250克空心菜加水煮，放适量白糖，治热病口干、咽痛、烦躁。

现代研究发现，空心菜含有维生素C等多种维生素和微量元素，还含有人体必需的8种氨基酸，其胡萝卜素含量接近胡萝卜，蛋白质含量比同等量的番茄高4倍，钙含量比番茄高12倍多。其粗纤维素的含量较丰富，由纤维素、半纤维素、木质素、胶浆及果胶等组成，具有促进肠蠕动、通便解毒作用。它是碱性食物，食后可降低肠道的酸度，预防肠道内的菌群失调。上述这些，均有抗癌协同作用。此外动物实验提示，空心菜的水浸出液，能降低胆固醇、甘油三酯，具有降脂减肥的功效。空心菜中的叶绿素有“绿色精灵”之称，可洁齿防龋、健美皮肤，是美容佳品。

食谱举例

（1）空心菜粥：空心菜200克，粳米100克。粳米煮至粥将成时，加入空心菜、精盐或蜂蜜，再续煮至粥成。具有清热、凉血、利尿、助产的作用，产妇食之，可滑胎易产。可用于癌症患者有热毒内蕴等感染症状者。

（2）空心菜萝卜汁：空心菜和白萝卜一同榨汁服用，能治肺热咳嗽。或100克空心菜，50克玉米须水煎服，可清热、利尿、凉血，能治急性肾炎水肿。可用于癌症有此症状者。

温馨提示 本品性寒滑利，故体质虚弱、脾胃虚寒、大便溏泄者，不宜多食。

44. 竹笋

作用概说 又称笋。味甘，性寒。归肺、胃、大肠经。能清肺化痰、和中润肠、透疹解毒、利尿通便、消食减肥。凡是内蕴热毒、咳嗽痰多、口干便秘、胸闷脘痞、小儿痘疹不出，都可做辅助食疗。现代常用

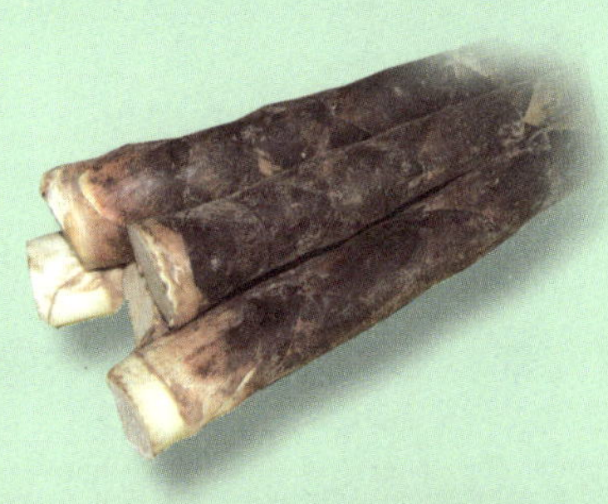

于浮肿、腹水、急性肾炎、哮喘以及糖尿病。一些地方民间相传，常吃笋烧肉可以滋阴益血，常吃麻油焖笋可以消食化痰，用淡竹笋烧汤可以消痰除热、也可以治疗头风病。笋含有酪氨酸、大量胡萝卜素、维生素B、维生素C、维生素E和稀有元素硒、锗，具有一定的防癌抗癌、延缓衰老功能。据日本专刊报道，已从毛竹笋中提取硒、锗等制作成保健食品。因其含有大量粗纤维，常吃不仅能促进肠蠕动，增进消化腺的分泌，去积食、防便秘，而且能将有毒物质吸附带走，可以减少中毒和胃肠癌症的发生，又能起减肥作用。

食谱举例

（1）笋烧海参：海参切长条，鲜笋或水发笋切片，入锅加瘦肉一起煨熟，调味后食用。海参滋阴养血，竹笋清内热。综合起来有抗癌之效，适用于各种癌症患者。

（2）乌龙牛肉汤：牛肉250克，乌豆150克，龙眼肉30克，红枣10枚，熟竹笋50克，精盐、味精各适量。家常烹调成菜肴食用。适用于癌症患者，症见心脾两亏、心烦口渴、失眠心悸、食欲不振、体弱等患者。

温馨提示 竹笋是被列为"素食第一品"的山珍之一，烹调方法多样，炒、闷、炖、煮、卤、煨都可，可素、可荤，拼冷盘，作汤料，还可以制作各种笋干和笋味罐头，是一种天然绿色食品。由于含较多的粗纤维和难溶性草酸钙，所以患有胃溃疡、胃出血、肾炎、尿路结石、肝硬化或慢性肠炎的人，应慎食。

45. 百合

作用概说 又名白百合、卷月、倒垂莲。味甘，性凉。归心、肺经。能润肺止咳、清心安神。具有良好的营养滋补功能，适用于肺痨久咳、干咳少痰、虚烦不眠、心悸怔忡等症。现代研究发现，它含有一种特殊的有效成分——秋水仙碱，具有较好的抗肿瘤效果，对多种癌症有效，适宜肺癌、鼻咽癌、皮肤癌、恶性淋巴瘤等患者食用。同时也适宜用于这些癌症患者经放射治疗后出现的体虚乏力、干咳或咯血、心烦口干、身有低烧、心悸失眠时服食，可以收到止咳、止血、安神、增强体质、抑制肿瘤细胞的生长、缓解放疗反应的效果。

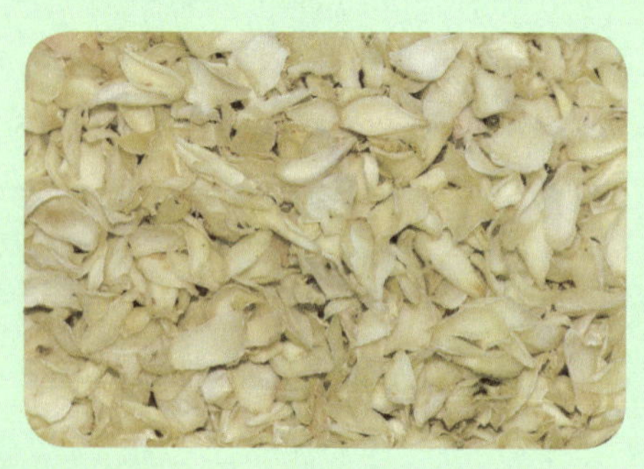

食谱举例

（1）百合杏仁赤豆粥：百合10克，杏仁（去皮、尖）6克，赤小豆50克，粳米适量。先煮赤小豆，将熟时与其他常法煮粥。润肺止咳、清利湿热、除痰。适用于肺癌、鼻咽癌等各种癌症咳喘多痰者。

（2）百合枇杷莲藕羹：百合30克，枇杷（去核）30克，莲藕30克，淀粉、红糖适量。前三者同煮，将熟时搅入淀粉和糖。能润肺止咳、凉血止血。适用于咳痰带血的癌症患者。

温馨提示 作蔬菜、果品均可，如西芹百合这种清淡素食，很适合癌症患者。煎百合汤作为饮料也很适宜。药膳白花膏，就是用款冬花与百合、蜂蜜熬成的，适用于肺痨咳痰带血患者以及肺癌患者。

46. 莼菜

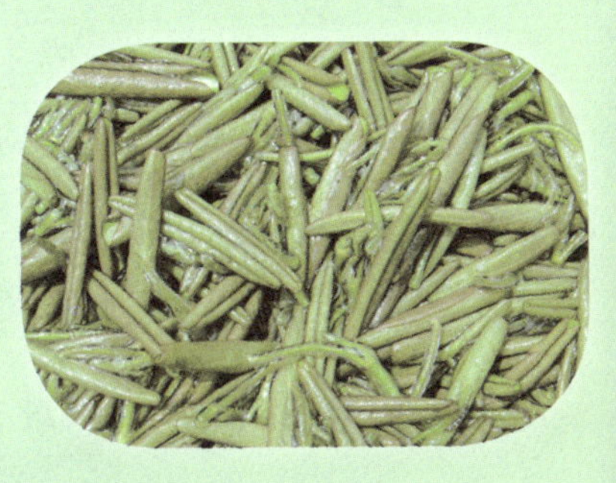

作用概说 又名马蹄草、水莲叶。味甘，性寒。归胃、小肠、膀胱经。能清热解毒、厚肠胃、安下焦、逐水、解百药毒。用莼菜煮汤可清火，治消渴、热痹，除痱疖。把莼菜茎叶捣烂外敷，可治一切痈疽疔疮。《本草纲目》记载，莼菜和鲫鱼作羹，可下气止咳，补大、小肠虚气，逐水解毒。该书认为："莼，生南方……其性逐水而滑……柔滑可羹……"现代研究证实：每100克鲜莼菜，含蛋白质745毫克，并含多种维生素、矿物质、胶质以及氨基酸等；具有美容、健胃、强身、防癌治癌等功效。莼菜分泌的一种类似琼脂的黏液，含大量的多糖，对实验动物的某些移植性肿瘤有抑制作用。国内有报道认为，莼菜含的杂多糖是一种较好的免疫促进剂，它不仅能增加免疫器官脾脏的重量，而且能明显地促进巨噬细胞吞噬异物的功能，强化机体的免疫系统，达到防治癌症的目的。据日本汉方医界报道，莼菜能预防胃癌、肠癌等消化道癌症。此外，这种黏液含锌量最高，为植物中的"锌王"，这使莼菜的保健价值倍增。

食谱举例

（1）莼菜苡仁赤豆羹： 鲜嫩莼菜200克，薏苡仁50克，赤小豆50克，红糖30克。将莼菜捣烂，搅成糊状；薏苡仁、赤小豆放入沙锅，煮沸后改用小火煨1小时，煮至薏苡仁、赤小豆呈烂花状，加莼菜糊、红糖，拌匀，煮沸即成。当点心，每天上下午分服。有清热消肿、解毒抗癌功效。适用于胃癌、食管癌、大肠癌患者，有辅助治疗作用。

（2）莼菜米糊：鲜嫩莼菜150克，粳米500克。莼菜切碎，绞榨取汁；残留物取出，加适量冷开水混匀，再重做1次绞榨，合并2次浓汁备用；粳米加水煮沸后改用小火煨炖30分钟，撇取稠米汤500毫升，置小锅中，小火煮沸时加入莼菜浓汁，搅拌均匀即成。当饮品，随早晚餐温热淡服。有补液填精、清热消肿、解毒抗癌功效。适用于食管癌、胃癌、大肠癌、肺癌、宫颈癌、膀胱癌患者及其术后放疗、化疗时作补养饮品。

温馨提示 莼菜属于睡莲科水生草本植物，自古以来就被视为蔬菜中的珍品，以嫩茎叶供食用。相传乾隆下江南，每到杭州都必以莼羹进餐，并派人定期将新鲜莼菜运回宫廷。它鲜嫩滑腻，用来调羹作汤，清香浓郁，为宴席上品。

47. 香菜

作用概说 又名芫荽、盐荽、胡荽等。味辛，性温。归肺、脾、胃经。能散寒辟邪、解秽杀虫、消食下气、醒脾调中、壮阳助兴、解表发汗、透疹、利尿。其辛温香窜、内通心脾、外达四肢，辟一切不正之气，为温中健胃养生食品。适于寒性胃弱体质以及脏腑壅滞者食用，可治疗食滞胃痛、胃腹痞闷、消化不良、麻疹不透等症。《本草纲目》有“面上黑子用芫荽煎汤日日洗之”的记载，还可放在鱼和肉中调味，有去毒作用。

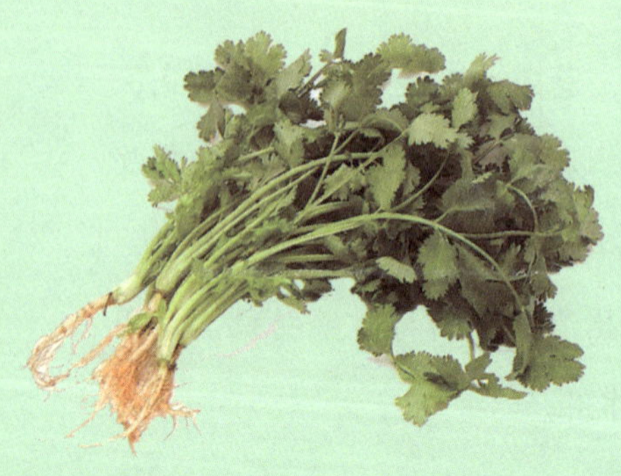

现代研究分析发现，其主要营养成分有蛋白质、胡萝卜素、钙、磷、铁等。其中，胡萝卜素的含量为番茄、黄瓜、茄子、菜豆的10倍以上，钙、铁的含量也高于其

他许多叶类蔬菜。胡萝卜素和钙的抗癌意义已如前述。此外，香菜嫩茎叶中还含有甘露糖醇、正葵醛、壬醛和芳樟醇等一类挥发油物质，这是它有特殊香味的主要原因，能刺激人的食欲、增进消化。用葡萄酒浸泡香菜服用，可治虚寒胃痛。所含芫荽油，可驱风解毒、芳香健胃、发汗透疹、疏散风寒，促进人体血液循环，故常用作发疹的药物。小儿出疹，取芫荽制成芫荽酒擦皮肤，或水煎芫荽，趁热薰鼻，蘸汤擦面及颈部，以加速疹痘发出，如已出者应停止使用。用鲜芫荽10克，加葛根10克水煎服，早晚各1次，每次服50毫升，10天为1个疗程，可辅助治疗高血压。有人认为香菜能减轻风湿性关节炎的症状，还可防治粉刺。生嚼新鲜香菜能去除葱蒜和吸烟造成的口臭。蚊虫叮咬后，用剁碎的香菜涂擦可止痒。

食谱举例

（1）盐水香菜：香菜300克，盐5克，熟火腿50克，白糖3克，味精3克，姜汁10毫升，香油5毫升。将香菜切成约4厘米长的段，放在碗里，加盐腌10分钟，加入火腿丝、白糖、味精、姜汁与香油调拌均匀。能生津开胃。可用于癌症有食滞胃痛、胃腹痞闷、消化不良症状者。

（2）香菜梗炒肚丝：熟猪肚200克，香菜150克，清油1 000毫升（约耗100毫升），料酒25毫升，盐3克，味精5克，米醋10毫升，葱、姜丝、蒜片各2克，香油10毫升。熟猪肚切成细丝，放入沸水锅里焯一下捞出。将香菜去叶切成寸段待用。锅置旺火上，油烧至六成热，将肚丝滑油，然后捞出沥油，原锅中留些底油，烧至七成热时，将肚丝、香菜段及调味料加入，快速拌匀，然后勾芡、淋油，出锅装盘即成。可以补虚，适用于大小肠出血、便血等癌症患者。也可用同样方法香菜爆炒猪肉丝，能补气解表，适用于白血病体虚伴恶寒发热者。

温馨提示 香菜一般作调料，不可多食。名医华佗认为，患口臭、狐臭、龋齿、生疮的人，不宜吃芫荽，吃了反而会加重。据文献记载，多食令人多忘、脚软、气虚，仅供参考。脾虚证及消化性溃疡患者忌食。服补药时不宜食香菜。

48. 生姜（附：干姜）

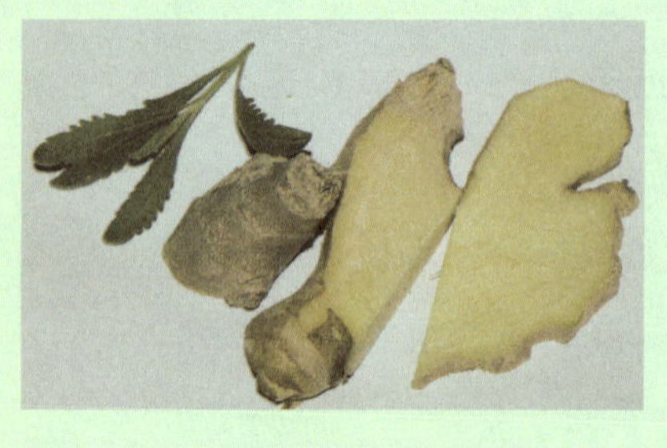

作用概说 也叫鲜姜、姜。味辛、性温。归肺、胃、脾经。能发汗解表、温中止呕、温肺止咳。适用于胃寒恶心呕吐、腹胀、腹泻、胃肠型感冒等。近代用于治疗消化性溃疡。淋雨受寒之后，用生姜30克切片，加适量红糖煎水，趁热喝可以预防、治疗感冒。民间用生姜10克，白萝卜250克，红糖30克煎水服用，或将10克生姜捣碎，加适量蜂蜜，饭后用开水冲服，治疗急、慢性支气管炎。用生姜15克切碎，加入鸡蛋1个，调匀，炒熟食用，治哮喘。以上单方，只适用于寒性的咳喘患者。生姜也常外用，比如头发突然脱落的斑秃病，可用鲜生姜片外擦脱发部位，每天2~3次，连擦3~4周，可改善皮肤局部血液循环，促进毛发生长。日本学者发现，生姜的辛辣成分对肉、鱼等含脂肪食品具有很强的抗氧化作用，与目前应用的抗氧化剂BHA、BHT、维生素E比较，生姜的抗氧化作用更为有效。分析表明，辣味蔬菜中的辣味素能激活一种化学物质的活性，从而可以阻止细胞的癌变过程，是一种潜在的抗癌物质。

食谱举例

（1）姜糖苏叶饮： 生姜、紫苏叶各6克，加红糖15克，再用沸水浸泡10分钟，即成姜糖苏叶饮。适用于治疗风寒感冒、急性支气管炎，对于兼有恶心呕吐、腹胀腹泻的胃肠型感冒，尤为适宜。癌症患者有上述症状时也可服用。

（2）姜芽泡菜：嫩姜芽洗净，如常法做四川泡菜。可温中止呕、开胃进食。癌症患者食欲不振、恶心呕吐时，可用以佐餐。

温馨提示 一般只作调料，不可多食。热证、阴虚证忌食。

附：干姜 味辛，性热，归心、肺、脾、肾经。能温中祛寒、回阳通脉、温肺化饮、逐寒除痹。适用于胃腹冷痛、虚寒吐泻、寒湿痰饮、四肢不温等症。热证、阴虚证、孕妇忌食。现代研究发现，干姜含有多种莰烯、姜醇、龙脑等，对肿瘤生长有一定的抑制作用。此外还有抗缺氧、抗菌消炎作用。

49. 绿茶

作用概说 又称茶芽、芽茶、细茶。味甘、苦、涩，性微寒。归心、脾、肾、大肠经。能止渴生津、化痰消食、清热利水、清心提神、除湿、祛油腻。适用于口干热渴、小便不利、食积不消、过食油腻、热毒赤白痢、多睡不醒、饮酒过量等症。民间验方：茶叶30克，水煎浓汁，加红糖60克，治腹泻；茶叶15克，食盐1克，水煎服，治急性胃肠炎。有研究显示，绿茶的抗癌能力要比科学家猜测的还要强并更加多样化。绿茶可防肝、肺、皮肤和消化道癌，其抗癌成分主要是特殊的酚类茶多酚、5-羟黄酮、绿原酸、儿茶素等，可阻止癌细胞生成，并使癌细胞凋亡。在乔治亚州医学院的细胞生物学专家的帮助下，绿茶的保健作用正在转化成香口胶、薄荷糖、润肤膏和其他

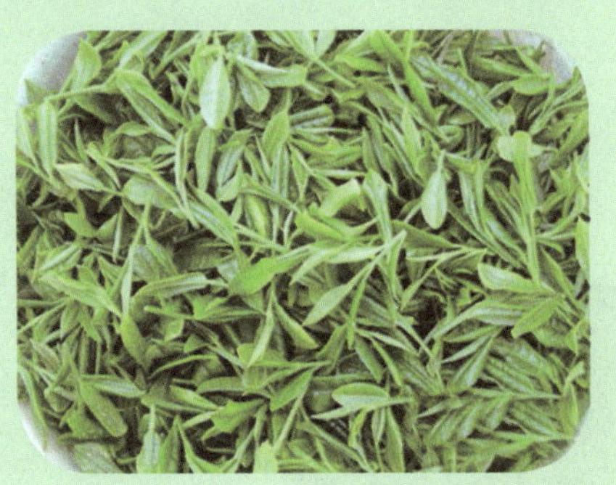

产品。另有国外专家研究指出，茶多酚能够帮助清除自由基，已知自由基能够破坏DNA并导致癌症的发生。

食谱举例

（1）茶叶15克，水煎服，治细菌性痢疾；若用蜈蚣1条，焙黄研末，用浓茶水送服，效果更佳。癌症患者，无明显体质虚弱者可作为以毒攻毒方法的一种。

（2）**天冬绿茶：**天门冬6克，绿茶3克。将天门冬、绿茶同放入杯中，用沸水冲泡，加盖焖15分钟，即可开始饮用。饮至最后，天门冬饮片可同时嚼食咽下。能养阴清火、生津润燥、防癌抗癌。适用于各种癌症早期患者。天门冬是中药，味甘、苦，性寒。现代实验研究发现，天门冬具有抗肿瘤作用，能增强机体的免疫能力。国外曾有临床报告，以生天门冬40克去皮水煎，每天1剂，治疗52例乳腺癌，除1人外全部显效。尤其适用于中老年乳腺癌、宫颈癌患者以及出现阴虚火旺者。

温馨提示 茶叶是日常饮品，也是治病良药。一般说来，多饮茶是有益处的，能令人清瘦轻健。但是，茶也能解除滋补药的效力，服人参等滋补药品期间应戒饮茶。患有小便清长及肾脏虚寒者应慎饮。茶能使人兴奋，造成失眠，患有失眠症者也应忌之。

50. 葡萄酒（附：糯米酒）

作用概说 味甘、苦、辛，性温，有小毒。能醒脾暖胃、祛风通络、行药力。少量饮用，可通血脉、祛风寒湿痹，治关节疼痛、胸痹腹痛、心悸脉缓、跌打损伤等。现代研究发现，人体内有一种蛋白质可以“保护”癌细胞，在它的作用下，癌细胞甚至能抵御化疗。葡萄酒中的抗氧化物质白藜

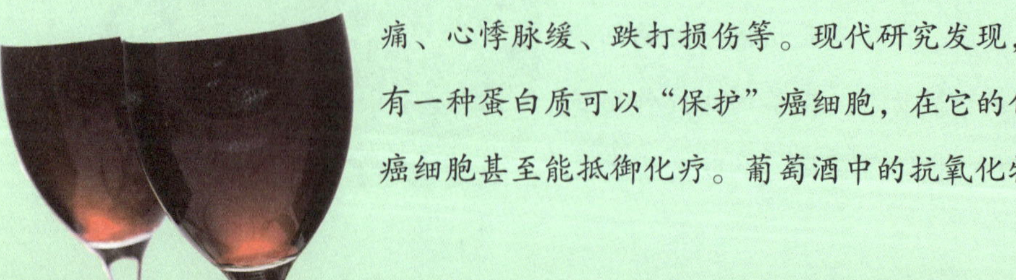

芦醇，可以抑制合成这种蛋白质的基因，达到抗癌目的，并能使癌细胞被化疗杀灭。此外，红葡萄酒还有预防冠心病的作用。

温馨提示 酒是双刃剑，酒精对人体有害，喝酒不可成为一种嗜好。适量饮酒能助兴、消忧怒、养脾气、多言畅意；过饮则伤神损寿、损害肝脏，刺激肺脏而生咳喘，刺激脾胃而体困神疲，呕吐伤食，甚至衄血、吐血，因此饮酒切不可过度。

附：糯米酒 甘、辛，温，无毒。归肝、肺、肾经。适用于月经不调、乳汁不畅、麻疹未透、肾虚腰疼、阳痿早泄等症。其酒精含量较低，含丰富的糖类和维生素等营养物质，滋补性较强，宜于产后或病后身体虚弱，配合滋补食物以增强滋补疗效。民间验方：糯米酒1小碗，加入菊花叶捣烂绞汁半酒杯，煮开后趁热服食，治妇女哺乳期乳汁不通；公鸡1只去肠杂切碎，加油和少量盐放锅中炒熟，盛大碗内加入糯米酒500毫升，隔水蒸熟，治肾虚腰疼、阳痿早泄；糯米酒60毫升，煮开后服食，治小儿麻疹透发不够，服后需卧床盖被发汗。

51. 醋

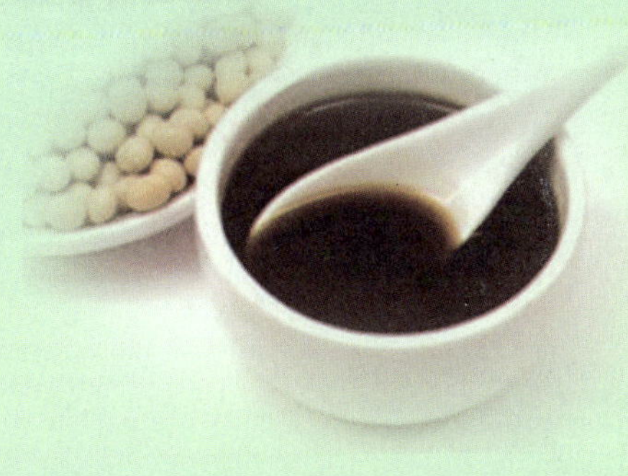

作用概说 又名苦酒、淳酢、醯、米醋。味酸、苦，性温。归肝、胃经。能散瘀、止血、解毒、安蛔、杀虫。宜于瘀血胃腹疼痛、食欲不振、产后血晕、痃癖癥瘕、黄疸、黄汗、吐血、衄血、便血、阴部瘙痒、痈疽疮肿等。又可解鱼肉菜毒。研究发现：醋主要含有乙酸（含量3%~5%）；还含有其他物质，如氨基酸、还原糖、高级醇类、3-羟基丁酮、二羟基丙酮、酪醇、乙醛、甲醛、乙缩醛、琥珀酸、草酸及山梨糖等。醋是抗癌药膳中不可缺少的调味料。此外，还有美容作用，用其洗头，能亮泽毛发；取米醋200毫升，加热浓缩至100毫升，每天外擦，治青年扁平疣；用蜂蜜和米醋以1∶4比例调和，早餐前20分钟空腹喝或米醋泡黑豆泡1周，每天吃10粒，可以减肥。

食谱举例

（1）米醋萝卜菜：生萝卜250克，米醋适量。萝卜切片，加米醋浸数小时。当菜下饭。有辛凉解表、消食解毒作用。适用于流行性感冒以及癌症患者感冒。

（2）米醋膏：米醋15克，加水30克，煮沸后加入金银花5克，桔梗2克，共煮3~4分钟，滤出药液；另取生鸡蛋1个打一小孔，倒出蛋清，倒入醋药汁搅匀，放火上熬成膏，用时用筷子挑一小块入口，每隔20分钟含化1次。治咽痛，可用于治疗口腔癌。

温馨提示 米醋是以米、麦、高粱或酒、酒糟等酿成的含乙酸的液体，自古就入药。可烹调菜肴，佐餐；入汤剂或拌制药物服用；或烧热薰嗅，含漱，和药调敷。脾虚湿盛、痿痹、筋脉拘挛及外感初起者忌服，不宜与茯苓同食。

苹果、橘子、猕猴桃……琳琅满目的水果，营养丰富；核桃、松子……各种各样的坚果，营养丰富，作用广泛，既是养生保健的佳品，又是治病疗疾的良药，应用得当，还能成为防癌抗癌的武器。因此，在考虑癌症食疗时，千万不要忽视——

水果坚果——五果为助

1. 猕猴桃

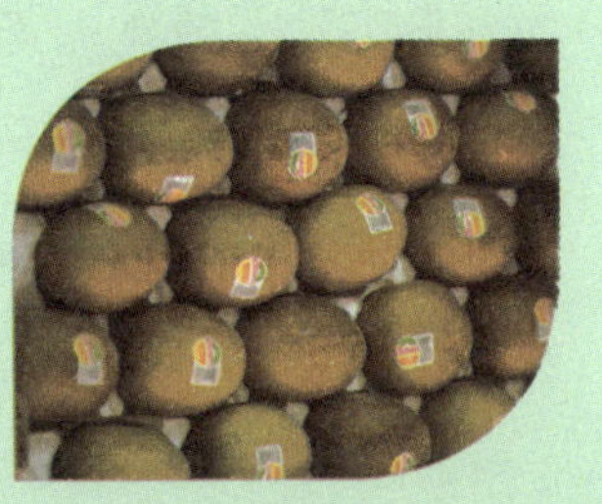

作用概说 又叫杨桃、仙桃、羊桃、藤梨、野梨、金梨、木子等。《本草纲目》说“其形如梨，其色如桃，而猕猴喜食，故有诸名”。味甘、酸，性寒。归肺、肾、脾、胃经。能清热止渴、生津润燥、利水通淋、化痰润肺、健脾和胃、滋补强身。被誉为“水果之王”。适用于内热停水、烦热消渴、黄疸、淋浊等症。现代研究证实：猕猴桃含有一种能阻断致癌物亚硝胺生成的活性物质；还含有钙、磷、铁、钾等多种矿物元素，类胡萝卜素，酚类化合物（花青素等）和维生素C、维生素E、维生素A等，尤其是维生素C的含量，是橘子的4~12倍、苹果的30倍、葡萄的60倍，因此具有良好的抗癌作用。猕猴桃可降低血胆固醇及甘油三酯水平，对高血压等心血管疾病、麻风病也有一定的防治作用，是辅助减肥的佳果。药理研究表明，猕猴桃根的乙醇提取物，从腹腔给药，对实验小鼠肉瘤180及子宫颈癌都有较强的抑制作用。给接受治疗的肿瘤患者服用猕猴桃果汁，能增进食欲，其血红蛋白和白细胞下降明显减少，消化道的不良反应也明显减轻，有助于减轻鼻咽癌患者放疗中的不良反应，增强机体免疫功能，延长癌症患者的生存期。

食谱举例

（1）蔗浆猴桃汁：新鲜甘蔗500克，猕猴桃200克，洗净，去皮榨汁，相混，冷服或适当加热后温服。能清热、生津、益胃。适用于肺癌燥咳、便秘或放疗中咽痛、干咳者。

（2）猕猴桃饮：猕猴桃5个，捣烂绞汁，以温水冲服。作用同上，且治肝脾肿大。癌症患者，可随意饮用。

温馨提示 猕猴桃除鲜食外，还可加工成果汁、果酱、果酒、罐头、果干、果脯等，营养价值不亚于鲜果。藤条的汁，可治疗热壅反胃，和生姜汁服，又可下石淋。根入药有清热利水、散瘀止血的效用。叶含淀粉11.8%、蛋白质8.2%以及维生素C等，也是药材。民间有许多用其花果根叶治病的验方。

2. 枸杞子

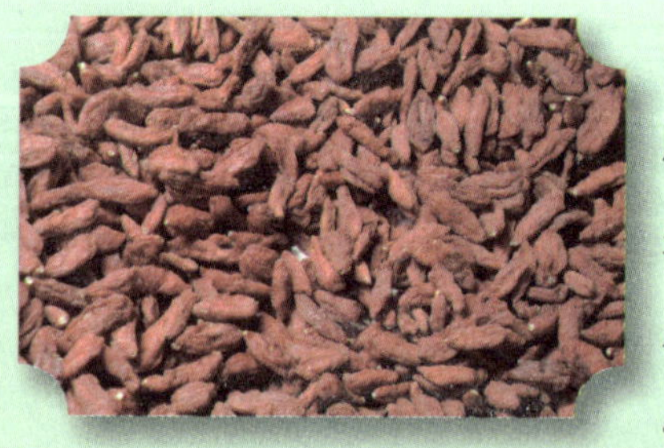

作用概说 又叫枸杞。味甘，性平。归肝、肾经。能养阴补血、补肾益精、养肝明目。适用于腰膝酸软、头昏耳鸣、遗精带下、两目昏花等症。《神农本草经》记载，枸杞“久服坚筋骨”。近年来发现天然有机锗抗癌效果极强。据测定10余种食物的含锗量，其中枸杞子含量最为丰富。所含的胡萝卜素、维生素C等成分也有抗癌活性。临床上用于鼻咽癌、肺癌等放疗后头昏、目眩、口干等症者。此外实验研究发现，枸杞子还有降糖、降脂、保肝作用，能防治糖尿病、动脉硬化等。

食谱举例

（1）银杞明目汤：银耳15克，枸杞子10克，鸡肝100克煮汤，加少许食盐、味精。能补益肝肾、平肝明目。适用于糖尿病并发视网膜病变之肝肾阴虚，而见视物模糊、两眼昏花、头晕目眩等症者；也适用于癌症手术、化疗、放疗期间体质虚弱者。

（2）海马枸杞煎：海马1条，枸杞子20克，猪脊骨约300克。先将海马用温水浸泡10分钟，然后一起放入锅内，加适量清水炖至熟烂，调味饮汤食肉。能补肾滋阴、消肿散结。适用于甲状腺癌表现为虚弱短气、眩晕消瘦者。

（3）枸杞子烧牛肉：枸杞子15克，牛肉100克，加佐料一起炖熟，能扶正祛邪，适用于体质虚弱的康复期癌症患者。

温馨提示　枸杞子为食疗佳品，食用方法很多，如枸杞粥、枸杞酒、煲汤等食疗法最常用，还可作为各种菜肴的配料，色、味俱佳。

3. 柑子

作用概说　又叫金实、木奴、瑞金奴。味甘酸，性微寒。归肺、胃经。可清胃利肠、通利小便、止渴生津。适用于口干烦渴、酒毒烦热、胃中热毒、小便不畅等症。其皮名陈皮（新会皮），味辛苦、性温，归脾、肺经。能理气和中、燥湿化痰。宜于脾胃气滞、胃腹胀满、消化不良、恶心呕吐、痰湿咳嗽。柑树叶也有药用价值。民间用鲜柑树叶1 500克加水1 500毫升煮沸，加入红糖

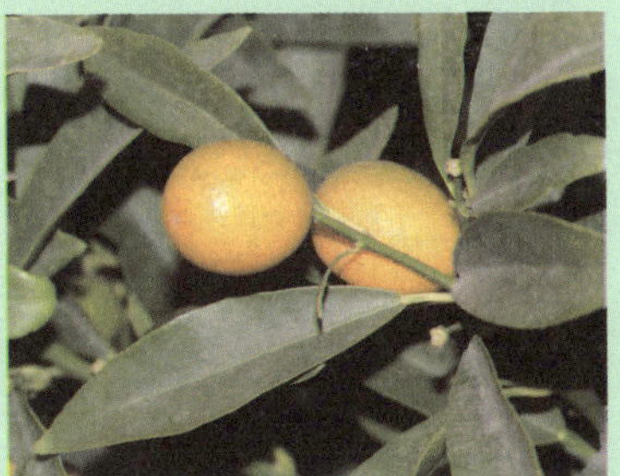

500克，制成糖浆，每服20毫升，每天3次，治支气管哮喘。柑树叶30克，炒焦研末，用米酒调敷肚脐，治麻疹后气喘。现代研究分析认为，柑含有丰富的维生素C，还含有胡萝卜素、B族维生素、维生素E、维生素P、尼克酸、葡萄糖、果糖、有机酸等，其中所含有的β－玉米黄质具有防治前列腺癌、肺癌和胃癌的功效，对胰腺癌、结肠癌也有效。柑橘的含糖量越高，它的β－玉米黄质含量就越多，从而它的抗癌功效也就越好。此外也用于防治心血管病等。芳香科柑橘属的柚子味甘性寒，亦含有丰富的维生素C，有健胃化食、下气消痰作用。柚子糖含量低，且含有能降血糖的类胰岛素成分，糖尿病患者常吃柚子对控制血糖有利。

食谱举例

（1）橙汁：能滋阴健胃、强化血管，可预防心脏病、中风、伤风、感冒和瘀伤。癌症患者化疗、放疗中多有口干烦热、胃中热毒、食欲不振、消化不良、恶心呕吐等不良反应，可以鲜果榨汁服。市售纯果汁也可。

（2）陈皮粥：常法煮粥，少加陈皮。适用于癌症患者舌苔白而厚腻，有脾胃气滞、脘腹胀满、消化不良、恶心呕吐、痰湿咳嗽等症，也可在烹调菜肴时加入适量陈皮。

温馨提示 鲜果多食令人肺冷生痰、大肠泻下，虚寒者应慎食。陈皮温燥，实证、热证、阴虚证忌食。

4. 橘子

作用概说 又名黄橘、朱橘、福橘。味甘酸，性凉。归胃、肺经。能开胃理气、生津润肺。宜于气滞胃腹疼痛、呕逆、食欲不振。橘饼味甘，性平。能消食助运、下气宽中。用于食后胃腹胀满。橘皮味辛苦、性温，归脾、肺经。可理气调中、燥湿化痰。宜于脾胃气滞、胃腹胀满、消化不良、恶心呕吐、痰湿困脾。橘络味甘苦、性平，擅长理气通络，用于治疗久咳胸痛。橘核味苦、性平，能理气止痛，用于治疗乳痈、疝气、睾丸肿疼、腰腹疼痛。橘叶味辛苦、性平，能疏肝、行气、化痰、消肿毒，用于治疗乳痈、肺痈、疝气、咳嗽等。现代研究发现，凡芳香科柑橘属的一大类水果，诸如柑子、橘子、柚子、橙子、柠檬、金橘等，都含有丰富的维生素C等多种维生素。其同时含有的β-玉米黄质，是一种防癌的屏障，尤其适宜食管癌、胃癌、肺癌、喉癌者食用。近年来，日本科研人员从橘皮橘渣中提取出了抗癌物质，其中β-隐黄素，抗癌效果为β-胡萝卜素的5倍。其提取物还有降血压功能，适用于防治高血压。

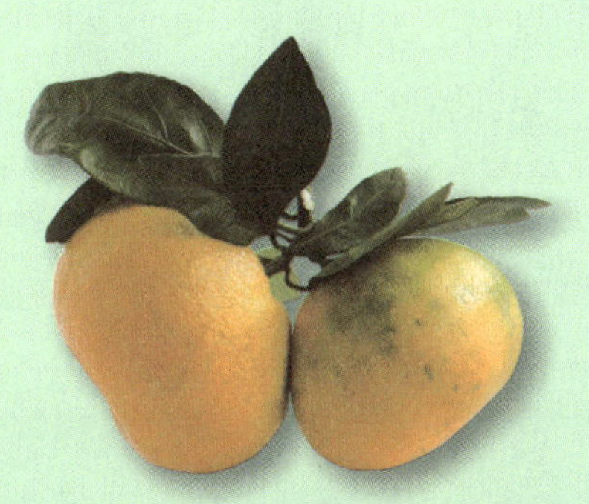

食谱举例

（1）橘皮竹叶粥：橘皮10克（或橘饼适量），竹叶10克，粳米50克，常法煮粥。能理气开胃、利尿化痰、清热除烦。适用于癌症患者康复期，有虚火而食欲不振者。

（2）橘红枸杞酒：化橘红30克，枸杞子200~300克，白酒200毫升，冰糖适量，密封置暗处，2周后即可饮用，每天不超过15毫升。不能饮酒者，可煮水喝。补肾益精、养肝明目、理气散寒、化痰止咳。适用于癌症患者康复期，食欲不振、体质虚弱者。

（3）全橘饮：橘叶30克，橘皮20克，橘核20克，橘络10克。橘叶、橘皮、橘核敲碎，与橘络同放入沙锅，加水适量，浸泡片刻，煎煮30分钟，取滤汁即成。早、晚2次分服。能舒肝理气、解郁散结、消肿止痛、抗癌。

适用于各期乳腺、甲状腺、肝脏、淋巴结等处的肿瘤患者。癌瘤已溃者不宜使用。

温馨提示 食疗以鲜果为佳。湿证、痰饮者少食。橘皮温燥，实证、热证、阴虚证忌用。

5. 柠檬

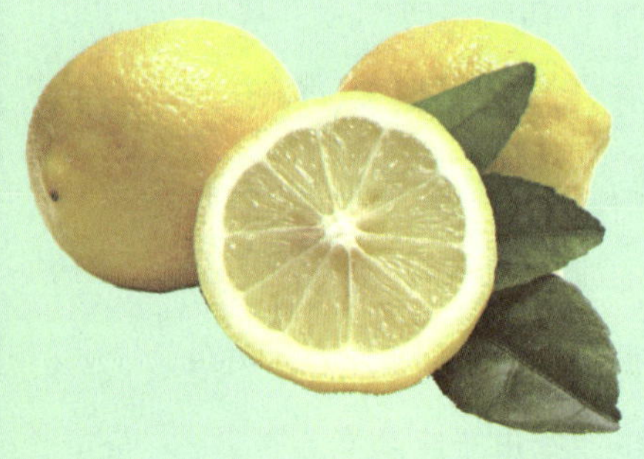

作用概说 又名柠果、药果、檬子、梦子、宜母子等。味极酸，性凉。归肝、胃经。能止渴生津、和胃安胎。适用于暑热烦渴、咽痛口干、胃脘胀气、胃热呕恶、胎动不安等症。柠檬果皮中也含有β-隐黄素这种抗癌物。实验表明，对接种了癌瘤的动物，在其饲料中加入该抗癌物质，能明显抑制癌细胞生长，延长动物寿命。另据报道，日本和歌山生物研究中心还开发出从柑橘榨汁后的残渣中提取抗癌物质柠檬苦素类似物，将其配制在橘汁中销售，或与葡萄糖结合成柠檬苦素糖苷，作为食品辅料出售，其抗癌效果已初步被确认。

食谱举例

（1）柠檬煎：柠檬1个，马蹄10只，水煎服，每天1次，防治高血压。也适用于癌症患者康复期。

（2）柠檬汁：绞汁做成清凉饮料。适用于暑热烦渴、咽痛口干、胃脘胀气、胃热呕恶等患者，也适用于癌症患者。

温馨提示 柠檬汁极酸又香，可当作醋做调味剂。《本草纲目拾遗》说，柠檬腌渍食用，能下气和胃。孕妇用可安胎。

6. 山楂

作用概说 又名红果、山里红。味酸甘，性平（一说微温）。归脾、胃、肝经。能消食化积、活血化瘀、化痰行气。宜于饮食停滞、油肉食积、胃脘胀痛、腹泻腹痛、瘀血肠风下血、小肠气痛、月经后期瘀痛、恶露不尽。民间用山楂炒炭10克，水煎服，治食积腹胀、食肉停滞、小儿疳积、消化不良等。据分析，山楂富含维生素C、胡萝卜素以及黄酮类物质，具有抗癌作用。临床上可用于治疗鼻咽癌、肝癌。近年来，各国对山楂的医疗作用研究甚多，认为山楂有降压、降血脂、强心、抑菌等作用。国内外用山楂制成各种制剂，用于治疗高血压、冠心病、高脂血症都获得了一定效果。山楂提取液能阻断致癌物质亚硝胺的合成，对黄曲霉毒素的致突变作用有显著的抑制效果。此外还有抗菌作用。

食谱举例

（1）山楂粥： 山楂15克，粳米50克，白糖适量。常法煮粥，下白糖，调匀。每天2次，早、晚温热服食。能化滞消食、散瘀化积、健脾止泻、降血脂、抗癌。适用于消化系统癌症，如胃癌、肠癌等患者。

（2）山楂煎： 山楂50克，红、白蔗糖适量，水煎冲细茶饮服，治痢疾初起。子宫癌等各种癌症康复期有食积血瘀者都可食用。

（3）山楂果茶： 用鲜山楂30克，苹果30克，鲜芹菜根3个洗净切碎，放入碗中，加冰糖少许，水适量，隔水清蒸，汤渣同食，隔天1次，3个月为1个疗程，治高血压有一定效果。各种癌症康复期患者都可食用。

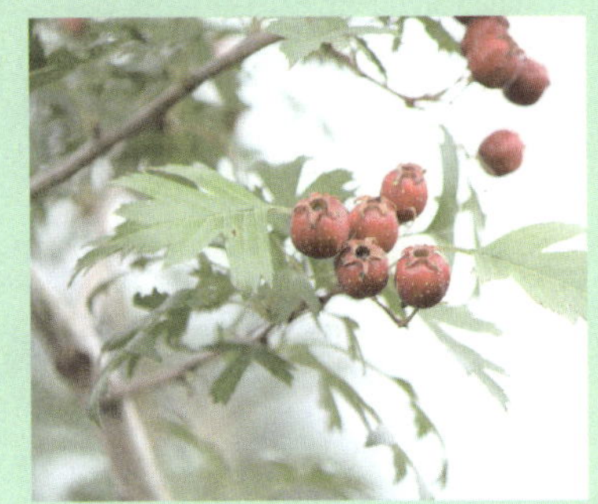

温馨提示 中药山楂，以肉厚核小者佳，可制成山楂丸、山楂糕、山楂饼供小儿食用，有健脾消食之功。市售糖葫芦、山楂果茶也很受欢迎。但是，服用滋补药品期间和空腹时忌食；不宜与人参同食；脾胃虚弱者慎用。

7. 苹果

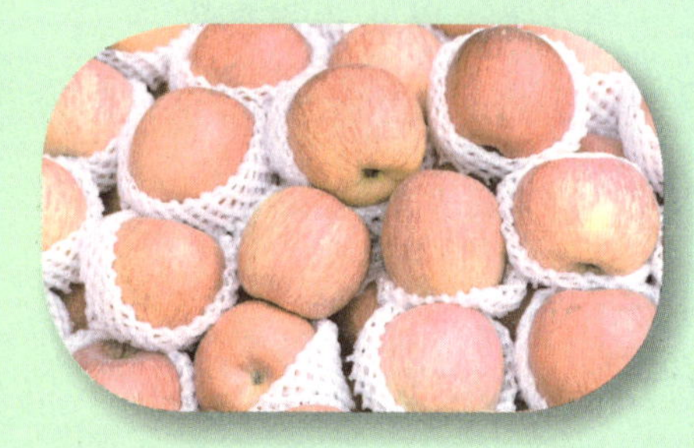

作用概说 又名平波、柰子、天然子。味酸甘，性平。归脾、胃经。能补心益气、健脾益胃、止渴生津、醒酒平肝、润肺化痰。宜于中气不足、脾虚食少、阴虚胃痛、消化不良、口干咽燥、便秘、腹泻等。验方：苹果干粉9克，空腹温开水调服，每天2~3次，治轻度腹泻。《医林纂要》认为，苹果能除烦、解暑、祛瘀。现代用于治疗慢性支气管炎、热病口渴、维生素类缺乏症、高血压，防冠心病及动脉硬化、肠癌等。现代分析认为，苹果含类黄酮、芳香醇、苹果酸、叶酸、果胶、脂肪、黏液质、维生素A、B族维生素、维生素C、钾、磷、铁、锌等，以及果胶和纤维素，有利于防癌。动物实验证明有一定抗癌效果。西方有“一天一苹果，医生远离我”的谚语。古希腊人认为，苹果对一切疾病都有好处。实验证明，苹果至少在以下几个方面对健康有益：降低胆固醇、降血压、保持血糖稳定、抑制过旺的食欲、有利减肥；苹果汁能杀灭传染性病毒、治疗腹泻、预防蛀牙等。

食谱举例

（1）水果沙拉：新鲜苹果、香蕉、梨等，自制水果沙拉，每天饭前半小时食用。能补心益气、健脾益胃、止渴生津、润肺化痰。适用于各种癌症康复期，有消化不良、口干咽燥、便秘者。

（2）每天早、晚空腹吃苹果1个，治大便燥结。饭后食苹果1个，治消化不良、反胃。苹果汁能调理肠胃，预防高血压。癌症患者每天1杯苹果汁即可，与抗癌制剂相比，苹果汁要好喝得多。

温馨提示 苹果是心血管的保护神、维生素C的储备"仓库"，对于癌症患者来说，是补充维生素C最好的选择。由于苹果所含果糖和果酸较多，吃后要及时漱口刷牙。

8. 香蕉

作用概说 又名蕉子、蕉果。味甘，性寒。归肺、大肠经。有清热解毒润肺、止烦渴、润大肠、通血脉、解酒毒、降血压的作用。宜于肠燥便秘、痔疮出血、烦渴咳嗽。《本草纲目》说它可除小儿发热。近代用于治疗习惯性便秘、高血压。民间验方：香蕉皮或果柄或根100克，煎水代茶饮，治高血压。香蕉含淀粉、果胶、多种维生素和多种矿物质，尤其是其所含的钾、维生素P有利于增强血管壁的弹性，防治高血压病引起的脑出血。由于含有丰富的电解质，当流失大量水分时，可有效补充流失的电解质，防止肌肉抽筋。对减肥也相当有效，因为它热量低，且食物纤维含量丰富。最近日本科学家从香蕉中发现了具有抗癌作用的物质"TNF"。香蕉越成熟，其抗癌功能就越明显。通过动物实验比较香蕉、葡萄、苹果、西瓜、菠萝、梨和柿子等多种水果的免疫活性，结果确认香蕉效果最好，它能增加白细胞数，改善免疫系统的功能，还能产生攻击癌细胞的活性物质"TNF"。香蕉

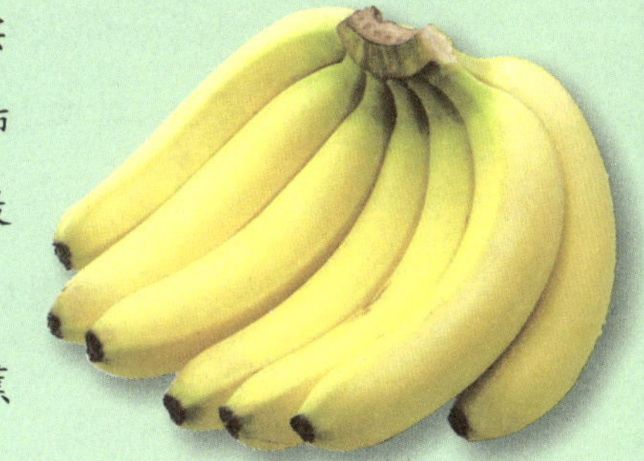

的实验室提取液对黄曲霉毒素等三种致癌物有明显的抑制作用。

食谱举例

（1）每天早晨空腹吃香蕉1只，治痔疮出血、大便干结。癌症患者可以试用。美国一位教授研究发现，常吃香蕉，可使中风发病率减少40%。

（2）**拔丝香蕉：**做法如拔丝山药，可减轻寒性，适用于各种癌症康复期者食用。

温馨提示 凡肠胃虚寒、便溏者应慎食。

9. 梨

作用概说 又叫快果、玉乳蜜父。味甘微酸，性凉。归心、肺、胃经。能止渴生津、清心润肺、除烦利尿、清热解毒、润喉消痰、降火止咳。适用于心经客热、肺热咳嗽、痰多烦热、胃热口渴、声嘶失音、眼目赤痛、肠燥便秘、小便不畅、疮毒、酒毒等症。民间用梨1个，葱白7个（连须），白糖9克，水煎服，治风热感冒咳嗽（支气管炎）。将胡椒数粒，放入梨内，水煎服，也治支气管炎。梨甘甜养阴，被誉为“天生甘露饮”。《本草求原》以梨汁同人乳、童便、竹沥、蔗汁、芦根汁同服，用以治疗噎膈（相当于食管癌）。现代研究分析认为，梨含有蛋白质，粗纤维，铁、钙、磷等矿物质以及多种维生素，有清热通便、保肝、抗癌、助消化之功效。

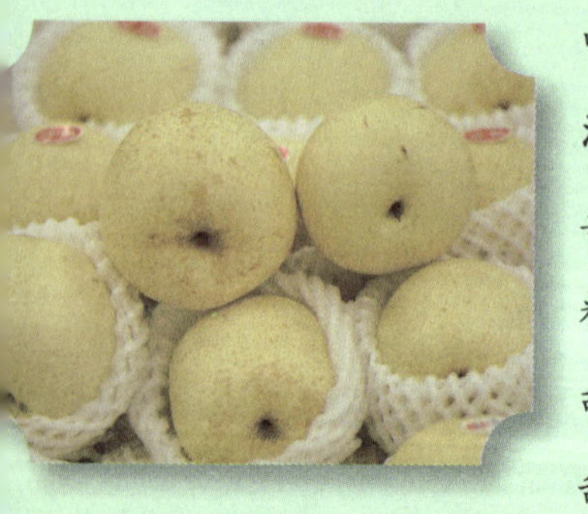

食谱举例

（1）**秋梨羹：**大梨1个，挖去心，装入川贝粉3克或冰糖15克，蒸熟食用，有润肺止咳作用，治肺热咳嗽、痰多烦热、咽干口渴、声嘶失音、慢性支气管炎等。癌症患者，如有上述症状，也可选用。

（2）山药雪梨膏：人参10克，川贝母15克，杏仁10克，雪梨1个，山药、蜂蜜适量。先把人参、川贝母、杏仁用清水浸泡，雪梨洗净切成小块。再把药材及雪梨放进搅拌机内，搅拌成泥状，加入山药、蜂蜜，一起倒入沸水（水约200毫升）不断搅拌，煮熟即可，随时食用。能养阴益气，润肺化痰。适用于有阴虚燥热的肺癌患者及放射、化疗后引起干咳或痰黄黏稠、口干咽燥等症状者，肠癌患者有大便干结现象时也适用。

温馨提示 多食梨易损脾胃，影响消化。脾胃虚寒、便溏及产妇血虚者慎食。

10. 菠萝

作用概说 又名凤梨、露兜子。味甘，性平，有小毒。归肺、大肠经。能补益脾肾、清热解暑、和胃生津、消食止泻。适用于伤暑身热烦渴、胸闷脘痞、小便不利、消化不良、食欲不振、倦怠神疲、头昏目暗者。民间用菠萝叶30克，水煎服，治肠炎腹泻。菠萝肉100克，鲜茅根30克，水煎服，治肾炎；加蜂蜜30毫升，治支气管炎。现代研究发现，其抗癌作用虽略逊于香蕉，但它含有抗炎的物质以及可以帮助消化的菠萝蛋白酶。其中，所含糖、盐类和酶等，有利尿作用，对肾炎、高血压病患者有益。从菠萝汁中提取的蛋白水解酶，临床上用于抗水肿和抗炎、抗风湿，常食菠萝能加强体内纤维水解作用，对于高血压性水肿、血栓症，有改善血液循环和消除水肿、炎症的作用。另外，菠萝含锰丰富，对骨质健康非常有益。

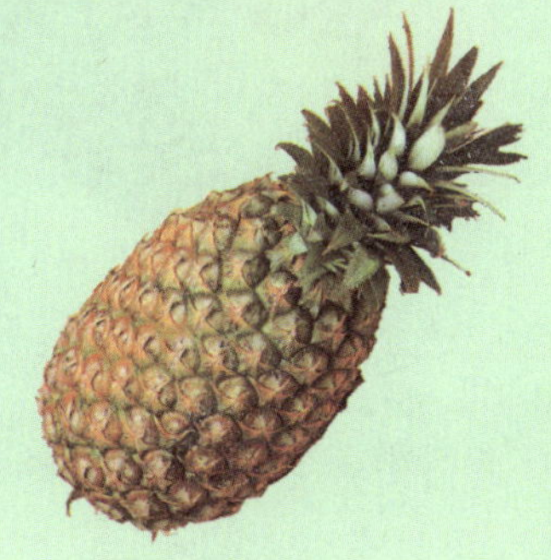

食谱举例

（1）菠萝汁：菠萝1只，削皮捣烂绞汁，每次服1杯。能帮助消化、消肿、舒缓喉痛，治消化不良、中暑发热烦渴、糖尿病口渴。癌症患者如有上述症状，可以选用。

（2）菠萝罐头：每天3次，能治疗痢疾。各种癌症康复期患者都可选用。

温馨提示 菠萝含有蛋白酶，过敏体质的人吃了会引起中毒。一般吃后15分钟至1小时，出现呕吐、腹痛、腹泻，同时还出现过敏症状，如头昏、头疼、皮肤潮红、全身发痒、四肢及口舌发麻，严重者还会出现呼吸困难、休克等。因此，有菠萝过敏史的人忌食。先把果皮削去，挖尽果丁，然后切开在盐水中浸洗，可使菠萝味更甜，又能使有机酸分解在盐水里，减少中毒可能。

11. 草莓

作用概说 味甘，性凉。归肺、脾和胃经。具有清热止咳、利咽生津、健脾和胃、滋养补血等功效。适用于肺热咳嗽、口燥咽干、食欲不振、消化不良、神疲乏力、面色苍白等症。草莓富含维生素和矿物质，维生素C含量尤高。近来发现它有益心健脑的特殊功效。经常食用草莓，对防治动脉粥样硬化、冠心病和脑溢血等有重要作用。特别是草莓所含有的活性物质具有较高的防癌抗癌作用。适宜鼻咽癌、扁桃体癌、喉癌、肺癌等。癌症患者在放疗期间食用，可以收到生津止渴、润肺

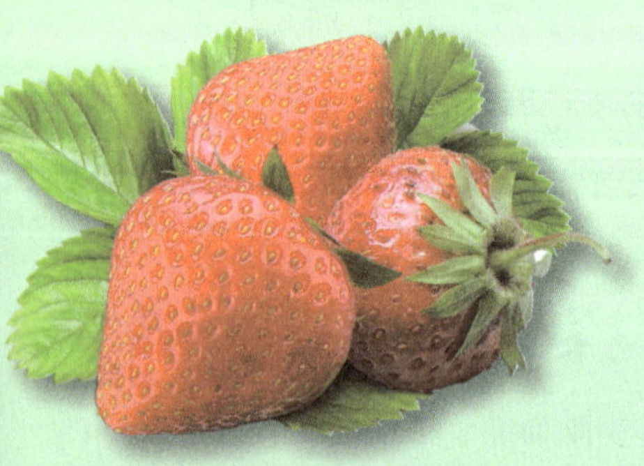

止咳、利咽润喉的效果，对缓解放疗反应、帮助康复，很有益处。据《商业周刊》报道，美国俄亥俄医学院病理学家和农业研究所植物遗传学家在研究中发现，草莓中所含的鞣化酸能保护人体组织不受致癌物的伤害，因而对防治癌症有利。

食谱举例

（1）草莓果酱： 新鲜草莓50克，用果汁机捣绞成糊状，调入蜂蜜30克，贮入冰箱即成。每天2次，加冷开水冲泡，当茶饮服。有补虚养血、润肺利肠、解毒抗癌的功效。适用于鼻咽癌、肺癌、扁桃体癌、喉癌患者在放疗期间及放疗后做辅助食疗。

（2）草莓粥： 新鲜草莓100克，粳米100克，红糖20克。将新鲜草莓放入碗中研成稀糊状；粥成时加入红糖、草莓糊，拌匀，煮沸即成。早、晚2次分服。有健脾和胃的功效。各种癌症康复期患者都可选用。

温馨提示　新鲜草莓气味芬芳、浆液丰富，逐个蘸糖嚼食，或单独食用，缓缓咽下，有清热止咳、利咽润肺、益心防癌的功效。适宜有虚火的癌症患者选用。

12. 枇杷

作用概说　又名枇杷果。味甘酸，性凉。归肺、胃、肝经。能润肺止咳、生津止渴、和胃止呕。宜于胃热呕吐、食少口渴、肺热咳嗽、肺燥咯血。枇杷叶入药，味苦，性凉，能化痰止咳、和胃止呕。民间用枇杷叶12克，藿香12克，代赭石15克，水煎服，治疗噎膈反胃。现代研究发现，枇杷叶有防癌抗癌作用，所含氰酸配糖体（苦杏仁苷）

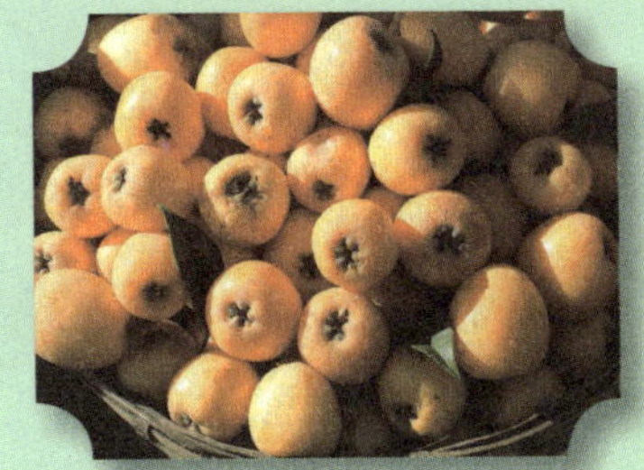

治疗癌症有效。日本冈山大学教授和另外两所大学的科学家合作，从枇杷叶中分离出含有抗癌物质的化合物，以两种口腔癌细胞为对象进行了实验，其中两种化合物最具有抗癌活性，但是对正常细胞却没有毒性。他们用老鼠进行的实验也表明，这两种化合物有预防癌症的功效。

食谱举例

（1）枇杷叶茶：枇杷叶（去毛）50克，水煎代茶饮，随意加蜂蜜，每天1剂。适用于肺癌、阴茎癌等癌症患者。

（2）百合枇杷莲藕羹：见前“百合”。

温馨提示 湿证、虚寒证忌食。

13. 石榴

作用概说 又叫酸石榴、安石榴、金罂、金庞。味甘酸涩，性温。归脾、肾、大肠经。有涩肠止泻、固崩止带、生津止渴、杀虫止痢的作用。宜于慢性腹痛泄泻、小便不禁、肠滑久痢、脱肛、肺劳喘嗽、小儿疳疾、虫积、久泻久痢、妇女崩漏带下、津液不足、口燥咽干等。民间验方：用酸石榴1个，煅炭存性研末，当天服完，治肠滑久痢；若加红糖开水送服，治肠风下血。酸石榴皮，煅炭存性研末，每次服6克，治久泻不止；若外搽口内，则治口疮及口内诸疮出血；水煎加红糖服，治赤痢、尿血、鼻出血。据报道，石榴中富含维生素C之类的抗氧化剂，对治疗癌症和心脏病有很好的辅助疗效。石榴中含粗纤维，对防治大肠癌、胃癌和食管癌等有益。

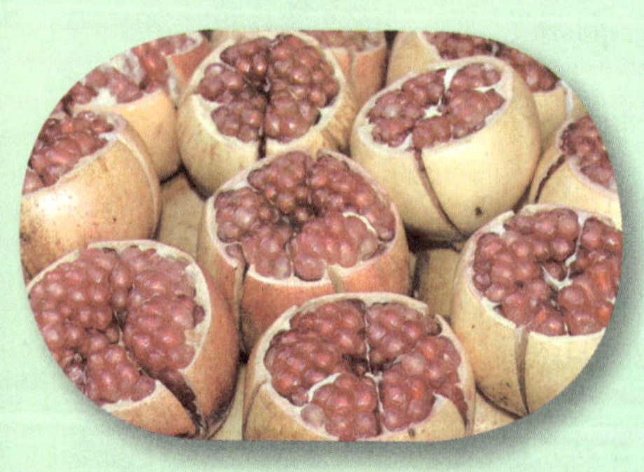

食谱举例

（1）石榴饮： 酸石榴连皮捣烂煮汤饮。适用于癌症患者在放疗期间及放疗后做辅助食疗。

（2）生食： 甜石榴随意生吃，能生津止渴、杀虫止痢。适用于癌症患者在放疗期间及放疗后做辅助食疗。

温馨提示 石榴分甜、酸两种。甜者仅治口燥咽干烦渴。入药治病多用酸石榴，其皮、花、根都入药。若杀虫则多用根或果皮；若收涩固脱则多用酸石榴皮。石榴多食令人伤肺损齿。泄泻初期患者忌食，实热积滞者忌用。

14. 桂圆（附：荔枝）

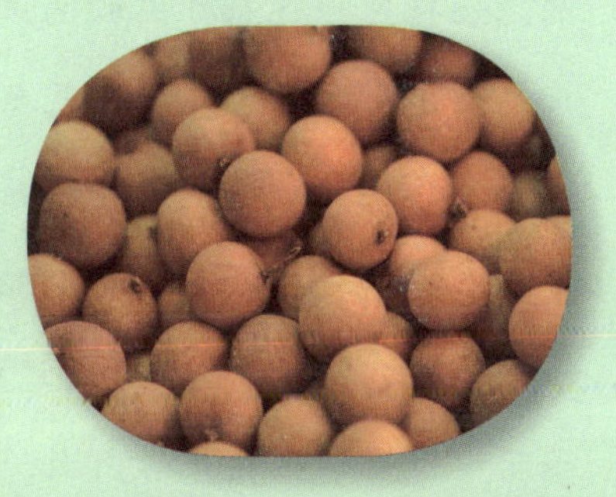

作用概说 又名龙眼肉、桂圆肉、龙眼、圆眼、荔枝奴等。味甘，性温。归心、脾、胃经。可补心益智、养血安神、益气血、健脾胃、生津液、养肌肉。宜于思虑伤脾、头昏、失眠、健忘、心悸、盗汗、贫血，以及病后或产后体虚、浮肿，由于脾虚所致的下血、失血。验方每天早晚各嚼食15克桂圆肉，治心悸怔忡、癌性贫血、白血病等。桂圆核焙烧存性，研末，入少许麝香、冰片研细混匀，每用少许，吹入鼻内，治鼻咽癌。龙眼果肉中还含有粗蛋白质、维生素及无机盐类等，具有很强的抗癌作用。其粗制浸膏可抑制癌细胞的增殖，水浸液对人子宫癌细胞的抑制率达90％以上。所含槲皮素能显著抑制促癌剂的作用，抑制离体恶性细胞的增长。此外还有抗菌、抗应激以及强壮作用，能增强人体的免疫功能。

食谱举例

（1）龙眼粥：桂圆肉10克，带衣花生米15克，糯米50克，煮粥每天早、晚食，治癌性贫血体弱。

（2）蒸桂圆：桂圆肉蒸熟，每天食之，治心脾血虚症之心悸、怔忡、失眠及大便下血。各种癌症康复期患者都可选用。

温馨提示 桂圆肉是一味中药，鲜桂圆肉能生津液、润五脏，但多食却易生湿热，引起内热口干。入药治病多用干桂圆肉。热证、气滞证、胃腹胀满、食少便稀者慎食；患有外感实证、痰饮胀满者勿食。

附：荔枝 又名丹荔、丽枝、火山荔。味甘酸涩，性温。归脾、肝经。功效与龙眼相似而小有区别。能补脾养血、生津止渴、理气消肿止痛。荔枝肉补脾益肝悦颜色，益智生血养心神；荔枝核善于疏肝理气而治疝痛。适用于身体虚弱、气血不足、胃阴不足，虚寒或气滞胃痛、腹痛、腹泻、呃逆等症，能发小儿痘疮。鲜荔枝营养丰富，尤其是维生素C要比苹果、鸭梨分别高出6倍、11倍，具有较高的医用价值，也能防癌抗癌。民间验方：用荔枝干7颗（连核和壳一起打破），2碗水煎至1碗，治孕妇堕胎后下血不止及产后出血。或烧炭存性研末，开水调服，治呃逆。每天吃荔枝干10颗，治小儿遗尿。鲜荔枝少食能止渴，但是一次不能多吃，否则导致上火，令人发虚热、口干、衄血。这是因为多食荔枝会引起体内糖代谢紊乱，造成“荔枝病”（即低血糖），轻者恶心、出汗、口渴、无力，重则头晕、昏迷等。所以，虫牙痛、热证、阴虚火旺者忌食。

15. 西瓜（附：哈密瓜）

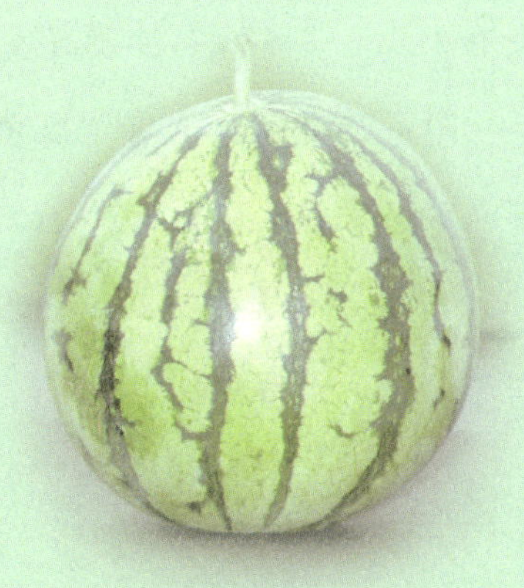

作用概说 又名水瓜、夏瓜、寒瓜。味甘，性寒。归心、肺、脾、胃、肾、膀胱经。能清热解暑、除烦止渴、利尿下气、解酒毒。宜于胃部灼痛、口疮喉痹、口干烦燥、暑热、血痢、小便不利、黄疸水肿、酒毒等。治病用西瓜绿色外皮，药名西瓜翠衣，味甘，性凉，生津解暑、止渴利尿胜于西瓜瓤。瓜仁味甘，性平，能清肺润燥、化痰和中，用于肺热咳嗽、咯血痰多，也是一味降压利尿药。民间验方：用干西瓜皮50克，水煎服，治肾炎水肿；西瓜皮、赤豆、茅根各50克，水煎服，治黄疸及肾炎水肿；西瓜皮、冬瓜皮、黄瓜皮各50克，水煎服，治腹水。西瓜富含糖、蛋白质、维生素A、B族维生素、维生素C及微量元素钙、铁、磷等，在西瓜的汁液中，几乎包含着人体所需的各种营养成分。其所含谷胱甘肽，也有抗癌作用。近代发现，西瓜汁能利尿降血压，还能降低血脂、软化血管。治高血压可用风干的西瓜皮30克，草决明15克，煎汤代茶饮。

食谱举例

（1）西瓜汁： 鲜西瓜汁或西瓜翠衣煮水，可经常饮用，治高血压。适用于癌症患者在放疗期间及放疗后口干烦躁者。

（2）西瓜皮腌菜： 西瓜皮取西瓜翠衣后，剩下的白皮，切条，加入葱、姜、盐、酱油、醋、味精、麻油各适量，腌渍成咸菜佐餐。适用于各种有热证而大小便不利的癌症患者。

温馨提示 虚寒证忌食。每次不宜多吃，特别是体虚胃寒、消化不良和小儿。多吃容易冲淡胃液，引起消化不良或腹泻。

附：哈密瓜 素有“瓜中之王”的美称。富含葡萄糖、果糖、蔗糖、苹果酸、果胶、纤维素，还含有维生素A、维生素C以及蛋白质。具有滋阴补肝、益胃通便之功效，可用于心悸、失眠、贫血、肾炎、大便秘结、烫伤等，也用于防癌抗癌。

16. 无花果

作用概说 又名天生子、文仙果、映日果、蜜果。味甘，性平。归肺、脾、胃经。能清热解毒、健脾润肺、开胃润肠、止泻痢、利咽喉、消肿、驱虫。适用于肺热声嘶、干咳、便秘、腹泻、痢疾、食欲不振、消化不良、痈疽、痔疮、脱肛等症。民间验方：用鲜无花果10个，水煎洗患处，治外痔脱肛等。果实、叶片、枝干及至全株均可入药。果实可助消化、止腹泻、治咽痛。在浴盆中放入干燥的叶片，有暖身和防治神经痛、痔瘘肿痛的效果，同时还具有润滑皮肤的美容作用。现代用于大肠癌、食管癌、膀胱癌、胃癌、肺癌、肝癌、乳腺癌、白血病、淋巴肉瘤等多种恶性肿瘤的防治，是一种广谱抗癌果品。

国内外研究表明，无花果含有多种抗癌活性物质，对13种癌细胞生长有明显抑制作用，而且无副作用。南京农业大学与江苏省肿瘤医院合作进行研究，结果表明：无花果提取液对不同癌症的抑制率达40%~50%，高于人参17％，高于蜂王浆15%，比现在世界公认的芦笋效果还好。我国新疆地区常食无花果的人长寿，癌症发病率极低，这也证明了上述研究。它的抗癌功效也得到世界各国公认，被誉为“21世纪人类健康的守护神”。日本科学家从无花果汁中提取出佛手柑内脂、补骨脂素、苯甲醛等抗癌物质，对癌细胞抑制作用明显，尤其对胃癌有奇效。前苏联专家曾用小白鼠实验，发现无花果的提取液抑癌率为43%~64％。无花果具有很高的营养价值和药用价值，它富含糖、蛋白质、氨基酸、维生素和矿物质，其中有8种人体必需的氨基酸。果实吸水膨胀后，能吸附多种化学物质，使肠道各种有害物质被吸附后排出体外，净化肠道，促进有益菌类增殖，抑制血糖上升，维持正常胆固醇含量。还含有丰富的蛋白质分解酶、脂酶、淀粉酶和氧化酶等酶类，都能促进蛋白质的分解，有帮助消化的良好作用。

食谱举例

（1）无花果饮：无花果250克，水煎调冰糖服，随意代茶饮。能清热解毒、健脾润肺、开胃润肠、利咽消肿。适用于口腔癌声音嘶哑，伴有淋巴结肿大，以及肺热声嘶等，其他各种癌症亦可选用。

（3）无花果粳米粥：无花果30克，粳米150克，冰糖50克。一同下锅加水大火烧开，转用慢火煮到米熟，加冰糖搅拌。每天2~3次，连服3~4周。能健脾润肺、解毒清咽，适用于早期肺癌、喉癌、胃癌、食管癌、膀胱癌等各种癌症患者。外感发热、胸闷者忌服。消化道溃疡者少用。

（3）其他：无花果2个生食，或用干果10个与猪大肠1段共煮熟食，治痔疮、脱肛、大便秘结。适用于大肠癌、食管癌、膀胱癌、胃癌等多种癌症患者。

温馨提示 无花果除鲜食、药用外，还可加工制干果、果脯、果酱、果汁、果茶、果酒、饮料、罐头等。其性质平和，各种癌症患者都可食用。

17. 柿子

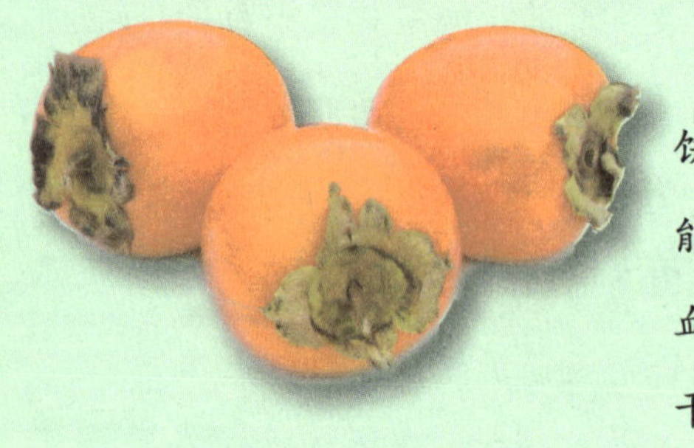

作用概说 味甘、涩，性寒，干柿（柿饼）甘、温，无毒。归心、脾、肺、大肠经。能润肺止咳、清热生津、化痰软坚、凉血止血、涩肠止泻。宜于咽喉热痛、咳嗽痰多、口干、吐血、便血、反胃、呃逆、腹泻痢疾、酒毒。据《本草纲目》记载："其味甘而气平，性涩而能收。故有健脾涩肠、治咳止血之功。"民间验方：未成熟的青黄柿子1个，用酒煮沸，去酒吃柿子，或柿饼3个焙焦研末，冲开水服下，治吐血、咳血、消化道溃疡出血；丁香、柿蒂各5克，生姜5片，水煎服，治胃寒呃逆、呕吐。现代研究认为，柿子有降压之功效，对痔疮出血、便秘也有一定疗效。生柿榨汁，以牛奶和米汤调服，每次半杯，可用于中风急救。柿霜入药，能润肺生津，常用于治疗咽喉干痛、咳嗽、小儿口疮等疾病。柿叶可制茶，有消暑、降压、减肥之功。柿叶所含维生素C很高，比被称为"维生素宝库"的柠檬还高1倍。柿子除含有大量的葡萄糖和果糖、维生素C外，还含有胡萝卜素、B族维生素、维生素P和钙、磷、铁等多种矿物质。治疗高血压病、动脉硬化、痔疮出血等效果较好。由于富含维生素C、胡萝卜素，因此具有抗氧化、清除自由基的作用，能预防癌症发生。

食谱举例

（1）**煎服：**柿子1个，水煎服，每天1次。或柿饼1个泡水代茶饮。适用于喉癌、肺癌等患者。

（2）生吃：生柿子脱涩后，去皮切片吃，能润肺止咳，清热生津。适用于喉癌、肺癌等患者。

（3）柿饼糕：柿饼100克（煮熟捣烂），花生粉50克，米粉250克，鸡内金（干燥鸡胗内皮）粉5克，红糖适量。常法和面蒸糕，随意食用。能清热润肺滋肾，化瘀消积止血。适用于皮肤癌等癌症疼痛出血者。

温馨提示 柿子虽好，不宜多吃，否则容易形成胃结石。由于含鞣酸，影响铁的吸收，所以贫血患者不宜食用。虚寒证、外感风寒等患者慎食。文献记载忌与蟹和酒同食，应尽量避免。

18. 桃

作用概说 又名桃子、桃实。味甘、酸，性温，桃仁微毒。归肠、胃经。能解劳热、益颜色、消暑止渴、清热润肺、活血消积、补气生津。宜于气血亏虚、面黄肌瘦、心悸气短、瘀血胃腹痛、津亏便秘等。《大明本草》称桃为"肺之果，肺病宜食之"。桃未成熟的干果名碧桃干，有止虚汗、盗汗的功效；桃在树上经冬不落，叫瘪桃干，又名桃枭、桃奴，有生津、止汗、养胃、除烦等功用；桃树胶治结石、乳糜尿、糖尿病等。桃仁破血祛瘀、润燥滑肠，适用于妇女闭经、瘀血腹痛、血燥便秘、跌打损伤诸症。桃花去痰、消积、利尿、活血、通便，还具有美容减肥的妙用。用桃花6克煎水服，有明显的利水消肿作用；大便不通，用桃花包饺子吃，当日即通；把即将开放的桃花50克，蜂蜜200克，白酒100毫升，调匀，密封1周，早、晚空腹各服5克，可悦面驻颜，令人容光焕发。桃叶有祛风清热及杀虫之功，对风热头痛、烫伤、烧伤、足癣都有治疗作用；虚汗盗汗者，用瘪桃干15克煎服；肺结核，常年可食桃脯；老年便秘，食鲜桃可缓解。

桃子果实营养丰富，尤其铁的含量较丰富，是缺铁性贫血患者的食疗佳果。此外，桃子含钾多、含钠少，适用于水肿患者；桃子能活血化瘀，也适用于肝脾肿大患者。桃子还含有维生素A、B族维生素、维生素C及多种矿物质，儿童多吃桃子可使身体健康成长，吃鲜桃有助于缓解神经系统紧张。纽约大学肿瘤学专家早在20世纪80年代就指出，几乎所有的坚果——杏仁、扁桃仁、花生等，都对多种类型的癌症有一定的抑制作用。在动物实验中，这些坚果在合适的剂量下，能预防某些肿瘤发生，并且调整血糖的活性，有确切的降胆固醇效果。日本吉阜大学病理学家和他的研究小组，又从苹果、桃子中发现了绿原酸（CA），从草莓、葡萄中发现了桔原酸（EA），这两种成分可以阻止致癌因素诱发肝癌。

食谱举例

（1）桃皮糖：取鲜桃2 000克洗净切块，与白糖500克混合，除去水分即成。每天食用，能补气血。适用于身体虚弱、气血不足证患者。

（2）蜂蜜桃汁饮：蜂蜜20克，鲜桃去皮去核压成汁，再加入蜂蜜和适量温开水即成。每天2次，每次100毫升。可治疗急性胃炎以及有胃病的癌症患者。

温馨提示 桃以少食为佳，多食令人生热、长痈疖、胃脘胀满不适；与冷水同食则容易引起腹痛泄泻。桃仁与杏仁一样含苦杏仁苷，经酶水解后产生氢氰酸，能抑制呼吸中枢，过量会使呼吸中枢麻痹而致死。但是，也正是这个氢氰酸和苯甲醛，才能产生抗癌效果。因此，桃仁和杏仁都不应生吃。

19. 杏

作用概说 又名杏子、杏实。味甘、酸，性微温，苦杏仁有小毒。归肝、心、胃经。能止渴生津、清热润肺、止咳定喘。杏仁为常用中药，有止咳定喘、润肠通便的功效。甜杏仁偏于滋养，多用于治疗虚咳或老人咳嗽；苦杏仁治实证咳嗽。民间杏仁茶用杏仁、绿豆、粳米磨成浆，加白糖煮熟饮，是解暑、润肺的清凉饮料。

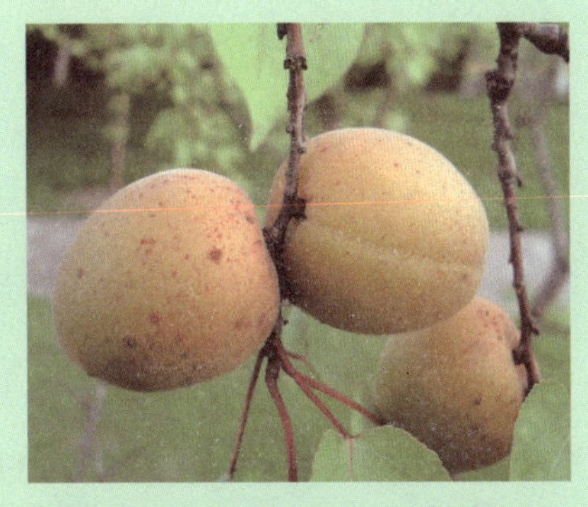

现代研究分析认为：每30克鲜杏仁含脂肪16克、碳水化合物9.5克、钾95毫克、蛋白质1.3克；还含有丰富的锌、铜、铁、钙、镁、磷等微量元素以及苦杏仁苷、苦杏仁酶。其所含蛋白酶抑制剂，对动物肿瘤有抑制作用。还含有多酚，在动物实验中也表明有抗癌活性。杏肉内含糖、蛋白质、脂肪、维生素A、维生素B_1、维生素B_2等。杏子是维生素B_{17}含量最丰富的果品，而维生素B_{17}是抗癌物质，在体内便分解成氢氰酸和苯甲醛。据报道，美国用维生素B_{17}治疗癌症，在经治的250例患者中，竟然有248人获效。杏仁中的苦杏仁苷水解所产生的氢氰酸和苯甲醛，体外测试均被证明有抗癌作用，苦杏仁苷在癌细胞中能水解出较多的氢氰酸和苯甲醛而发挥更强的抗癌作用。将苦杏仁苷制剂用于晚期癌症患者可使症状改善，存活期延长。还发现苦杏仁苷对癌性胸水有一定程度的控制和缓解作用。将苦杏仁苷按300毫克／千克体重的剂量，给移植性肝癌小鼠腹腔注射10~14天，其肝癌治愈率为72%。苦杏仁苷对子宫颈癌JTC26株的抑制率为50%~70%。

食谱举例

（1）杏仁粥：杏仁、桃仁各6克，粳米适量，煮粥食用，可治咳嗽、气喘。适用于多种癌症患者。

（2）新疆杏干和蜜饯杏脯：市场有售，适用于多种癌症患者。

温馨提示 生杏多食易伤脾胃、动宿痰、生痰热，小儿多食易生膈热疮痈，孕妇忌食。

20. 李

作用概说 又名李子、李实、嘉庆子。味甘、酸，性平。归肝、胃经。能消食开胃、止渴生津、去骨节间劳热、舒肝解郁利水。适用于阴虚内热、消渴、腹水、小便不利等症。其红、紫色富含花青素，这是另一种类型的强力抗氧化剂，也含有B族维生素，因此可防癌抗癌。据报道，芪三酚是一种富含于葡萄和李子等水果中的有机化合物，芝加哥大学的药理学者约翰·裴祖托说："在我们测试的所有植物中，以及我们看到的所有化合物中，这种化学物质作为一种天然的防癌武器最有希望。"但是，经过大量的研究发现，芪三酚如果纯度很高的话，并不适合直接服用，因为芪三酚在被酒精等液体溶解的状态下才具有神奇的效力。

食谱举例

（1）生食：取色紫肥大味甜者2~3个，能消食开胃、止渴生津。适用于各种癌症内热、消渴、腹水、小便不利者。

（2）制食：制蜜饯果脯、果酒，适用于各种癌症食欲不振者。

温馨提示 李子多食令人虚、助湿、生痰、损齿、碍胃。味苦涩,入水漂浮者有毒,不可食。

21. 葡萄

作用概说 又名蒲桃、山葫芦、草龙珠。味甘酸涩,性平。归脾、肺、肝、肾经。能补气血、强筋骨、利小便。葡萄藤、根、叶都可入药。葡萄果肉补血强志利筋骨,健胃生津除烦渴,益气逐水利小便;葡萄干能健胃益气,为滋养品;葡萄藤祛风利水;葡萄根和叶有安胎、消肿、利尿作用。宜于烦热口渴、筋骨湿痹、热淋涩痛、血虚便秘、脾虚食少、水停以及湿证。现代研究分析发现,鲜葡萄中含有葡萄糖、果糖,含糖量高达20%,并含钙、铁、碘、钾、磷等多种矿物质、维生素及10多种氨基酸。当人体出现心悸、虚汗、眩晕、视物不清等低血糖反应时,若及时喝葡萄汁,则病情很快可以缓解或好转。适当食用葡萄或葡萄汁,对预防心脑血管病的形成或旧病复发,也是一个好的辅助食疗方法。据报道,加拿大人发现葡萄汁、葡萄干和葡萄酒都有抵抗病毒的功能。葡萄的汁、皮、核中均含有强力抗氧化物——白藜芦醇,对于防范细胞膜氧化及清除体内氧自由基等极有帮助,具有抗癌及遏制癌细胞扩散的效用。

食谱举例

(1)葡萄汁:能补血安神,保护肾、肝功能,调节心脏,帮助消化。

(2)红葡萄酒:能调节心血管功能,预防冠心病。

温馨提示 由于葡萄含糖分多,多食令人烦闷、眼暗、倒牙,外感表证(感冒)者、糖尿病患者等,均应少食或忌食。

据印度新闻网生活健康频道消息，科学家们在最新的一项研究中发现，葡萄酒中所含的芪三酚成分可以有效地提高对于慢性肺部疾病和哮喘以及关节炎的疗效。在70多种植物中都可以找到芪三酚，但是在葡萄中最为明显，并且发现在红葡萄酒中芪三酚含量最高。

22. 核桃

作用概说 又名胡桃、胡桃仁、胡桃肉、核桃仁、核桃肉。味甘，性温。归肝、肾、肺经。能补肾强腰、养血固精、润肺纳气、润肠止带，宜于脾、肾阳虚肠燥便秘、下焦虚寒、肾气虚弱、小便频数、四肢无力、腰腿筋骨疼痛、虚劳喘嗽、女子崩漏带下、男子遗精早泄；核桃夹（分心木）可治噎膈、遗精、遗尿。民间验方：用核桃5个，取肉捣烂，黄酒冲服，治乳汁不通；核桃肉，每次食3个，早、晚各1次，连续半个月，治百日咳及慢性支气管炎。现代药理研究表明，它所含的锌、镁及维生素A，B_1，B_2，C，E等，皆可防癌抗癌。无论是健康人，还是癌症患者以及放疗、化疗或手术后患者，经常食之，都可强壮身体、益寿延年。胡桃中所含的多不饱和脂肪酸对健康特别有益，多个国家的实验均证明，它确实有降低胆固醇的作用，因而被称为心脏的保护神。

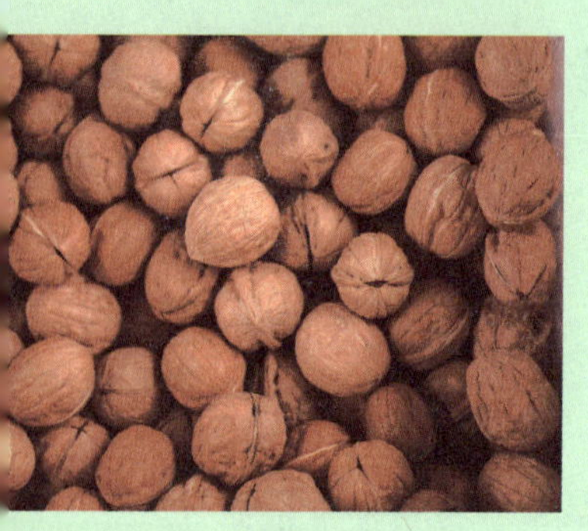

食谱举例

（1）核桃蜜饮：核桃肉1000克，捣烂，加蜂蜜1000克和匀，用瓶装好，每次食1匙，每天2次，开水送下，防治慢性支气管炎、肺气肿虚喘。各种癌症患者以及放疗、化疗或手术后，可用作辅助食疗。

（2）核桃糖：核桃仁、芝麻油、白糖各500克，放入锅内，小火煎熬，将核桃仁煎酥盛起。适用于肾及尿道结石患者。

（3）核桃人参乳：核桃仁15克，打碎；人参10克，切片；用水煮沸后慢火炖1小时，和入牛奶150毫升，调味温服。能滋阴益气、和中安神。适用于阴茎癌等生殖系统肿瘤心烦不寐、腰酸梦遗者。

温馨提示　核桃肉含油脂多，多食令人恶心、呕吐，感冒发烧的患者应暂停服用，病愈后再继续服用。热证、阴虚火旺、泄泻、痰火喘咳者忌食。

23. 松子

作用概说　别名松仁、秋实、海松子、新罗松子。味甘，性微温。归脾、肺、大肠经。能滋阴熄风、润肺止咳、滑肠通便、滋养五脏、美容润肤。适用于体虚头眩、风痹头痛、津亏口渴、干咳少痰、毛发皮肤干燥、肠燥便秘等症。民间验方：用松子仁、黑芝麻、枸杞、杭菊花各9克，水煎服，每天1剂，治疗肝肾不足所致的头昏眼花。其营养价值很高，每100克松子仁含蛋白质16.7克、脂肪（主成分为油酸酯、亚油酸酯，人称亚油酸之王）63.5克、碳水化合物9.8克、粗纤维4.6克、钙78毫克、磷236毫克、铁6.7毫克，另含棕榈碱、掌叶防己碱、挥发油等。科学实验证明，松子仁具有滋补强身、益智健脑、延缓缺氧、延缓衰老、增强人体免疫功能、促进人体新陈代谢、软化血管、降血脂等功效。松树花粉可润肺益气、疏肝养血、轻身延年，含有丰富的蛋白质、糖类、氨基酸、维生素、黄酮等生物活性物质，有间接的防癌

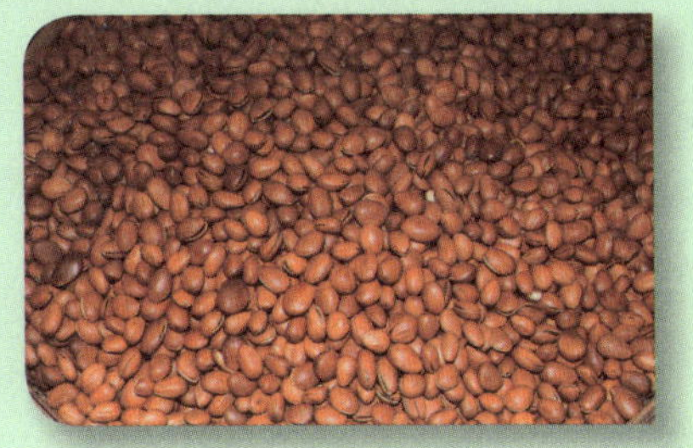

抗癌作用。

食谱举例

（1）松子粥：松子仁50克，粳米50克，常法煮粥。能养阴补虚、清心润肺、滑肠。适用于中老年及体弱早衰、产后体虚、失眠多梦、气少乏力、头晕目眩、肺燥咳嗽、咳血、慢性便秘等症患者；癌症患者有上述症状者可食用。

（2）海松子糖：松子仁250克，白砂糖200克，冰糖200克，饴糖100克。将饴糖放锅内加水少许煮化，加入白糖和冰糖熬至挑起成丝，停火，趁热加入炒熟的松子仁，迅速拌匀，稍冷后切成方块即成。能养阴、补肺、润肠。治肺燥咳喘、老年慢性支气管炎、支气管扩张咯血、骨节风痛、肠燥便秘。癌症患者有这些症状者最适宜。

（3）松花饮：采用天然松树花粉，经现代工艺加工而成，长期食用，可稳定血压、增强体质、促进微循环，间接恢复神经功能，预防或减少心血管病，特别对防治高血压、高脂血症、冠心病心绞痛、动脉粥样硬化、老年性肥胖症等更为有效。

温馨提示 松子俗称果中仙品，老幼咸宜。在食用价值上可为菜肴起到增香提味作用，炒食、煮食均可。湿证、腹泻者忌食。

24. 栗子

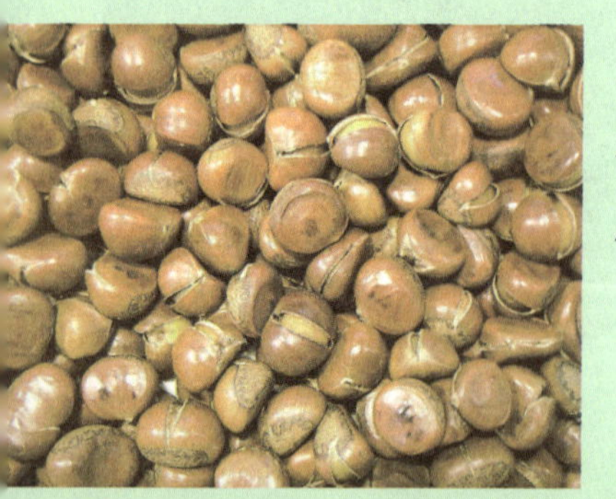

作用概说 又名板栗、栗果、大栗、皮栗、风栗、毛栗。味甘，性温。归脾、胃、肾经。能补脾健胃、补肾强筋、活血止血。果肉益肾气、厚肠胃；生用嚼食活血止血，治一切血症及筋骨风痛、腰脚无力；熟食补气健脾、益肾强筋骨。壳和树皮有收敛作用；鲜叶外用治皮肤炎症；花可治瘰疬与腹泻。适用于脾虚食少，反胃，泻泄，筋、骨、腰、膝疼痛，肌肉疲劳，金伤，瘰疬等症。民间验方：用生栗子捣烂研细如泥，敷患处，治跌打伤、筋骨肿痛。《滇南本草》说，栗子生食止血，一切血症都可用。栗子的维生素B_1，B_2含量丰富，其维生素B_2的含量至少是大米的4倍，每100克还含有24毫克维生素C。鲜板栗所含的维生素C比公认含维生素C丰富的西红柿还要多，更是苹果的10多倍，所含的矿物质有钾、镁、铁、锌、锰等，尤其是含钾突出，比富含钾的苹果还高4倍。钾有助于维持正常心脏节律；纤维素则能加强肠道蠕动，预防肠癌；维生素的防癌抗癌意义也是不言而喻的。

食谱举例

（1）食生栗子： 每天早、晚各食生栗子1~2枚，细嚼慢咽，久服治老年肾亏、小便频数、腰脚无力。适用于各种癌症表现为肾虚者。

（2）栗子糊： 栗子研粉煮如糊，加白糖适量，治幼儿腹泻。适用于各种癌症。

温馨提示 栗子虽好，但多吃会妨碍消化，气滞腹胀者忌食。

25. 枣

作用概说 又名红枣、大枣、小枣，入药以干枣为宜。味甘，性温。归脾、胃经。能补益脾胃、养血安神、益气生津、调和营卫、润肺止咳、调和百药。宜于脾胃虚弱、食少便稀、气虚自汗、疲乏无力、过敏性紫癜等。《本草纲目》以大枣肉包裹斑蝥煨熟，去斑蝥吃大枣，

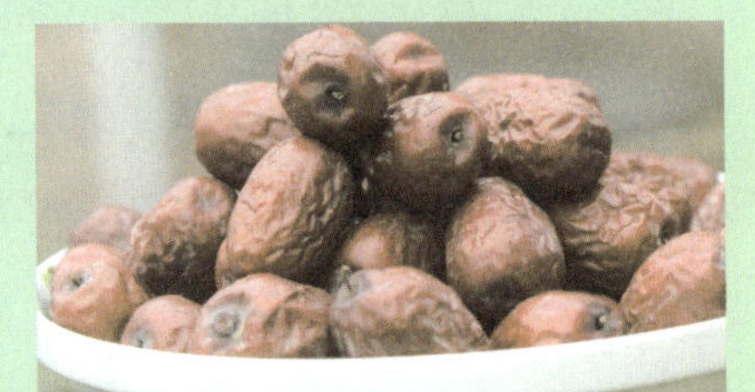

用于治疗噎膈（相当于食管癌或贲门癌）的“反胃吐食”。现代研究认为：大枣含蛋白质、铁等无机盐；还含有丰富的维生素A、B族维生素、维生素C、维生素P及胡萝卜素等，尤其是维生素C、维生素P的含量特别多，均居百果之冠。黑枣有“营养仓库”之称，常食有维持上皮细胞组织的功效。大枣中的桦木酸、山楂酸有抗癌作用，能抑制癌细胞增殖。国外学者分析出大枣中的抗癌有效成分还有一组三萜类化合物，也有人认为大枣中含有丰富的环磷酸腺苷，具有抗癌作用。在民间，不少肿瘤患者手术、放疗或化疗后常食大枣粥，或用大枣10枚，生黄芪30克，共煨煮，每天食用1次。这对提高免疫功能，增强体质，升高血小板、白细胞，预防肿瘤的复发、转移均有裨益。

食谱举例

（1）大枣粥：红枣50克，薏苡仁100克。待粥煮至七成熟时，再放入红枣同煮成粥。具有补气养血、健脾利湿、润心肺、补五脏、治虚损的功用。可用于放疗、化疗、手术后的患者，以及气血双亏夹杂痰湿瘀毒型肺癌、胃癌患者。或用糯米100克与红枣同煮成粥，适用于癌症放、化疗后，改善血象，升高血小板、白细胞。对贫血、肺虚咳嗽、肝炎、高血压等也有一定疗效。

（2）红枣饮：每天煮大枣200克，水煎代茶饮，大枣分5次吃完，治无痛尿血，也治小儿过敏性紫癜。或成人每次食生枣10枚，每天3次，治过敏性紫癜，也可用于癌症皮下出血者。

温馨提示 食疗法很多，除大枣粥、汤以外，捣烂做枣泥，或收膏或同肉炖食等也是一法。但是，枣亦有它的副作用，多食易损齿、损脾、助湿、生热，能使人壅脾胀胃，故小儿尤不宜多食。气滞、湿热和便秘者忌食。

26. 罗汉果

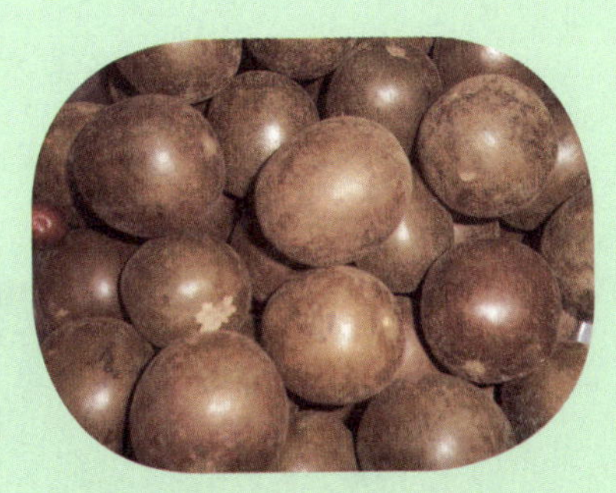

作用概说 又名汉果、拉汉果、青皮果、罗晃子、假苦瓜等。味甘，性凉。归脾、肺经。有清热凉血、润肺生津、化痰止咳、滑肠排毒、嫩肤美颜等功效，可用于治疗痰热咳嗽、咽喉肿痛、大便秘结、消渴烦躁诸症。现代研究发现，罗汉果含有丰富的糖苷、果糖、葡萄糖、蛋白质、多种氨基酸、脂类和维生素等。这种糖苷的甜度是蔗糖甜度的300倍，具有降血糖作用，可以用来辅助治疗糖尿病；含丰富的维生素C，有延缓衰老、抗癌防癌及美容作用；能降血脂、减肥，可辅助治疗高脂血症、肥胖症、高血压、心脏病等，改善肥胖者的形象，并且益寿延年、驻颜悦色。现代还用于治疗急、慢性支气管炎，急、慢性扁桃体炎，咽喉炎，急性胃炎等。

食谱举例

（1）罗汉果茶：罗汉果1个掰碎，茶叶3克，用开水来泡茶。适宜急、慢性支气管炎，急、慢性扁桃体炎，咽喉炎，鼻咽癌，喉癌，肺癌患者代茶饮，能清肺止咳、润肺化痰、养阴生津、利咽开音，对癌症患者放疗后出现的咽干、烦渴、干咳、低热等症状有缓解作用。

（2）罗汉果炖肉：罗汉果30克，瘦猪肉500克，常法煮熟，吃肉喝汤。适用于咽喉炎、鼻咽癌、喉癌、肺癌患者辅助食疗。

温馨提示 罗汉果可鲜吃，但常烘干保存，是一种风味独特的干果，多用来泡水代茶饮。

27. 木瓜

作用概说 又名番木瓜、木瓜实、香木瓜、铁脚梨等。味酸、甘，性温。能舒筋活络、和胃化湿。《本草纲目》说，木瓜性温味酸、平肝和胃。适用于风湿痹痛、脚气肿痛、筋脉拘挛、胸闷脘痞、呕恶腹泻、腹痛转筋等症。

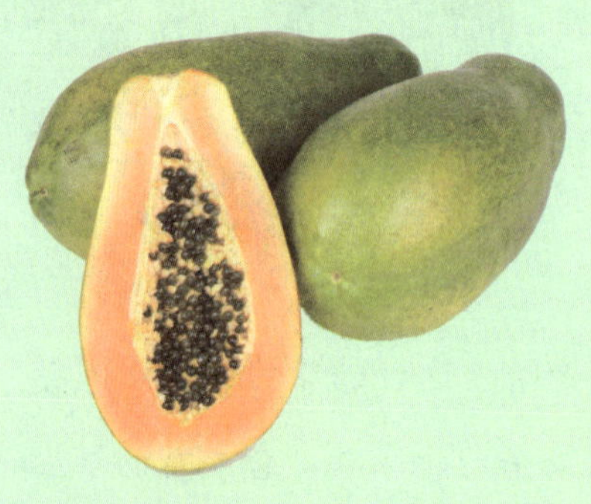

木瓜富含17种以上氨基酸，还有糖分、有机酸、蛋白质、脂肪、维生素A、B族维生素、维生素C、维生素E和矿物质、番木瓜碱、木瓜蛋白酶、木瓜凝乳酶、番茄烃、色素等。其中，所含的齐墩果酸成分是一种具有护肝降酶、抗炎抑菌、降低血脂等作用的化合物。木瓜中维生素C的含量是苹果的48倍，具有阻止致癌物质亚硝胺合成的作用。菲律宾的医学家从番木瓜中提取一种有抗癌作用的生物碱类物质，用于治疗白血病取得一定疗效。还有的资料表明番木瓜碱具有抗癌活性，所含β－玉米黄质，是一种可预防肺癌的类胡萝卜素。木瓜提取物对试管内培养的动物肿瘤细胞有明显的抑制作用；体外实验，木瓜水煎液对宫颈癌JTC26细胞株抑制率达70%~90%，而且其中的苹果酸及苹果酸钾均对小鼠腹水癌有较高的抑制率。

食谱举例

（1）木瓜牛奶： 生木瓜汁、牛奶各适量，每天5大杯，有抗癌功效，适宜多种癌症患者食用。可降血压、降血脂、护肝降酶、抗炎抑菌，适用于高脂血症、肥胖症、高血压心脏病、肝炎、风湿痹痛等症。癌症患者合并上述病症者最适宜。

（2）木瓜羹：夏威夷木瓜或广东木瓜1个，水发雪耳、莲子、百合、龙眼肉、枸杞子各少许。将木瓜切成两半，挖去黑子，瓢内摆入上述备好的材料，旺火蒸15分钟即可。能养心安神、滋补肝肾、防癌抗癌。适用于各种癌症患者。

温馨提示 木瓜有"百益果王"之称，但食用不宜过量，否则容易使脸色变黄。因其中有兴奋子宫的成分，孕妇不宜多食番木瓜，以防流产。番木瓜蛋白酶有抗原性，无论内服、注射均有可能产生过敏反应，要慎用。

28. 花生（附：花生油）

作用概说 又叫落花生、长生果、番豆。味甘，性平。归肺、脾经。能醒脾开胃、理血化瘀、补血通乳、润肺止咳、利水止呕。宜于瘀血胃痛、血虚便秘、反胃呕吐、水肿、乳少、尿血。

花生叶能治失眠，民间用花生叶代茶叶煎水饮，治肝风头疼；花生壳有降低血压作用；花生衣对多种出血均有疗效；花生油滋补润肠，宜于肠燥便秘。红皮花生中含有芪三酚这种有机化合物，芪三酚最有希望作为一种天然的防癌武器。花生还含有丰富的维生素E，维生素E的抗癌作用是通过提高多方面的免疫功能来完成的，如应用大剂量维生素E，可使免疫功能加强，从而防御肿瘤、细菌和病毒的侵害。

食谱举例

（1）花生米茶：花生米（不去红衣）、红糖等量，煎汤代茶，连服7天，治水肿和声哑、失音。适用于皮肤癌疼痛出血者。

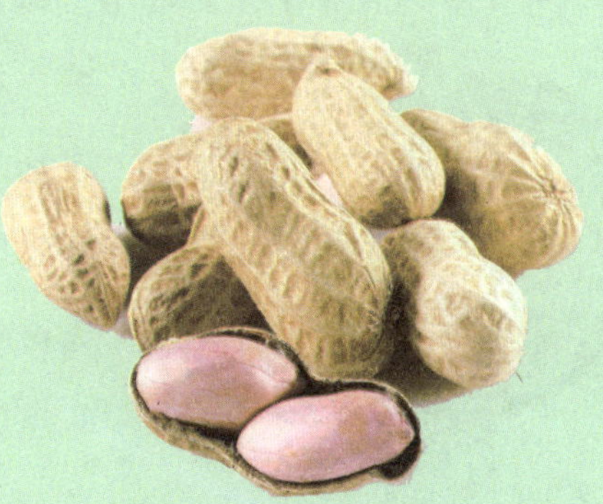

(2)花生米粥： 花生米（不去红衣），捣烂煮大米粥，治乳少。适用于各种癌症患者。

(3)花生赤豆饮： 花生仁、栗子、赤豆各25克，白果6克，白糖适量。栗子、白果去外壳、内皮、果芯，与花生仁、赤豆同煮至烂，加白糖溶化。每天饮用1次。能健脾养血，适用于白血病等癌症体虚、贫血者。

温馨提示 花生炒熟或油炸，性热、燥，不宜多食，若煮汤食用则有利尿、通乳、润肺作用。湿证、气滞证、腹泻便溏者少食；不宜与香瓜同食。

附：花生油 甘，平。归脾、肺、大肠经。能补脾润肺、润肠下虫，可治疗蛔虫性肠梗阻。现代研究分析发现，含油酸39.2%~65.7%、亚油酸16.8%~38.2%、棕榈酸7.3%~12.9%、硬脂酸2.6%~5.6%，以及花生酸、山芋酸、廿四烷酸、肉豆蔻酸、蜡酸、顺-廿碳烯-9-酸、廿-碳烯-11-酸、落花生油酸、月桂酸等多种脂肪酸的甘油酯。可烹菜食，或灌肠用。

29. 葵花子

作用概说 内蒙和东北俗名瓜子，又叫朝阳花子、天葵子、望日葵子、向日葵子等。性平，味甘。归肺、脾、肝经。能补脾润肠、止痢消痈。花盘能清利湿热而止痛；茎髓味甘淡，清利湿热而止咳平喘；叶味淡、苦，能消食健胃、平肝潜阳。葵花子生食或煎水代茶饮，能治血痢、透痈脓。葵花子去壳，捣碎，开水冲服，可透发麻疹。叶用于治疗头痛眩晕、胸闷脘痞、嗳腐吞

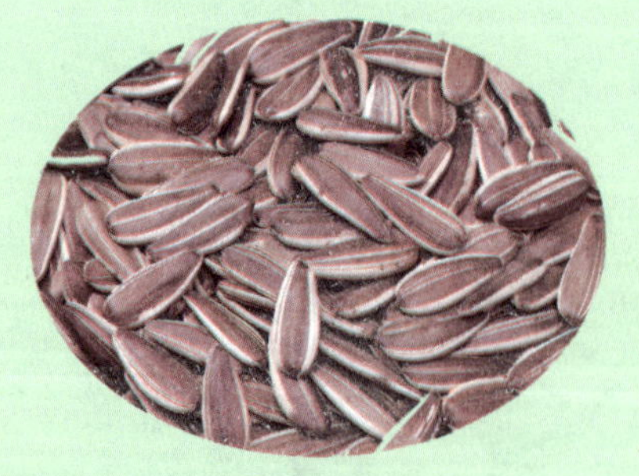

酸等。花盘和茎髓用于治疗疮疡红肿、头痛、牙痛、胃痛、痛经、白带、淋浊、百日咳、咳喘等。民间验方：向日葵茎髓60克，水煎服，治疗咳嗽痰喘、产后小便不通；取花盘30克，煎水代茶饮，名葵心茶，能利水通淋、抗癌，适用于小便不畅、淋漓不尽的前列腺癌患者；或用茎髓研末，桐油调敷患处，治疗带状疱疹。向日葵花蕾不拘量，熬水1碗，红糖冲服，治疗产后腹痛、赤白带下，或用赤葵花30克，阴干研末，温酒送下。向日葵子壳15克，红枣10枚，升麻6克，煎服，治疗痢疾。

葵花子含有丰富的不饱和脂肪酸、优良蛋白质，其钾、磷、铁、钙、镁元素及维生素E，A，B_1，B_6，P的含量也相当高，能够抑制人体内胆固醇的合成，可防止动脉硬化，又有综合性的抗癌作用。据报道，近年来美国科学家发现，葵花子中含的维生素B_3，有调节脑细胞代谢、改善其抑制机能的作用，可用于治疗抑郁症、失眠，并能够预防癌症、高血压和心脏病。葵花子能抑制血栓形成，局部应用还可加速溃疡的愈合。葵花子仁、茎、叶、花盘中所含的氯原酸、半纤维素，经动物实验表明，对大鼠肝癌的癌前病变有良好的预防作用。

食谱举例

（1）葵花子仁炖鸡： 葵花子去壳，与母鸡烧汤吃。或葵花子30克，炖1小时，加冰糖吃。适用于高血压头痛、头晕、耳鸣，神经衰弱的失眠者及各种癌症患者食用。

（2）炒葵花子： 炒淡葵花子，作为零食，补脾润肠，适用于各种癌症患者。

温馨提示 作为佐茶的干果，每天吃1把葵花子，对安定情绪、延缓老化、预防老年病和癌症是有一定好处的。

30. 黑芝麻

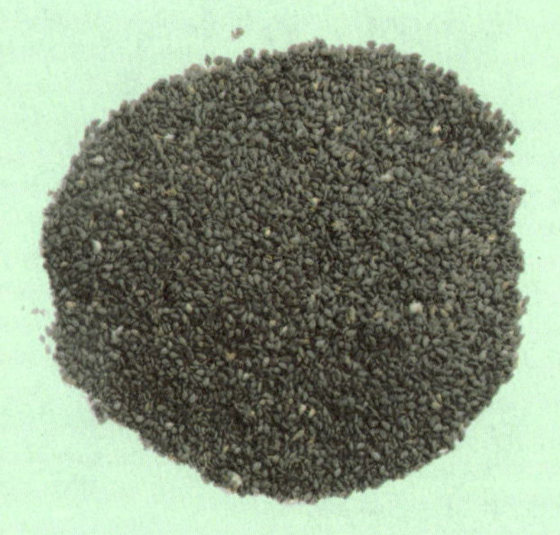

作用概说 又名胡麻、巨胜子、乌麻子、小胡麻、油麻。味甘，性平，无毒。归肝、肺、脾、大肠、肾经。能补肺益气、助脾长肌、润肠通便、透发麻疹、补肝肾、通血脉、乌须发、润肌肤。宜于肺燥干咳、咳痰带血、肠燥便秘、二便不通、妇人乳闭、月经不调、小儿老人或体虚者大便干结。民间验方：用黑芝麻炒焦研末，麻油调敷患处，治乳疮。若治乳少，则用黑芝麻炒熟研末，每次用黄酒冲服10克，如加猪蹄汤送服更佳。黑芝麻重在补肝肾；白芝麻重在补肺健脾。芝麻油味甘，性凉，归胃经。可滋补五脏、养胃润燥，宜于肠燥便秘等，也常调涂外用药。现代饮食科学证明，由于其富含不饱和脂肪酸、维生素E、钙，故有助于降低胆固醇，防止高血压、动脉硬化。芝麻中有一种名为芝麻素的物质有抑制皮肤癌细胞增殖的作用。

食谱举例

（1）**黑芝麻糊**：黑芝麻炒熟研末，参入藕粉或燕麦片，开水冲服，或用50~100毫升水煎，空腹服，治二便不通。

（2）**芝麻酱**：拌凉菜、拌面、火锅调料等都好用。二者适宜各种癌症患者食用。

温馨提示 芝麻含脂肪多，故泄泻或便溏者不宜食。炒熟食之易助火生热，引起牙疼及胃热加重。芝麻又是一种发物，皮肤病如疮毒、湿疹、瘙痒等患者应慎食。另外一说：芝麻久食令人滑精、消瘦、发渴、困脾，仅供参考。

31. 蜂蜜（附：蜂王浆）

作用概说 又名蜂糖、蜜糖、食蜜、石蜜、石饴、沙蜜等。味甘，性平，经火煮炼后其性温。归脾、肺、大肠经。能补脾润燥、缓急解毒、润肺止咳、润肠通便，善解乌头、附子等中药之毒。《神农本草经》中说，它能"安五脏，益气补中，止痛解毒，除百病，和百药，久服轻身延年"。《本草纲目》中说，其能"和营卫，润脏腑，通三焦，调脾胃"。宜于脾胃虚弱胃痛、津亏肠燥便秘、虚劳干咳、咽干声哑、心腹痉挛性疼痛。外用治口疮、烫火伤。蜂蜜50毫升，开水冲服，早、晚各1次，治干咳、痢疾、习惯性便秘和老年便秘；若加冰片粉末同饮，则可治声音嘶哑。蜂蜜鲜藕汁，适用于热病烦渴、中暑口渴等症。蜂蜜、酥油、粳米煮粥，适宜于阳虚劳热、肺痨咳嗽、消渴、肌肤枯槁、口疮等症。蜂蜜拌萝卜，适用于消化不良、反胃、呕吐、干咳痰少等症。近代用于治疗消化性溃疡、神经衰弱、高血压、冠心病、动脉硬化、糖尿病、肝病等。蜂蜜100毫升放碗内蒸服，每天3次，空腹食用，适宜于胃、十二指肠溃疡患者。在临睡前取1勺蜂蜜，加上少许椴树花粉，用温水冲成1杯安睡宁神的蜂蜜茶，它是一种能作用于全身的镇静剂。经常食用，还可以增加血液中血红蛋白的含量，治疗贫血。将1勺蜂蜜和2勺苹果酱，用1杯水调制，每天空腹食用，无论对高血压还是低血压都有调节作用，可以预防血管硬化，还能保护肝脏。芹菜蜜汁，适宜于肝炎患者饮用，也用于治疗尿道结石、前列

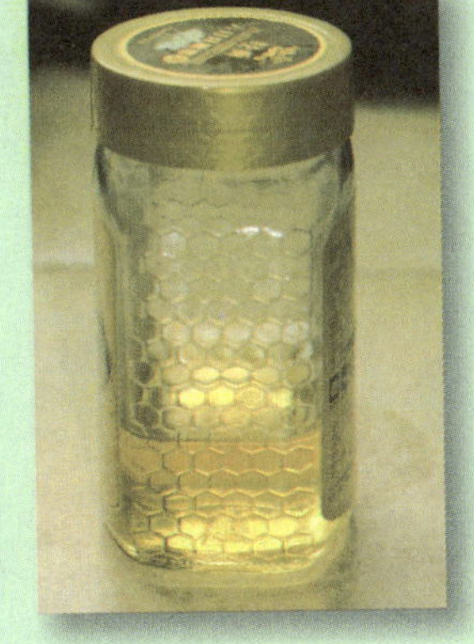

腺炎、皮炎等；蜂蜜首乌丹参汁，适宜于动脉硬化、高血压者；油煎鸡蛋蘸蜂蜜，适宜于小儿支气管哮喘患者；蜂蜜番茄汁，能增强食欲，加快消化过程，预防动脉粥样硬化，增进造血功能，并可促进胆固醇代谢正常化及体内酸碱平衡；蜂蜜黄瓜汁可润肠通便、健肾利尿，久服可防止毛发脱落及甲状腺机能亢进；蜂蜜马铃薯汁，夜晚空腹饮用，对维护水盐代谢和心脏功能正常有很好效果，也用于胃酸过多，胃、十二指肠溃疡所引起的疼痛、胀气、恶心等症。将2勺蜂蜜与20毫升的新鲜凤梨果汁混合，用毛刷涂到脸上，10分钟后用清水洗净，该面膜可以消除雀斑，文献记载能悦颜色。蜂蜜外用，可以营养皮肤、治愈伤痛。

蜂蜜含有葡萄糖和果糖70％左右，还含有少量的蔗糖、麦芽糖、糊精、树胶、挥发油、色素、蜡、植物残片、酵母、酶、蛋白质、无机盐、有机酸、多种维生素，以及钙、镁、钾、磷等物质。现代研究发现，蜂乳酸对癌细胞有一定的抑制作用。美国《癌症研究》杂志报道，蜂蜜的一种衍生物能阻止实验小白鼠结肠癌的癌前病变。日本学者从蜂巢中提取了一种抗癌物质叫二萜，临床试用，有明显抗癌效果。民间验方：用白蜂蜜30毫升，威灵仙30克，水煎，每天1剂，分早、晚服，连续1周，对食管癌有一定疗效。蜂蜜南瓜汁，有利尿和镇静作用，辅助治疗前列腺癌，对心血管疾病、肥胖病、肝脏与肾脏疾病以及各种水肿都有疗效。

食谱举例

（1）蜜奶饮：蜂蜜50毫升，牛奶50毫升，黑芝麻25克。黑芝麻捣烂，同蜂蜜、牛奶调和，早晨空腹温开水冲服。适用于各种癌症患者及产后血虚、肠燥便秘、面色萎黄、皮肤不润等患者。

（2）百合蜂蜜：鲜百合50克，蜂蜜1~2匙。百合放碗中，加蜂蜜拌和，上屉蒸熟。睡前食用。适宜于失眠患者常食。各种癌症患者都可食用。

温馨提示 蜂蜜具有"百花之精"的美誉，其用于食疗在我国已有几千年的历史，可以与任何原料配合，方法不胜枚举。文献记载便溏者勿食，不宜与葱、莴苣同食。

食用秋后采制的生蜂蜜容易发生中毒。这是因有毒植物的花期较晚，入秋以后，绝大部分无毒植物花期已过，有毒植物则正是开花季节，此时蜜蜂若采集有毒植物的花粉酿成蜜，则多会混进有毒物质——有毒生物碱，如果误食，一般会出现过敏、气喘，皮肤出现斑疹或头晕、头痛、恶心、呕吐、腹泻、腹痛，也可能造成人的精神烦躁、易怒，还会影响睡眠。食用时要先熬成熟蜜，尤其是老年人和婴幼儿，因胃肠功能较弱，肝脏解毒能力差，更不宜食用秋后生蜂蜜。

附：蜂王浆 又名蜂皇浆、蜂乳、王浆。味甘、酸、辛，性平，有滋补强壮、益肝健脾等功能。药理研究证明，其抗癌有效成分为一种脂肪，能使艾氏腹水癌小鼠延长生存期，腹水出现较迟，癌细胞发育有退行性变化。还有另一种有效成分能抑制动物移植性肿瘤的癌细胞生长，使患癌家鼠存活1年，而不喂蜂王浆者仅存活21天。临床上，本品可作肝癌、胃癌、肠癌等辅助治疗剂，常用量为5~10毫升，空腹服，每天1~2次。据国内外报道，蜂乳中新发现一种特殊的"蜂乳酸"，有防治癌瘤的效果。

鱼、肉、蛋所含蛋白质等营养物质的质与量，都远远高出五谷、五蔬和五果类，它们平时是人们餐桌上不可缺少的美味佳肴，患病时也可成为攻克疾病的有力武器。虽然某些肉类对于癌症患者不一定合适，但只要搭配得当，也是完全可以食用的。因此，我们在制定癌症食疗方案时，自然应该合理地选用——

鱼肉蛋类——五畜为益

1. 黄花鱼

作用概说 又名石首龙、石首鱼、大黄鱼、小黄鱼、花鱼、大鲜。味甘，性平。归脾、肾经。能开胃益气、补肾益精、利尿止痢、解野蕈中毒。适用于久病或产后体虚、面黄肌瘦、神疲乏力、腹胀食少、腰痛下痢等症。《食经》认为黄花鱼性味甘温，能安神益智，治下痢、目眩。鱼头中有两颗坚硬的石头，叫鱼脑石，将其焙干研细末，每次1~1.5克，每天2次，用温开水送服，治肾和膀胱结石、小便不通。鱼腹中的白色鱼鳔可作鱼胶，有止血之效。鱼鳔主要成分为胶原蛋白，浸于水中则膨胀，久煮则几乎全溶，冷后成冻胶，性味甘平，有补肾益精、滋阴养血的功效。民间验方用黄花鱼鳔200克，加水用慢火炖1天，时时搅拌，使全部炖化，分作4天服用，每天2次，治鼻及齿龈出血和皮下出血的紫癜等症。鱼鳔胶、鹿角片等量，用砂炒

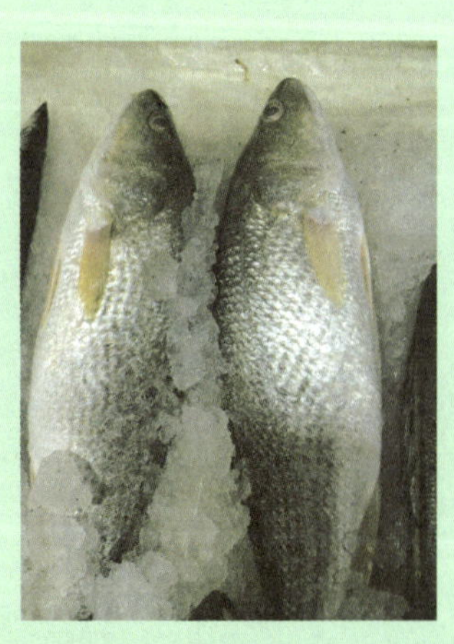

至色黄质脆，共研细末，每次3克，每天2次，用黄酒或葡萄酒送服，治肾虚腰痛。

现代研究发现，黄花鱼含有17种氨基酸，其提取物可作癌症患者的康复剂和治疗剂。用黄花鱼制取的水解蛋白，是癌症患者良好的蛋白质补充剂；从其中提取的鱼精蛋白和脱氧核糖核酸均为临床肿瘤患者常用的康复剂。有关文献记载，大黄鱼鳔用香油炸酥，压碎吞服，每天3次，每次5克，可以治疗食管癌和胃癌。此外，食用黄花鱼配合中、西医药治疗鼻咽癌，亦可获得较好疗效。

食谱举例

（1）黄花鱼木耳汤：黄花鱼（色红者勿用）1条（300~400克），木耳20克。黄花鱼去肠、木耳清水浸泡洗净。将黄花鱼放油锅中炸至微黄，去油，放入木耳，加清水煮熟，调味温热服食。能开胃益气、补肾益精、利尿解毒、清热利湿、凉血止血。适用于宫颈癌、卵巢癌、阴道癌等下污血量多、纳呆体虚者。也可单用淡盐水煮黄花鱼，用于大肠癌伴溏泻的患者。

（2）黄花鱼肉炒竹笋：黄花鱼肉切小块，酱油浸1小时，沥干，锅内爆炒至肉黄；竹笋丝炒熟，趁热拌入鱼肉。适用于各种癌症患者康复期的药膳治疗。

温馨提示 鱼鳔主要用于癌肿的辅助滋养调理，可加入适量的人参和肉类同煮。石首鱼、鲟鱼、鳇鱼的鱼鳔，商品统称为鱼肚，为宴会中的高级菜肴。其中鲟鱼、鳇鱼的鱼鳔又称为黄唇肚、黄鲟胶。体内有热者不可多食，多食发疮助热。

鱼类（尤其是海鱼）含有较多的嘌呤类物质，痛风患者慎用；出血性疾病患者、肝硬化患者，应少吃或不吃鱼，因为鱼肉中所含的二十碳五烯酸，可抑制血小板凝集，从而加重出血性疾病患者的出血症状。结核病患者服用异烟肼时，食用某些鱼类容易发生过敏反应。

2. 带鱼

作用概说 又名白带鱼、青宗带、海刀鱼、牙带。味甘，性温。归脾、胃经。能暖中开胃、补益五脏。适用于久病体虚、气血不足、皮肤干燥、神疲乏力、食少消瘦等症。现代研究证实，带鱼体表银白色粉末状的细鳞，是制作抗癌药物的原料。带鱼鳞含有大量蛋白质、无机盐和油脂，经酸化处理后可制取抗癌药物，是治疗急性白血病和其他癌症的有效药物。带鱼还含有维生素A，也是一种重要的防癌物质。

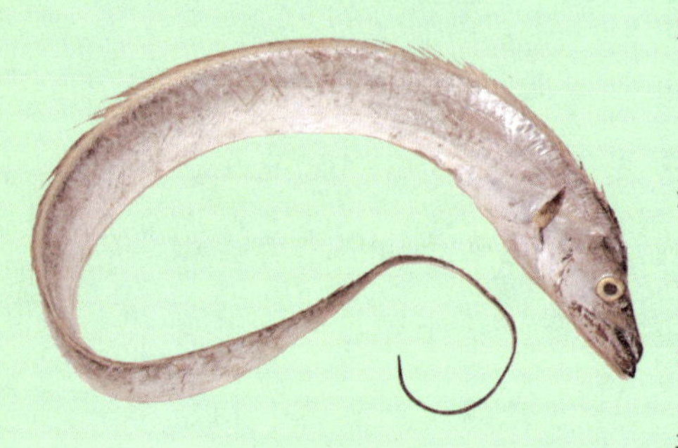

食谱举例

（1）木瓜煲带鱼：生木瓜250克，鲜带鱼200克。将生木瓜去皮切片，备用。带鱼去鳃及内脏洗净（勿将带鱼表层银白色油脂洗去），切成段。煸炸时适时翻动，烹入料酒，加清汤适量，大火煮沸，放入木瓜片，改用小火同煲至带鱼肉、木瓜片熟烂，淋入少许麻油即成。随意服食，吃肉嚼木瓜片饮汤汁。能舒筋通络、防癌抗癌，适用于各期乳腺癌患者。

（2）清蒸带鱼：加入适当佐料，常法清蒸，适用于各种癌症康复期阳虚者。

温馨提示 带鱼被誉为滋补健身的海鲜珍品，但是体胖有痰火之人不能多食。

3. 鲨鱼

作用概说 又名沙鱼、鲛鱼、鲛鲨、白斑星鲨。味甘、咸，性平。归肺、脾经。能益气补血、滋肾填精、强壮筋骨。《食疗本草》说，鲨鱼能"补五脏"。《医林纂要》认为，它能"消肿去瘀"。鲨鱼的翅，即鱼翅，味甘，性凉，有养阴生津、益胃补血等作用。它的蛋白质含量高达76.5%，还有不饱和脂肪酸，磷、铁、钙等多种矿物质及维生素等。科学家实验，将危害最大的癌细胞移植到鲨鱼体内，鲨鱼竟安然无恙；而给鲨鱼吃含有大量黄曲霉毒素的食物，也未发现鲨鱼体内产生癌细胞。这与鲨鱼体内含有极强的抗癌物质有关，维生素A便是其中的一种。鲨鱼的免疫系统也与人有所不同，能分泌一种破坏癌细胞的酶，具有抑制肿瘤形成的作用。实验表明，鲨鱼的血清具有明显的抗癌效果。鲨鱼软骨中有六七种蛋白质能抑制新生血管生长，这是治癌的关键。鲨鱼蛋白中含有丰富的胶质蛋白，有利于滋养皮肤黏膜，使之柔嫩，是很好的美容食品。还有的研究发现，鳖鱼的软骨组织中含有一种物质，能有效地抑制癌细胞生长。但是，这一说法现在受到质疑，有学者认为是商业炒作的伪科学，实际上鲨鱼也患癌症，临床应用也没有明显疗效。故有关鲨鱼抗癌之说还有待步一步研究。

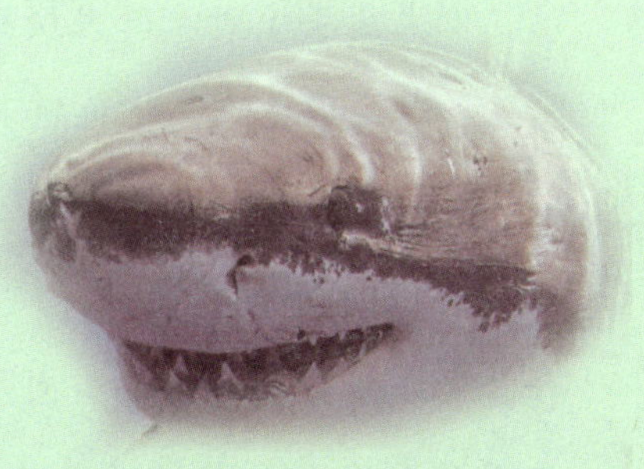

食谱举例

（1）**蟹黄鱼翅：** 水发鱼翅100克，活螃蟹1只，鸡蛋黄2个，食用油、盐、酱油、鸡汤、生粉、葱、姜、味精、胡椒粉、麻油各适量。螃蟹清蒸，掏出螃蟹肉和黄。鸡蛋黄搅成黄液。鱼翅在沸水中焯一下，加适量鸡汤，旺火蒸半小时。旺火烧鸡汤，下螃蟹肉和黄以及佐料，用生粉勾芡成蟹羹，淋入蛋黄液，将鱼翅下锅烩2分钟，盛盘撒上葱花、胡椒粉即成。能益气补血、滋肾填精、强壮筋骨。适用于各种癌症康复期体虚者。

（2）鲨鱼粥：鲨鱼（鲜品）肉50克，乌梅5克，粳米100克，葱、蒜、食盐、麻油各适量。鲨鱼肉洗净切片。粳米淘净，乌梅洗净，一同放入锅内，加入清水大火烧开，改用小火煮至粥熟，加入鲨鱼肉片煮熟。下食盐、葱、蒜，淋麻油，调匀。每天早、晚温热服食。宜长期服食。能滋补五脏、益气养血、防癌抗癌。适用于癌症体虚及术后预防复发者。

温馨提示 鱼翅虽然是味道鲜美、营养丰富的名贵食品，但财力不足者不必追求，普通鱼肉、鱼骨也不错。

4. 沙丁鱼

作用概说 又名沙脑鰛、真鰛、大肚鰛。味甘、咸，性平。能补五脏、消肿去瘀。其优质蛋白中富含核酸，还有多种维生素和矿物质，如维生素A，D，E，B_1，B_{12}，以及铁、钙、磷、硒等微量元素。优质核酸，能提高人体免疫功能，降低癌变的发生率。维生素E可增强T淋巴细胞的活性，有益于防癌抗癌。鱼类尤其是沙丁鱼含硒丰富，硒可以提高体液免疫，协助白细胞（主要是淋巴细胞和巨噬细胞）消灭细菌和癌细胞。含有丰富的EPA，可以降低血中胆固醇浓度、扩张血管、降低血液

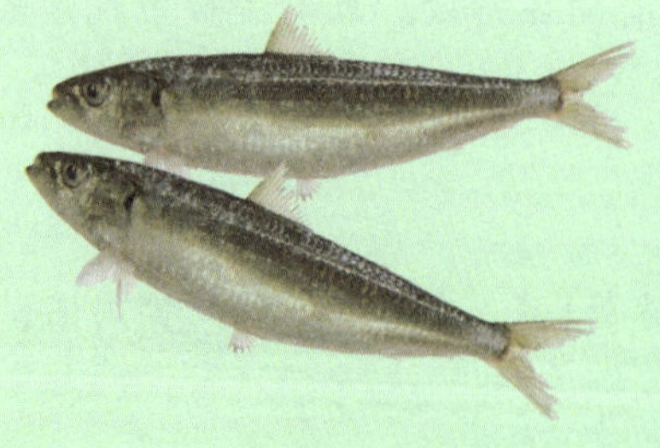

黏稠度，从而预防心肌梗死。沙丁鱼对孩子们也有好处，其肉中含有的核酸、大量的维生素A和钙，可增强记忆力，血钙含量升高可以解除焦躁、安定情绪。

食谱举例

（1）绿豆芽莴笋炒沙丁鱼片：绿豆芽100克，莴笋125克，沙丁鱼片90克，生姜丝4.5克。常法炒熟上碟，当菜佐餐。可与其他防癌抗癌菜交替食用，适用于防治肺癌、乳腺癌、直肠癌等。

（2）近年各地都在研制加工鱼羔、鱼丸、鱼卷、鱼香肠等多种方便食品。可以选择使用。

温馨提示 沙丁鱼清蒸、红烧、油煎及腌干蒸食均味美可口。

5. 鲫鱼

作用概说 又名鲋鱼、喜头、鲫瓜子。味甘，性平。煎炸食之则性温。归脾、胃、肾、大肠经。能和中补虚、补脾利水、进食下气、通脉下乳。适用于水肿、乳闭、淋证、痈肿、溃疡、便血、泻痢、水停于胃、脾虚泄泻、胃弱不食等症。《本草经疏》说："鲫鱼入胃，治胃弱不下食；入大肠，治赤白久痢肠痈。"而且治疗诸疮久不愈。《日华子本草》说，烧灰可敷恶疮，一般焙干研面外敷

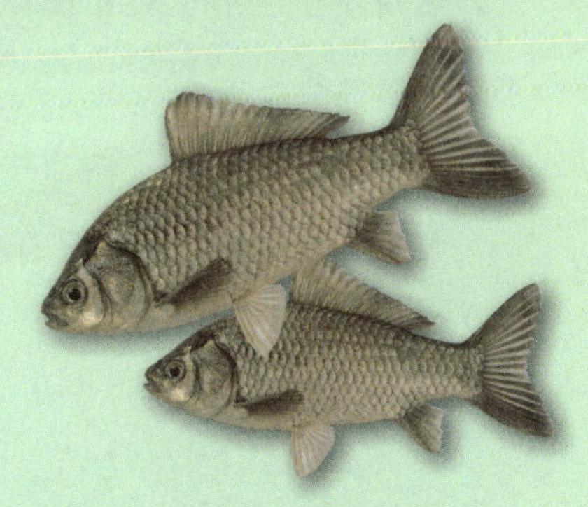

痈疡肿核，冲服治疗脏毒便血。民间验方：用鲫鱼去肠留鳞，以茶叶填鱼腹，纸包煨熟食用，可治消渴；用鲜活鲫鱼与猪蹄同煮，连汤食用，可治产妇少乳、小肠疝气。现代研究分析证实，每100克鲫鱼含蛋白质13克、脂

肪1.1克、碳水化合物0.1克、钙54毫克、磷203毫克、铁2.5毫克、硒14.31微克、维生素E 0.68毫克、维生素A 17微克、胡萝卜素1微克、硫胺素0.06毫克、核黄素0.07毫克、尼克酸2.4毫克。古今资料都说明鲫鱼具有一定的防癌抗癌作用。

食谱举例

（1）清炖鲫鱼：鲜鲫鱼（去鳞和内脏），清炖食，或加黄豆芽或通草或赤小豆或加冬瓜皮100克，同煮汤食，治乳少，消水肿和肝硬化腹水。适用于肝癌患者。

（2）海带鲫鱼浓汤：海带15克，鲫鱼1条（约250克），米酒、葱、姜、味精、花生油、鲜奶、胡椒粉、麻油各适量。海带洗净煮透，切成细丝。鲫鱼除去磷、腮、内脏洗净，用开水略烫一下，待油热煎熟鱼皮。加鲜奶、米酒、盐、胡椒粉、海带细丝，待鱼煮透后汤变浓，加入味精调味，起锅装盘，淋上麻油即可。能健脾养胃利湿、清热解毒补虚、软坚散结消痰。适用于反胃吐食、胃脘胀痛、饮食减少、吞咽困难等症及痰湿内结型胃癌患者。

温馨提示　鲫鱼一般煮汤淡食，或做药膳，入丸散。外用捣敷。若煎炸食用则性热。不宜与荠菜同食。

6. 鲤鱼

作用概说　又名拐子、鲤子、赤鲤鱼。味甘，性温。归脾、肺、肝、肾经。能利水消肿、除湿安胎、下气通乳，宜于小便不利、水肿胀满、咳逆气喘上气、黄疸烦渴、妊

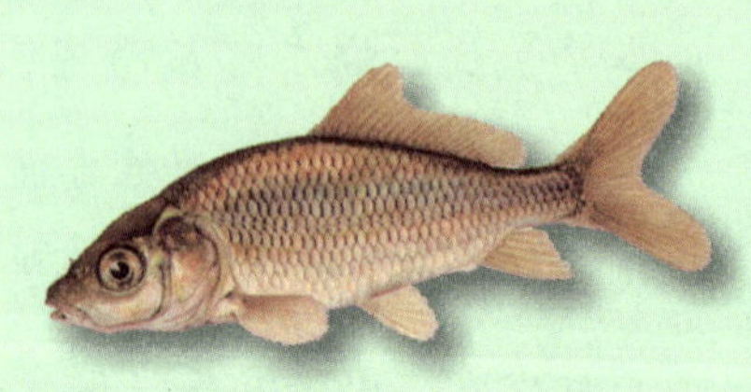

娠水肿、胎气不安、乳汁不通、脚气、寒湿泄泻等；焙干研面醋调外敷，或冲服，治疗痈肿。鲤鱼胆能解热毒、治热咳，点眼治疗目赤肿痛、目翳青盲，涂治小儿热疮肿痛；鲤鱼血涂治小儿丹毒、口眼歪斜。民间验方：鲤鱼与冬瓜、葱白煮汤服食，治肾炎水肿；留鳞去肠杂，放火中煨熟，分服之，可治黄疸；与川贝末少许煮汤服，治咳嗽气喘；鲜鲤鱼与大米煮粥淡食，或与猪蹄煲汤服食，治妊娠水肿和产后乳少；鲤鱼1条，生黄芪60克，同煮汤服食，治老人癃闭；鲜鲤鱼1条和赤小豆500克，炖至鱼熟豆烂，吃鱼肉、豆，喝汤，治肝硬化腹水、水肿。现代研究认为，鲤鱼含蛋白质、脂肪、钙、磷、铁、多种氨基酸（以谷氨酸、甘氨酸、组氨酸为多）、肌酸、磷酸肌酸、尼克酸、蛋白酶以及维生素A，B_1，B_2，C等，因此有一定的防癌抗癌作用。

食谱举例

（1）莼菜鲤鱼：莼菜200克，鲤鱼1条。将莼菜入沸水中焯一下；鲤鱼去鳞、鳃和内脏，先以大火煮沸，撇去浮沫，加料酒、葱段、姜片、精盐、白糖、植物油，改用小火煨煮至鲤鱼熟烂，加焯过的莼菜、味精等拌匀，再煮沸即成。吃鲤鱼，喝汤，嚼食莼菜。能清热消肿、解毒抗癌。适用于各类癌症患者作食疗菜肴。

（2）鲤鱼赤豆汤：大鲤鱼1条，赤小豆50克，陈皮6克，玫瑰花15克，姜、盐、鸡汤、绿叶蔬菜各适量。鲤鱼去鳞、鳃和内脏待用。赤小豆洗净，加水煮裂开，与陈皮放入鱼腹内；再加入姜、盐、小豆汤、鸡汤、玫瑰花蒸约1小时，待鱼熟透后，将绿叶蔬菜用开水烫熟，放入鱼汤内即可。也可做成甜味姜糖鲤鱼赤豆汤，一起煮熟，再入姜糖略煲即成。能活血化瘀、理气散结、利水消肿、解毒退黄。适用于气滞、血瘀、痰结之腹部肿块，有食欲不振、胁痛、胸闷、脘痞等症状的患者以及胰腺癌、肝癌有黄疸、腹水者的辅助食疗。

温馨提示 鲤鱼与鲫鱼利水除湿相似，但鲤鱼温性，有安胎等作用。一般汤煮、清蒸、糖醋、酒煮或煨均可。或配上中药同服更佳，若煎炸食之则性热。外感热病者忌食。

7. 鳝鱼

作用概说 又叫海蛇、黄鳝。味甘，性温。归肝、脾、肾经。能补脾益气、滋养肝肾、温阳理血、除风湿、强筋骨。适用于风寒湿痹、湿热身痒、产后淋沥、腹中肠鸣、肠风痔瘘、下痢脓血、劳伤、臁疮等症。民间验方：鳝鱼剪尾滴血于耳内，每次3滴，侧卧20分钟，每天2次，治中耳炎；鳝鱼血治疗口眼歪斜（颜面神经麻痹），取血涂于瘫侧（即斜左涂右），复正时擦去鳝血，也可加入白芷粉，或冰片，或麝香涂治；小儿疳积形瘦食少，可用黄鳝1条切段，加鸡内金少许，煮熟食用；内痔出血、子宫脱垂，可煮食久服。明代医家李时珍特别推崇黄鳝，认为可广泛用于多种虚弱证候。现代研究表明，黄鳝具有增强机体免疫功能，促进骨髓造血机能的作用。现代研究分析，每100克鳝鱼肉含蛋白质18.8克、脂肪0.9克、钙38毫克、鳞150毫克、铁1.6毫克。鳝鱼肉营养很丰富，各类癌症患者有上述症状时，可配合其他抗癌食品食疗。据报道，黄鳝鱼素A与黄鳝鱼素B有降低血糖的作用，且无副作用。

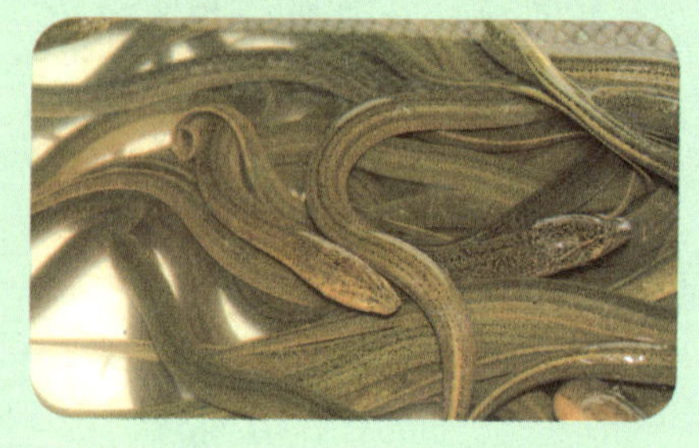

食谱举例

（1）当归黄鳝汤：当归（布包）10克，黄鳝300克。黄鳝去肠脏，放入少许细盐拌匀，再入锅中加少许花生油煎10分钟，放入当归，加盖煎煮至熟烂，调味饮汤食肉。能补血调经、祛瘀止痛。适用于子宫颈癌、卵巢癌等月经不调、下腹冷痛者。

（2）清蒸鳝鱼：黄鳝（切段）250克，猪肉60克，加水蒸熟，食肉饮汁，治肾虚腰疼。

（3）鳝鱼粥：活鳝鱼200克，鸡蛋1只，粳米60克。先将鳝鱼置沸水中煮烫变直，取出后剥下肉并剁茸。粳米洗后入沙锅，加水、煮沸。再入鳝鱼茸共煮粥，将成时打生鸡蛋1只搅拌，略加调味品即成。早、晚各1次。能补气养血、滋养肝肾。适用于乳腺癌患者放疗、化疗期间体弱者。

温馨提示 鳝鱼做药膳，一般用清汤煮、清蒸，或以肉为丸沸水清氽。外用捣敷或剖片敷贴。

8. 青鱼

作用概说 又名乌鲭、黑鲩。味甘，性平。归肝、脾、肾经。能养肝益肾、补气化湿。适用于久病或产后体虚、视物模糊、腰膝酸软、小便不利、腹胀水肿以及痢疾、疟疾、脚气等症。青鱼胆可清热解毒明目，取汁点喉滴眼，治咽痛目赤；搽患处，治湿疹恶疮、耳内流脓；鱼鳞胶则收敛止血，治齿龈出血、鼻衄、紫癜。民间验方：青鱼胆干粉、青黛等分，共研细末，作吹喉用，每天2~3次，

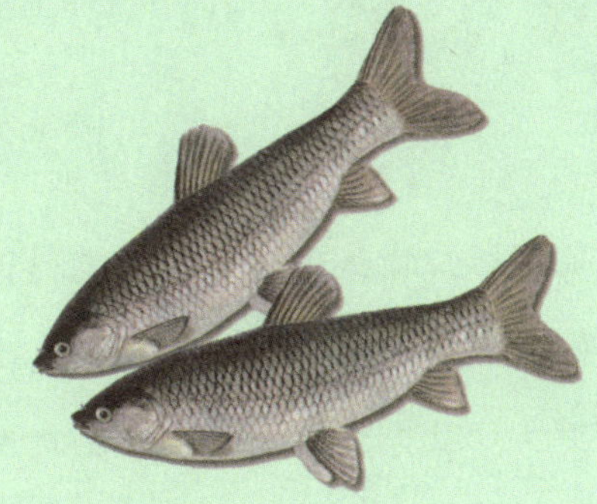

可治急性咽喉炎、扁桃体炎；若用麻油调敷患处，则可治腮腺炎、丹毒；青鱼胆焙干6克，枯矾6克，黄连3克，冰片2克，共研极细末，每天吹入耳内1次，治慢性中耳炎；黄柏研成粉末，用青鱼胆汁拌和后，晒干研末，用干粉搽患处，治皮肤湿疹、疮毒。现代研究分析证实：每100克青鱼肉含蛋白质19.5克、脂肪5.2克、钙25毫克、磷171毫克、铁0.8毫克、硫胺素0.13毫克、核黄素0.12毫克、尼克酸1.7毫克；其所含锌、硒等微量元素，有防癌抗癌作用。

食谱举例

（1）瓜姜鱼片：青鱼1条，剔去骨、皮、内脏等，切片；鸡蛋2只取蛋清，加入菱粉调成糊，倒入鱼片，拌和上浆；小酱瓜25克，酱姜25克切片备用。油锅至六成热时，倒入鱼片，划散至熟，倒出；原锅放入酱瓜、酱姜炒几下，烹入黄酒等调味料，烧开后用湿淀粉勾芡，倒入鱼片，翻几下即可。能养肝益肾、补气化湿，适用于乳腺癌等各种癌症患者。

（2）青鱼汤：常法煮鱼汤。脾胃虚弱而有湿、小便不利、腹胀水肿的癌症患者最适宜。

温馨提示 古人认为，青鱼易动风发疥，体内有热者不宜食用，可供参考。

9. 草鱼

作用概说 又称厚鱼、混子、鲩鱼，分青鲩、白鲩两色。味甘，性温。归脾、胃、肝经。能暖胃和中、平肝祛风、通痹截疟。鲩鱼肉厚而松，适用于疟疾日久不愈、气血双亏、食少消瘦、胃寒冷痛等症。治虚劳头痛，以其头蒸食。广东民间用油条、鸡蛋、胡椒粉同蒸，可明目。其胆苦、寒有毒，有明显降压、祛痰及轻度镇咳作用，江西民间以草鱼胆汁外用治暴聋和水火烫伤。用暖水冲服治疗喉闭，即急性咽喉炎、扁桃体炎等。现代研究分析发现，每100克草鱼肉含蛋白质17.9克、脂肪4.30克、钙36毫克、磷173毫克、铁0.7毫克、镁31毫克、硒6.66微克、硫胺素0.03毫克、核黄素0.17毫克、尼克酸2.2毫克、维生素E 2.03毫克、维生素A 11微克、胡萝卜素1.1微克。青鱼的营养很丰富，各类癌症患者，有食少消瘦、胃寒冷痛、虚劳头痛等症状时，可配合其他抗癌食品食疗。但是，热证、阴虚证患者忌食。

食谱举例

（1）蒸香菇草鱼：香菇10克，草鱼150克，生姜10克，砂仁2克。常法上锅蒸，食鱼肉和香菇。可补气开胃，适用于癌症患者脾胃虚寒所致之食欲不振、消瘦、胃脘不舒等病症。

（2）草鱼生姜米酒餐：每次用草鱼肉片150克，生姜片15克，加油适量急火煎炒一下，加水1碗煮沸后兑入米酒100毫升，调味食之，有发汗散寒通窍之效。适用于癌症患者伤风鼻塞、怕冷、头痛等症。

（3）泡菜草鱼：四川泡菜（市场有售）250克，草鱼（或白鲢鱼）1条，加水煮熟，不再放其他调料。吃鱼肉、泡菜，喝汤。适用同上。

温馨提示 草鱼胆虽可治病，但胆汁有毒，常有因吞服过量引起中毒事例发生。中毒过程主要是毒素作用于消化、泌尿系统，短期内引起胃肠症状，肝、肾衰竭，常合并发生心血管与神经系病变，引起脑水肿、中毒性休克，甚至死亡，故不宜随便用来口服治病。

10. 泥鳅

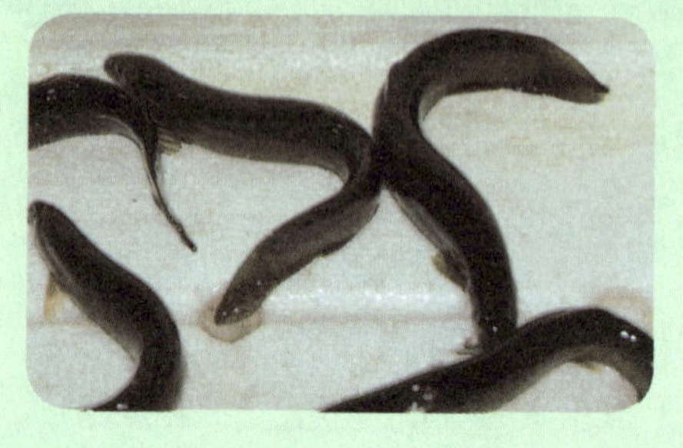

作用概说 又称鳗尾泥鳅、鳅鱼。味甘，性平。归脾、肺经。能补中益气、利水祛湿、清热解毒收痔、解渴醒酒。宜于中气不足、泄泻、脱肛、湿热黄疸、小便不利、病后盗汗、消渴等症。民间验方：泥鳅用油煎至焦黄加水煮汤，可治小儿盗汗；泥鳅与虾黄同煮服，可治阳痿不举。据测定，每100克泥鳅中含蛋白质9.6克，人体所需氨基酸如赖氨酸等的含量更高，还含有大量维生素，其维生素B_1的含量比鲫鱼、黄鱼、虾类高3~4倍，维生素A、维生素C含量也较其他鱼类为高，胆固醇很少。因此，老年人及高血压等心血管疾病、贫血、肝炎患者等多食有益。现代研究认为，“泥鳅滑液”有抗菌消炎的作用，和水冲服可治小便不通和热淋，用它拌糖抹患处可治痈肿，以之滴耳可治中耳炎。据报道，泥鳅焙干研面，每服10克，治疗急性传染性肝炎有一定效果。捣泥外敷，治疗疥癣、皮肤瘙痒等。营养和药用价值很好，各类癌症患者有上述症状时，可配合其他抗癌食品食疗。

食谱举例

（1）黄芪杞子泥鳅汤： 黄芪30克，枸杞15克，泥鳅约300克。泥鳅剖去肠脏。黄芪用纱布包好，和枸杞一起加适量清水煮30分钟，然后加入泥鳅煮熟，去黄芪，和盐调味，温热服食。能补气养血、托毒敛疮。适用于晚期肠癌等癌症表现为气血亏虚、形体虚衰以及营养不良之水肿者。也可只用泥鳅与大蒜猛火煮熟。

（2）泥鳅马齿苋炖豆腐：泥鳅600克，马齿苋60克，豆腐250克，盐、葱、姜、黄酒、味精、麻油各适量。泥鳅去鳃、内脏洗净，加盐、葱、姜、黄酒和清水各适量，用大火烧开。马齿苋洗净切碎，豆腐用开水烫一下，切成小块，再将马齿苋与豆腐一并放入锅内，转用小火炖至熟烂，加入麻油、味精装盘食用。也可去马齿苋，只用泥鳅豆腐常法炖煮。能清热解毒、利湿消肿、益气补中。适用于湿热黄疸、浮肿、小便不利的胰腺炎、胰腺癌等癌症患者。

温馨提示 泥鳅药用价值很高，适于癌症患者有感染时食疗。

11. 鲍鱼（附：干贝）

作用概说 又名石决明肉、鳆鱼、镜面鱼。味甘、咸，性平。归肝、肾经。能补阴益精、滋补肝肾、清利湿热。宜于脾胃虚寒、脘腹冷痛、大便溏泄。鲍鱼壳药名为石决明，能清肝明目、平肝潜阳。用于眩晕头痛、目赤肿痛、目翳等。现代研究分析表明：鲍鱼蛋白质含量高达40%，含有20多种氨基酸；还含有脂肪、糖、无机盐、钙、铁、碘及维生素A等物质。我国科研人员从鲍鱼肉中提取出名为鲍灵素1、鲍灵素2的两种成分，经药理实验表明，有较强的抑制癌细胞生长的作用。

食谱举例

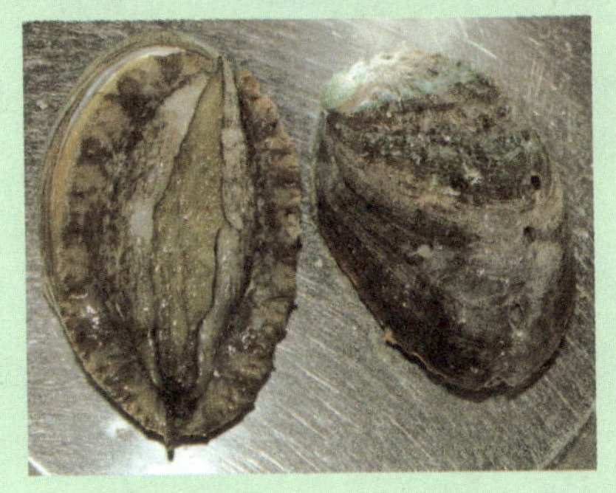

（1）鲍鱼粥：鲍鱼配干百合15克常法熬粥，如用糙米更好。适用于虚弱咳嗽、哮喘患者。高血压病者，加石决明30克同煮。凡癌症患者，均可服食。

（2）鲍鱼菜：老鸡、火腿、冬菇煨

鲍鱼。能阴阳两补。适用于身体虚寒、夜尿频繁、腰膝无力的癌症患者，但是虚火上升、喉干声哑者不宜。

（3）鲍鱼煮白萝卜：能补气血、强筋骨兼养阴。糖尿病患者多脾胃不佳，可用萝卜行气宽中消积滞。凡癌症患者，均可服食。

温馨提示 鲍鱼是海味中的珍品，食用方法很多：煲汤、烧、扒，麻酱鲍鱼等，还可作凉拌菜。但是，感冒发热、喉痛、热证、阴虚火旺者忌食。

附：干贝 又叫江跳柱，是贝类的闭壳肌。味甘、咸，性平。能滋阴补肾、调中开胃。宜于食欲不振、消化不良。近年来医学研究发现，干贝中含有一种糖蛋白，经动物实验证明，该物质具有破坏癌细胞生长的作用，它还能增强人体免疫功能，提高人体巨噬细胞的活性，及时清除体内发生癌变的细胞。适宜各种类型的癌症患者食用，既可增进营养、强壮体质，又有一定的防癌抗癌效果。

12. 海参

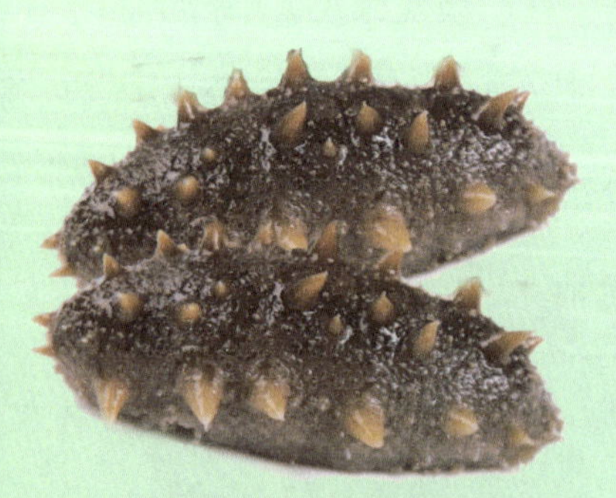

作用概说 又叫刺参、沙巽、海鼠。味甘、咸，性温。归肺、心、肾、大肠经。能补肾益精、养血润燥、除湿利尿、补益强壮。《本草纲目》称之为“海中人参”。宜于血虚肠燥便秘、精损虚弱、劳怯、阳痿、梦遗、小便频数等。民间验方：海参烧存性，研细末，每次1.5克，加阿胶6克，用水半杯炖至溶化，空腹米汤冲服，每天3次，治痔疮出血；海参、冰糖适量，煮汤，早晨空腹服，治高血压、血管硬化。现代研究证实：海参富含优质蛋白质，干品可高达61.6%

以上；并含有钙、磷、铁、碘、钡等多种微量元素和维生素、甾醇等；胆固醇含量极微。其所含的硫酸黏多糖，能提高机体免疫功能，抑制肿瘤细胞生长和阻止其转移；其所含的海参素对小白鼠肉瘤有抑制作用，可延长存活期。现代研究发现，海参具有多方面的药理功能，如抗肿瘤、抗真菌、抗放射、增强白细胞吞噬能力等。

食谱举例

（1）怀杞西洋参炖海参：水发海参90克，西洋参10克，枸杞子15克，猪脊骨250克，怀山药60克，盐、油各适量。海参、猪脊骨、山药、水适量煎煮，水开后用小火炖1小时，然后放入西洋参片、杞子、油和盐再炖15分钟即成。分数次喝汤，吃海参、西洋参片和杞子。能防癌抗癌、补益气血、养阴生津。尤适用于放疗、化疗后，出现疲乏、口渴、舌干、头晕的气阴两虚者，能减轻化疗药物对肝脏的损害。

（2）海参牡蛎汤：常法煮汤，能化痰祛湿、软坚散结。适用于脾虚痰湿内结引起的胃癌、大肠癌、甲状腺癌、乳腺癌等多种癌症患者。

温馨提示 海参食用方法很多，佐以牛奶、豆腐及香菇等具有抗癌抑癌功能的食品，烹饪汤羹，味道特鲜，深为广大癌症患者喜爱，康复调养期间坚持服食，既可强健身体又可发挥抗癌抑癌的治疗效果。但是，海参性滑，凡脾弱不运、痰多便滑者不宜多用。

科学研究发现，癌症患者的癌细胞结合水量明显减少，说明结合水与癌症的发生有一定的关系。一些癌症患者体重锐减，其体内细胞贮存水的功能出现障碍是重要原因之一。海参、鱼鳔、乌龟、团鱼等所含的胶类物质，跟结合水有关。富含胶原蛋白质的食物通过含有胶原蛋白的水去影响某些特定组织的生理功能，从而促进生长发育，增强抗病能力，达到延缓衰老和抗癌的目的。

13. 海蜇

作用概说 又名水母。味甘、咸，性平。归肝、肺经。能软坚化痰、润肺清热、消积润肠。适用于痰咳、哮喘、便秘，妇女劳损、癥瘕积聚、崩漏白带，小儿痰积食滞、风热丹毒等症。《医林纂要》认为，海蜇能补益心肺、解渴醒酒。民间验方：海蜇煮汤外洗，治丹毒、烧烫伤。现代用于治疗高血压、甲状腺肿大、淋巴结核等。现代研究认为，从海蜇中提取出的水母素，具有很强的抗癌效应。

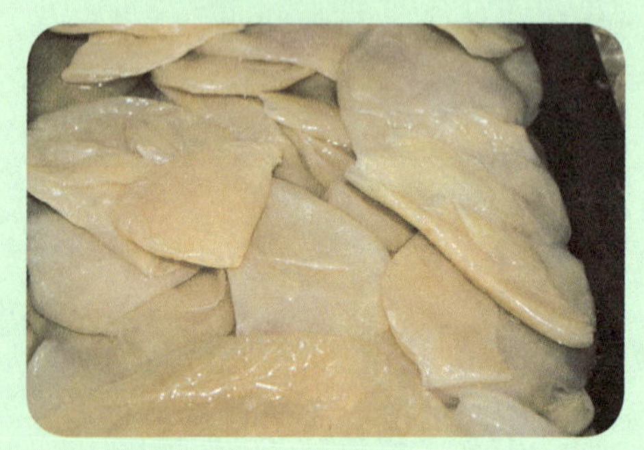

食谱举例

（1）雪羹汤：海蜇头、马蹄各等量，煮汤常服，治高血压、肺热咳嗽、咳吐黄痰、头晕、热渴、便秘等。适用于有上述症状的癌症患者。

（2）海蜇皮炒肉丝：海蜇皮250克，猪里脊肉100克，荸荠150克，盐、酱油、米酒、味精、鸡汤、葱姜、麻油各适量。将猪里脊肉、海蜇皮切丝，海蜇皮用开水烫一下，迅速捞出，用凉水泡3~4小时（中间换2~3次水）。荸荠去皮切成薄片。先将海蜇皮用温水烫一下捞出沥干水分，热油锅加入葱丝、姜丝、肉丝快炒，炒至肉丝变色时，加米酒、酱油、盐、鸡汤等调味。最后加荸荠、海蜇皮炒几下，再加味精，淋上麻油，即可食用。能滋阴润燥、清热化痰、软坚消积。适用于痰瘀凝聚的肝脾肿大、发热、咳痰带血和慢性白血病等症患者。

温馨提示 海蜇皮常作凉拌菜食用。常用食醋拌食，可治甲状腺肿大。其中间肉厚者称海蜇头，亦可作药用。脾胃虚寒者，不可多食。

14. 乌贼

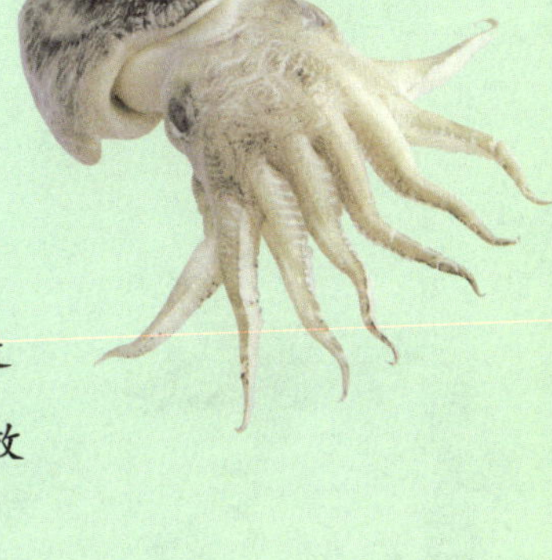

作用概说 又名墨鱼、墨斗鱼、目鱼。味甘、咸，性平。归肝、肾经。能养血滋阴、祛瘀止痛。乌贼骨入药，可止酸。宜用于贫血、头晕、胃痛、泛酸、胃病吐血、便血及胃肠道出血引起的贫血。现代研究发现，墨鱼的墨液中含有抗癌物质，是糖、蛋白质和脂质结合成的复合糖质，它对癌症的有效率高达60%。

食谱举例

（1）荔枝墨鱼筒： 水发墨鱼300克，冬笋25克，青椒25克，葱头20克，番茄酱50克，生姜20克，湿淀粉50克，麻油25毫升，原汁汤250毫升，盐、味精、料酒、花生油各适量。墨鱼去骨，墨鱼肉内面剐麦穗花形，用沸水稍烫定型。冬笋、青椒、葱头切片，生姜切末。花生油烧至7成热，入墨鱼筒稍爆后，起锅沥油。原锅留底油，放冬笋、青椒、葱头煸炒至透出香味，加入原汁汤、番茄酱、盐、味精、料酒，湿淀粉勾厚芡，投入墨鱼筒，颠翻几下，淋上麻油即成。此菜为三楚名肴，能养血滋阴、祛瘀止痛、清热化痰。适用于肥胖、有心脑血管病、贫血、肝病的各种癌症患者。

（2）乌贼炒猪肉： 乌贼1只，猪肉120克。乌贼洗净切片，猪肉切块。起油锅，一起炒，加调味料，炒熟即可。功效同上，适用于月经过多、阴虚血瘀的卵巢癌患者。

（3）海螵蛸乌鸡葱白汤：海螵蛸（乌贼骨）30克，乌骨鸡250克，葱白30克。乌骨鸡洗净切块，与海螵蛸放入锅中，加水煮至熟烂，和盐调味，再放入葱白煮5分钟即可，饮汤佐膳。能除湿敛疮、补虚滋肾。适用于宫颈癌或阴道癌等癌症带下腥臭、腰酸体弱者。

温馨提示 市售鱿鱼干即乌贼加工产品，食用方便，贫血的癌症患者可作为零食。

15. 牡蛎

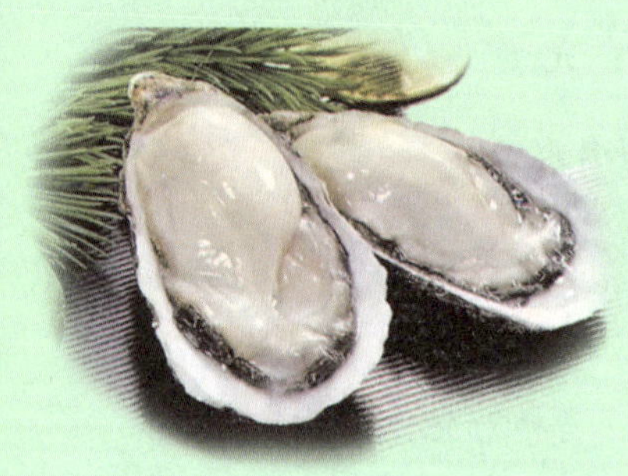

作用概说 又名海蛎子。味甘、咸，性平。归肝、肾经。能滋阴养血、宁心安神、清热解毒。适用于热病后烦热口渴、心烦失眠。鲜肉可治疗丹毒。牡蛎壳入药，味咸，性凉。能平肝潜阳、软坚散结、收敛固涩。现代研究发现：牡蛎肉对癌细胞有抑制作用；牡蛎壳可促进脾脏增加抗体的产生。牡蛎肉含有丰富的蛋白质和维生素A、B族维生素、维生素C、维生素D和维生素E以及微量元素。近年来，有学者发现牡蛎肉中含有一种鲍灵素成分，对一些瘤细胞株和动物肿瘤有抑制其生长的作用，适宜各种癌症患者食用。

食谱举例

（1）香酥牡蛎：牡蛎肉250克，鸡蛋2只。鸡蛋加湿淀粉、精盐搅成蛋糊。将牡蛎肉挂上蛋糊，入油锅炸至金黄，捞出装盘即成。能滋阴养血、宁心安神、清热解毒。适用于胃癌、食管癌、肺癌、甲状腺癌、乳腺癌、恶性淋巴瘤等各种癌症患者。

（2）牡蛎汤：牡蛎壳30克，常法煮汤，随意喝汤。能平肝潜阳、软坚散结，适用于痰火瘀毒、淋巴结肿大、头痛眩晕、耳鸣目赤的各种癌症患者。

（3）莲子薏苡仁炖牡蛎肉：莲子、薏苡仁各20克，牡蛎肉100克，少许姜丝、油、盐。莲子去心，薏苡仁、牡蛎肉一起放入锅内，加水、姜丝、油、盐，煮沸后转小火炖50分钟，即可食用。能补肾滋阴、养血益气、软坚散结。适用于乳腺癌、宫颈癌、阴道癌属于气血虚弱型者，表现为肿块已久，消瘦、心慌气短、神倦乏力、面色苍白、腰酸腿软、头晕目眩等。

温馨提示 脾虚胃寒，消化不良者忌食。

16. 蟹

作用概说 又名螃蟹、海蟹、绒螯蟹、郭索、河蟹、毛蟹、稻蟹。味咸，性寒，有小毒。归肝、胃经。能清热散瘀、接骨续损、养筋益气、理胃消食。蟹壳清热解毒、破瘀消积、治漆疮。全蟹可治胸中邪气、郁结瘀血、筋骨伤折；煮酒食之治产后肚腹痛、恶露不下。用于跌打损伤、疥癣、漆疮、发热、烫伤等。民间验方：蟹爪尖或蟹壳，焙干研末，每次6克，用童便或米酒送服，治产褥热、产后腹痛、乳痈初起。外用捣敷或焙干研末调敷。螃蟹焙黄，研细末，黄酒冲服，每次9克，治白带、贫血、黄疸。

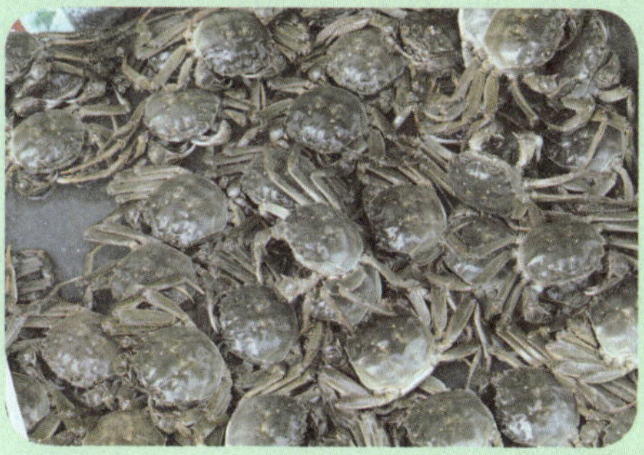

现代研究分析证实，可食部分中每100克含蛋白质14克、脂肪2.6克、碳水化合物0.7克、钙141毫克、磷191毫克、铁0.8毫克、维生素A 230国际单位、硫胺素0.01毫克、核黄素0.51

毫克、尼克酸2.1毫克及微量胆固醇。肌肉含10余种游离氨基酸，其中谷氨酸、甘氨酸、脯氨酸、组氨酸、精氨酸含量较多，所以味道鲜美。日本金子今朝夫所著《现代病的宿敌螃蟹甲壳质》一书认为，蟹壳中所含的己丁聚糖具有抗癌抑癌活性。日本东北药科大学等研究机构发现，己丁聚糖是免疫促进物质，而且己丁聚糖具有直接攻击癌细胞的作用。临床研究观察，用生螃蟹壳250克，焙黄后研细末，每天2次，每次6克，温开水冲服，通治各期乳腺癌，对乳腺癌未破溃者尤为适宜。有辅助临床手术后放疗、化疗，发挥控制病情发展、减轻临床症状、促进机体康复的作用。

食谱举例

（1）香菇蒸螃蟹：香菇50克，螃蟹1只，以活者为宜，葱、姜、蒜、米酒各适量。香菇水发切丝，螃蟹洗净去肠杂，放在盘上加适量味精、盐、油等配料入锅内蒸熟服食，每天1次。也可只清蒸螃蟹。能清热散瘀、养血益气、理胃消食、解毒补虚。适用于乳腺癌、宫颈癌、阴道癌、卵巢癌等内有瘀热，表现为下腹疼痛、月经不畅，或腹部肿块的患者。

（2）炒螃蟹：螃蟹1只，酱油、葱末、姜末各适量。螃蟹洗净，切成两半，用酱油拌炒，加适量葱末、姜末，可以经常服食。能清热散瘀、接骨续损、养筋益气、理胃消食。适用于有局部感染热痛的各种癌症患者。

温馨提示 蟹易变质，应新鲜食用。吃法很多，煮、蒸食，或焙烧研末服，或作丸服均可。蟹与虾性质基本相同，但蟹性寒，更易动风发疮。患有皮肤湿疹、癣症、皮炎、疮毒等皮肤瘙痒症者忌食，脾胃虚寒及素患风疾慎服。不可与柿类同食。蟹爪有堕胎作用，孕妇忌食。不要吃生蟹及未煮熟的蟹，因肺吸虫可在蟹体内形成囊蚴，进食可感染得病。

17. 虾

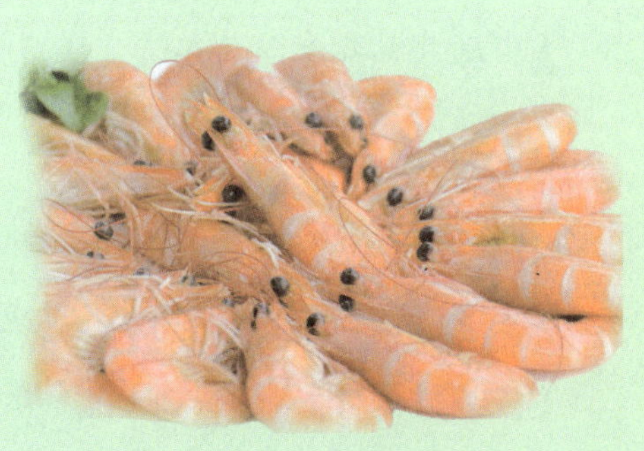

作用概说 有河虾（青虾、米虾）、海虾（对虾、明虾）之分。河虾味甘，海虾甘、咸，皆性温，有小毒。归肾、肝、肺经。能补肾壮阳、滋阴养血、益气开胃、通乳托毒。宜于脾肾阳虚腹泻、阳痿、风痰、血虚肠燥便秘、乳汁不通。民间验方：生虾壳，焙干研末，每天早、晚用开水吞服6克，治乳痈溃烂，日久不愈；大活虾肉10个，生黄芪19克，同煮汤，吃肉喝汤，治寒性脓疡，久不收口；活虾适量，微炒，用黄酒煮食，连食3天，治产后乳少。虾的含钙量居众食品之首，还含有糖类、矿物质和多种维生素，对于肾阳虚的癌症患者尤为适宜。

食谱举例

（1）南瓜子葱油虾皮饼：南瓜子50克，虾皮50克，大葱100克。南瓜子炒香研末，虾皮、大葱剁馅，调味拌和，起油铛，取1勺面糊，摊成饼状，加1匙馅料摊匀，馅上再摊1层面粉糊，烙成馅饼，即可食用。能通阳解毒、补脾利水、退热止痛、补肾壮阳、滋阴养血、益气开胃。适用于一切恶性肿瘤如白血病、成骨肉瘤等患者。

（2）龙井虾仁：活河虾500克，洗净去壳，放入鸡蛋清、盐、味精、湿淀粉各适量，搅拌至有黏性时，腌渍备用。龙井茶1克，冲泡取水备用。菜油适量，烧至七成热，放入虾仁，迅速划散，约半分钟，起锅沥去油。炒锅留底油烧热，倒入虾仁、茶叶水，烹入料酒，翻炒片刻即可。借助茶叶的清暑利湿，清热、化痰、抗癌，可制约虾仁的温性。

适用于一切恶性肿瘤患者。

温馨提示 患有荨麻疹、哮喘、皮肤湿疹、癣症、皮炎、疮毒等皮肤瘙痒症者以及热证、阴虚火旺、腹泻、痰湿内盛、食虾过敏者勿食。

18. 鳖

作用概说 又名甲鱼、团鱼、水鱼、乌龟、王八、老鳖、中华鳖。味甘、咸，性平。归肝、肾经。能滋阴补血、清热凉血、益肾健骨、补虚疗损、软坚消痞。主治骨蒸劳热、低热盗汗、久疟、久痢、崩漏、带下、瘰疬、病后虚羸、年老体弱。近代用于治疗营养不良、肿瘤、肝硬化等。民间验方：鳖血用黄酒、开水各半杯冲散搅和，趁热服下，治闭经及肺结核低烧；鳖1只，煮熟去壳，用油盐炖烂，连汤带肉1次食完，在癫痫未发作前服食，每天1个，连续7天，治癫痫。

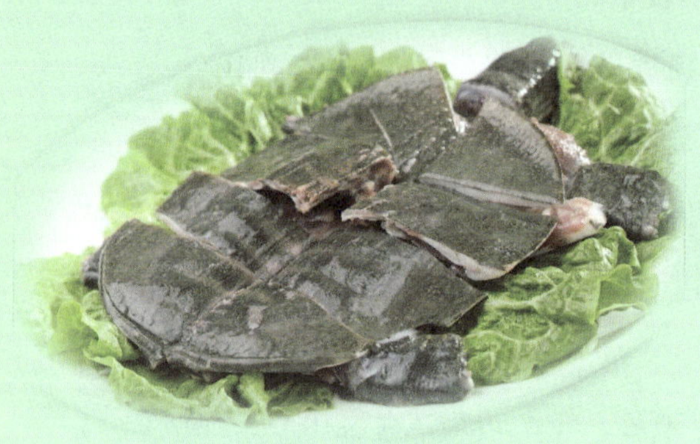

现代研究分析发现，可食部分中每100克含蛋白质16.5克、脂肪1.0克、碳水化合物1.6克、钙107毫克、磷135毫克、铁1.4毫克、硒15.19微克、硫胺素0.62毫克、核黄素0.37毫克、尼克酸3.7毫克、维生素E 1.88毫克、维生素A 13国际单位、胡萝卜素0.8微克。已发现龟版和鳖甲对肿瘤均有治疗作用。我国研制一种能减轻肿瘤患者症状的药物海龟胶，与其他药物合用治疗原发性肝肿瘤，可减轻患者症状、增强体质、延长寿命。鳖甲有抑制结缔组织增生、提高血浆蛋白的作用，可增强肿瘤患者抵抗力。适用于多种癌症，如鼻咽癌、肺癌、胃癌、乳腺癌、恶性淋巴瘤、脑肿瘤、肝癌等患者服食，特别是对于放疗或化疗后呈现阴虚内热者最适宜。

食谱举例

（1）海带鳖甲猪肉汤： 海带65克，泡发切块；鳖甲（打碎）65克，猪瘦肉65克，共煮汤，加盐、麻油调味即可。每天分2次温服，并吃海带。能滋阴补血、益肾健骨、消痰软坚、清热利水、散结消痞。可增强干扰素的合成能力，故有防癌抗癌作用。防治乳腺小叶增生，预防乳腺癌等各种癌症。

（2）鳖肉煮猪肉： 鳖肉、猪瘦肉，常法煮食，连续数次，治闭经、肺结核低烧。也适用于多种癌症患者服食。

温馨提示 作为癌症患者的滋补食物，鳖肉可配枸杞子、莲子、瘦猪肉同煮食、熬汤、清蒸，或做药膳。脾虚胃弱者及孕妇慎用，不宜与苋菜、鸡蛋同食。

附：鳖甲 味咸，性平，归肝、肾经。能养阴清热、滋阴潜阳、平肝熄风、软坚散结。主治劳热骨蒸、阴虚风动、疟疾、癥瘕、闭经崩漏、小儿惊痫。含动物胶、角蛋白、碘质、维生素D等成分。煎汤或熬膏服，或入丸散。堕胎力比鳖肉强，孕妇忌食。

19. 乌龟

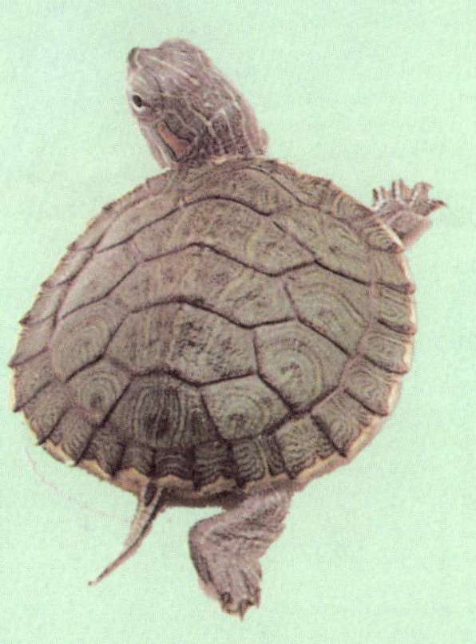

作用概说 又名水龟、神龟、金龟。味甘、咸，性平。归肝、肾经。能滋阴补血、益肾补精、祛风湿。适用于腰酸膝软、筋骨疼痛、瘦弱乏力、早泄遗精、虚劳咯血、头晕、口干等症。现代用于治疗肺结核、高血压病、肝脾肿大等。乌龟腹甲即为常用中药龟版，含动物胶、角蛋白、碘质、钙、磷、维生素D等成分。有滋阴潜阳、补肾健骨的作用。用于治疗骨蒸盗汗、眩晕耳鸣、小儿发育迟缓、妇女月经过多。

食谱举例

（1）**龟版胶：**用龟甲煎熬可制得龟甲胶，其滋阴补血之力更强。

（2）**乌龟汤：**用乌龟整只，加沙参、冬虫夏草各6克（布包，中药店有售），瘦猪肉100克，煎汤调味服食，既是美味菜肴，又有滋阴养血补气的功效，适用于阴阳俱虚的癌症患者。

温馨提示 乌龟是长寿动物，一向作为体质虚衰者的滋补菜肴。但是，孕妇忌食，产后泄泻者慎食。

20. 蛇

作用概说 白花蛇甘、咸，温，有毒；蝮蛇苦，寒，有毒。乌梢蛇甘、平，无毒；蛇蜕甘、咸，平，无毒。归肝经。蛇肉没有毒，能除湿祛风、通络疗痹、解毒定惊；蛇蜕又名龙衣、即是蛇蜕下的皮，能祛风、镇静、退翳、杀虫；蛇胆清肝明目化痰。主治麻木不仁、诸风顽痹、痉挛抽搐、瘙痒疥癞、顽癣恶疮。民间验方：乌梢蛇数条，去头、皮及内杂，焙干后研成细末，每天早、午、晚各服0.3~0.6克，治骨结核。现代研究分析证实，蛇的可食部分中每100克含蛋白质15.1克、脂肪0.5克、碳水化合物5克、核黄素0.15毫克、维生素E 0.49毫克、维生素A 18微克、胡萝卜素1微克、视黄醇当量78.4微克、硫胺素0.06毫克、烟酸5.4毫克、钙29毫克、镁25毫克、铁

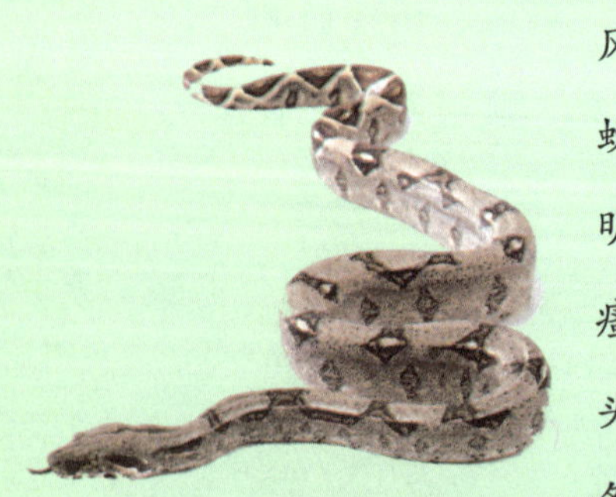

3毫克、锰0.04毫克、锌3.21毫克、铜0.12毫克、钾248毫克、磷82毫克、钠90.8毫克、硒13.1微克。不但有营养价值，更主要的是药用价值。现代药理实验证明，乌梢蛇有抗肿瘤、抗炎、镇静、镇痛作用，适用于脑瘤、食管癌、胃癌、肺癌、骨癌等患者。

食谱举例

（1）乌蛇酒：乌梢蛇、眼镜蛇或蝮蛇，用高粱酒、烧酒或米酒浸泡，根据各人酒量每次饮10~30毫升（半两以内），每天2次，治类风湿关节炎、类风湿脊柱炎、胃痉挛、病后或妇女产后身体虚弱、贫血、神经痛、下肢麻痹、痿弱、步履困难等症。

（2）乌梢蛇羹：大乌梢蛇1~2条，去头宰杀后，作菜煮汤，吃肉喝汤，连食3~4次，治皮肤湿疹反复发作，脓疱疖痈等皮肤化脓性疾病和过敏性体质。

温馨提示 蛇的种类很多，总的来说分为有毒蛇和无毒蛇。毒蛇的毒液是在毒牙下面的毒囊里，蛇肉没毒，若切去蛇头后，不论毒蛇或无毒蛇都可以食用。

21. 乌骨鸡

作用概说 又名乌鸡、药鸡、武山鸡、羊毛鸡、绒毛鸡、松毛鸡、黑脚鸡、丛冠鸡、穿裤鸡、竹丝鸡等。味甘，性平，无毒。归肝、肾经。能补益肝肾、养阴退热、滋补强身。主治病后虚弱、羸瘦消渴、脾虚滑泄、风寒湿痹、下痢口噤、崩漏带下、孕妇胎动不安、产妇产后虚羸。现代研究分析证实，含蛋白质、脂肪、钙、磷、铁、烟酸及维生素B_1、B_2

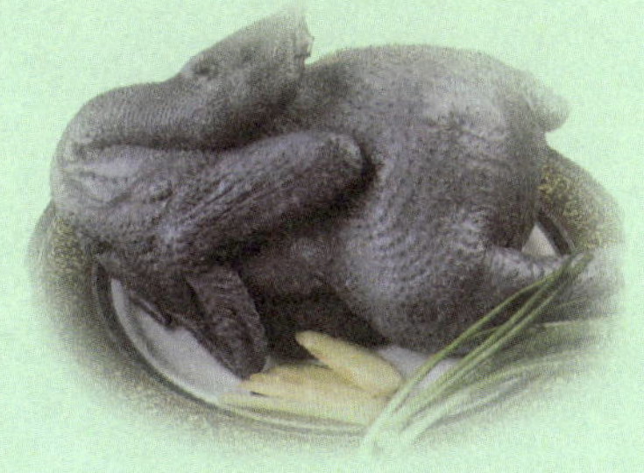

等。诸如总蛋白及丙种球蛋白、氨基酸、维生素C、胡萝卜素等营养物质，均比普通肉鸡要高，所含维生素E要比普通鸡高2.6倍。尤其是癌症患者放疗、化疗或手术治疗后服食，更为适宜。能滋补强壮，提高免疫功能，控制肿瘤生长、发展、转移，延长生存期，是一种扶正抗癌食品。普通肉鸡味甘，性温。归脾、胃经。能补中益气、补精填髓。宜于脾胃虚弱、疲乏、纳食不香、慢性泄泻。

食谱举例

（1）杞子茉莉炖乌鸡：枸杞子10克，茉莉花干品10克，乌骨鸡1只（约500克）。枸杞子洗净。鸡去毛及肠脏等，用纱布包好茉莉花放入鸡腹中，竹签缝好切口，将枸杞子及乌骨鸡放锅内炖熟，去茉莉花及竹签，和盐调味，饮汤或佐膳。能补血理气、温中健脾、滋养肝肾。适用于晚期乳腺癌等癌症久病体虚、消瘦乏力、气短懒言、喜暖嗜睡、烦闷疼痛者。也可只用乌鸡，入陈皮3克煮汤。

（2）清蒸人参鸡：人参3~5克，母鸡1只，火腿肉10克，玉兰片10克，水发香菇15克。将上述食品经浸泡洗净后装入鸡胸腔内，放在蒸锅内蒸熟后食用，能益气养阴，适用同上。

温馨提示 煮、炖、蒸、炒食均可，或作为补益药膳常用。实证、热证、疮疡和痘疹后患者忌食。

22. 鸡蛋

作用概说 又名鸡子。味甘，性平。能滋阴润燥、养心安神、清咽开音、益气养血安胎。宜于阴虚胃痛、便秘、糖尿病气血不足、心神不安、失眠多梦者。鸡蛋为血肉有情之品，为动物优质蛋白，含量为14.7%，含有人体必需的8种氨基酸，并含有一定的胆固醇，但适量食用不会导致高胆固醇血症。1986年中国科学院遗传研究所从鸡蛋中分离出一种抗胃癌细胞的IQY抗体，经动物实验证明，这种抗体能杀死大部分胃癌细胞。不仅如此，日本太阳化学工业公司的研究人员还发现，鸡蛋中含有抗癌物质光黄素和光色素，每个鸡蛋含量约为10微克，具有抑制癌细胞增殖的作用。在治疗癌症的民间偏方中，也有不少是将剧毒中药如斑蝥、狼毒、蜈蚣等，放入鸡蛋内蒸熟食用。

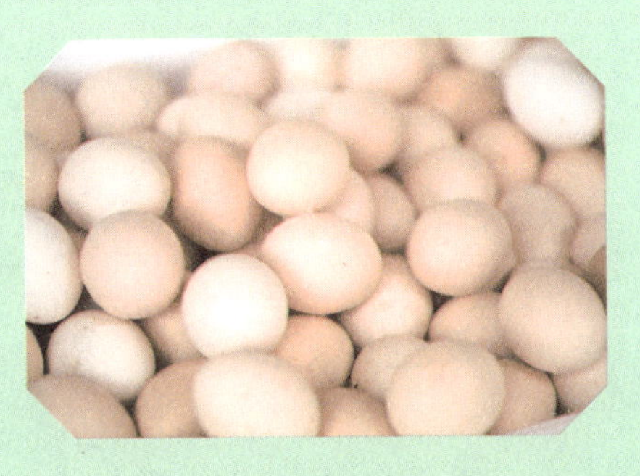

食谱举例

（1）马齿苋卤鸡蛋：马齿苋适量，鲜鸡蛋2个。先用马齿苋加水煮成卤，再取300毫升煮鸡蛋。每天1次，连汤齐服。能够清热解毒、消肿、去瘀、止痛，适用于肝癌发热不退、口渴烦躁者。

（2）藕汁炖鸡蛋：藕汁30毫升，鸡蛋1个，冰糖少许。鸡蛋打开搅匀后加入藕汁，拌匀后加少许冰糖稍蒸熟即可。经常服食，能止血、止痛、散瘀，肝癌有出血者宜用。

温馨提示 有部分患者常以鸡蛋取代主食的做法是不对的。碳水化合物摄入不足，而蛋白质摄入过量，就会增加肾脏负担。气滞证、食积证、湿证和外感者慎食。

23. 鸭

作用概说 又名家鸭、鹜、舒凫。味甘、咸，性寒。归肺、肾、脾、胃经。能大补虚劳、补气养胃、清肺解热、滋阴补血、定惊解毒、利水消肿。宜于骨蒸盗汗、消渴咯血、咳嗽气短、食少乏力、阴虚胃痛、失眠、水肿胀满、疮毒痈肿。《本草纲目》记述，鸭肉“滋五脏之阴，清虚劳之热，补血行水，养胃生津，止咳息惊”。此外鸭血、鸭肝、鸭胆和鸭蛋清也具药用价值。鸭血可补血、清热、解毒，治中风、小儿白痢、月经来时潮热、不思饮食、营养性巨幼红细胞性贫血等疾病；鸭蛋具有滋阴、补虚、清热之功效，可清肺火，止热咳、喉痛，治妇女产后赤白痢、男子睾丸鞘膜积液和阴囊橡皮肿、烫伤、湿疹和静脉曲张性溃疡、幼儿消化不良、鼻衄、头胀痛、风寒或风火各种牙痛、高血压、肺阴虚所致的干咳、咽干咽痛、心烦、失眠等疾病。

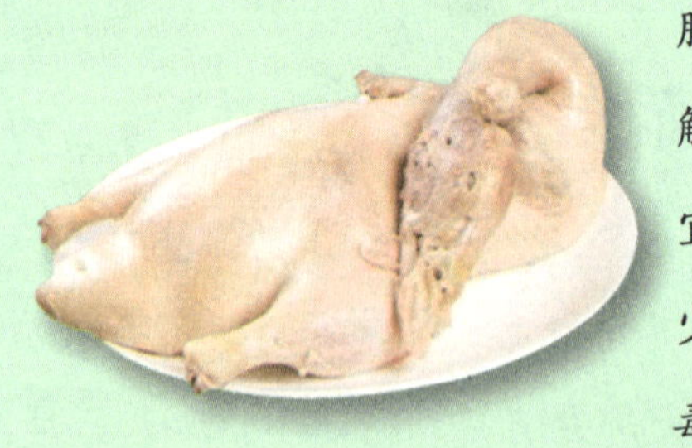

现代用于治疗贫血、肺结核、营养不良性水肿、慢性肾炎等疾病。营养学分析认定，可食鸭肉中的蛋白质含量16%~25%，比普通畜肉含量高得多。鸭肉蛋白质主要是肌浆蛋白和肌凝蛋白，另一部分是间质蛋白，其中含有溶于水的胶原蛋白和弹性蛋白，此外还有少量的明胶，其余为非蛋白氮。用鸭掌骨精制而成的鸭骨冻，能美容养颜。用鸭骨架熬制的鸭汤，含丰富的胶质蛋白、肌肽和氨基酸等，可补虚暖胃、强筋壮骨、活血行气，有益于保护心脏，有人称之为鸭骨琼液，多食可以延年益寿。鸭肉中的脂肪含量适中（约为7.5%），比猪肉低，并较均匀地分布于全身组织中。脂肪酸主要是不饱和脂肪酸和低碳饱和脂肪酸，因此熔点低，在33~40℃之间，消化吸收率比较高。鸭肉是含B族维生素和维生素E比较多的肉类。实验证明鸭汤、鸭汤粉能使小鼠游泳时间增加，有抗疲劳作用；鸭油的胆固醇含量也比较低，饱和脂肪酸、单不饱和脂肪酸、多不饱和脂肪酸的比例较好，接近理想值，是动物油中比较利于人体健康的。

食谱举例

（1）煮老鸭：3年以上老鸭1只，去毛及内脏，填入大蒜头4~5个，也可用川厚朴6克，煮至烂熟，不加盐，可加少量糖，喝汤吃鸭和蒜，治慢性肾炎浮肿。适用于泌尿系统癌症患者。

（2）虫草鸭：虫草10克，放入老雄鸭肚中，加水炖熟调味食用。能润肺补中、滋肾益精。适用于肺癌咳血、久咳虚喘、腰膝酸痛及晚期癌症形体虚衰者。或猪蹄炖鸭，对老人体虚或肺结核虚热咳嗽者有效。

（3）全鸭冬瓜汤：取带皮冬瓜100克，鸭1只，瘦肉30克，海参、芡实、薏苡仁各15克煮汤至烂熟，有补虚、抗癌作用。

（4）苡仁鸭脯：嫩公鸭1只入沸水中煮透，捞出揩干水分晾冷，剔去骨，去鸭头，切成一字条，鸭脯皮向下，按层次均匀平铺于蒸碗内，放入葱40克，干姜10克，料酒5克，胡椒粉1克，食盐1克，将泡好的苡仁50克，沸水500毫升加入碗内，上笼蒸约30分钟到鸭肉软烂。锅内加入化猪油20克，豆油15克，烧至六成热时，投入已洗净切好的蘑菇60克，冬笋片30克，略炒后入清水500毫升，料酒3毫升，胡椒粉1克，食盐2克共煮烧。并将蒸后的鸭脯原汤汁滗入锅内，把鸭脯翻扣于盘中，将豌豆尖或青菜叶50克在锅内烫熟，放在鸭脯周围。待锅内汤汁减半时，入水豆粉3克收汁，加入香油10毫升起锅，把汁淋于鸭脯上即成。适用于各种癌症久病体虚者。

温馨提示 鸭子吃法多样，药用老鸭性寒，嫩鸭则性温热。老鸭的含氮浸出物较嫩鸭多，野鸭内含氮浸出物更多。因此，老鸭的汤比嫩鸭鲜美，野鸭滋味更比老鸭好。脾虚腹泻、外感未清者忌食。

24. 猪肉

作用概说 又名豚肉、彘肉、狶肉。味甘、咸，性微寒。归脾、胃、肾经。能补肾养血、滋阴润燥。主治热病伤津、消渴羸瘦、肾虚体弱、产后血虚、阴虚胃痛、燥咳、便秘。民间验方：猪瘦肉60~120克，生地黄30克，茯苓60克同煮汤服食，治小儿疮疖脓肿；猪瘦肉60克，槐花30克，煮汤服食，治痔疮。

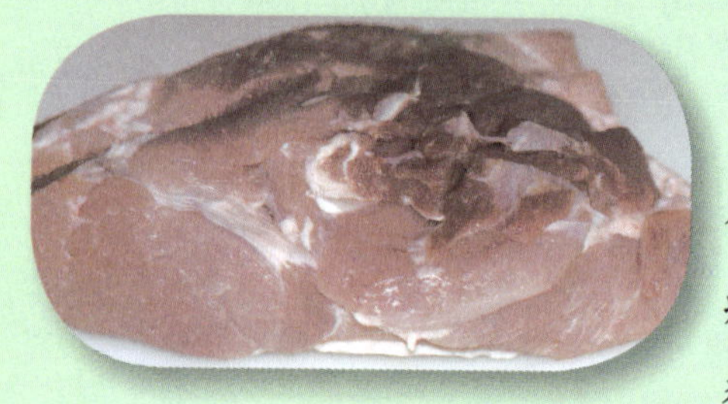

猪肚（猪胃）味甘，性温，可补益脾胃。宜于虚弱、泄泻，近代用于治疗胃下垂和消化性溃疡。猪肾俗称猪腰子，治肾虚腰痛、身面水肿、遗精盗汗、老人耳聋。猪脑治头风、眩晕、冻疮、皲裂等。

现代研究分析证实，每100克瘦肉中含蛋白质16.7克、脂肪28.8克、碳水化合物1.1克、钙11毫克、磷177毫克、铁2.4毫克；每100克肥肉中含蛋白质2.2克、脂肪90.8克、碳水化合物0.8克、钙1毫克、磷26毫克、铁0.4毫克。医学研究认为，维生素A有一定的抗癌防癌作用，对诱发的动物皮肤癌、肺癌、膀胱癌、乳腺癌、宫颈癌等都有预防作用。猪肝养血、明目。其中含有多量的维生素A，每100克猪肝内维生素A高达8 700国际单位。所以，癌症患者以及放疗、化疗、术后患者均宜服食。日本科学家用肝粉做动物实验，证实动物肝脏中含有阻止癌细胞生长的物质。1971年，美国密执安大学生物化学家证实了肝中具有解毒和防癌功效的特殊物质——细胞色素。诺贝尔奖获得者圣乔治博士用肝提取物饲养小白鼠，发现这种提取物具有惊人的抗癌能力。猪蹄俗称猪脚爪，可补血、通乳、托疮，治妇人乳少、痈疽、疮毒，适宜癌症患者手术后，或放疗化疗后食用，能使手术创口愈合快、体重增加、白细胞及血色素升高、面色红润，起到增强体质、扶正抗癌的作用。

食谱举例

（1）**花椒炖猪肉**：花椒7粒，常法炖猪肉。能温中散寒、化湿止痛。适用于脾胃虚寒型胃癌患者。

（2）**猪肉药膳**：猪瘦肉60克，鲜鹅不食草（捣烂）30克，或鸡骨草50克，红枣4枚，煮汤服食，治肝癌黄疸。

（3）**双耳炒猪肺**：黑木耳、白木耳各5克，猪肺100克。木耳用温水发胀，猪肺洗净切薄片，莴笋片或豌豆尖20克，葱5克，生姜片3克，大蒜片10克，料酒5毫升，食盐1克。加植物油30毫升炒熟即成。能补肾养血、滋阴润燥，适用于呼吸系统癌症等各种癌症体虚者。

温馨提示 猪肉是日常食品，熬汤、炒、煮或做药膳，健康人和患者都能吃。但是，多吃使人虚胖，或冷食易引起饱胀或腹泻。对于脂肪肉及猪油，患高血压或偏瘫（中风）病者及肠胃虚寒、宿食不化、外感者应慎食。一般入药膳均为猪瘦肉。

25. 牛奶（附：马奶、羊奶）

作用概说 又名牛乳。味甘，性平。归肺、胃经。能补虚损、益肺胃、生津液、润大肠。宜于阴虚胃痛、津亏便秘；近代用于治疗消化性溃疡病、习惯性便秘。元代《丹溪心法》有记载：“（牛奶）治反胃，牛乳一盏，韭菜汁二两，用生姜汁半两，和匀温服。”现在已分析出牛乳含有100多种成分，被公认为比较理想的食品。每100克牛乳所含脂肪3~5克、乳糖4.2~5.0克、蛋白质3.0~4.0克，无机盐0.6~0.75克、特别是钙含量高，而且钙、磷比例合理，有利于吸收。牛乳中含有所有已知的各种维生素，尤其是维生素A和B_2含量较高，是人类维生素A和B_2的重要来源。牛乳中胆固醇含量少，而且还含有能降低血胆固醇的3羟-3甲基戊二酸及乳清酸，对中老年尤为适宜。现代研究认为，牛奶的蛋白质中含有人类所需的全部必需氨基酸，其中的酪氨酸，可能有抑制体内形成亚硝酸盐的功效，对于防止消化道癌变有积极的作用。酸牛奶含有丰富的蛋白质和维生素A，不仅能补益身体、增强体质、提高机体免疫系统功能、有效地防御癌症，同时还能影响致癌物质的代谢途径，与致癌物质有生物拮抗作用。适宜防治癌症或癌症患者放疗、化疗后服食。

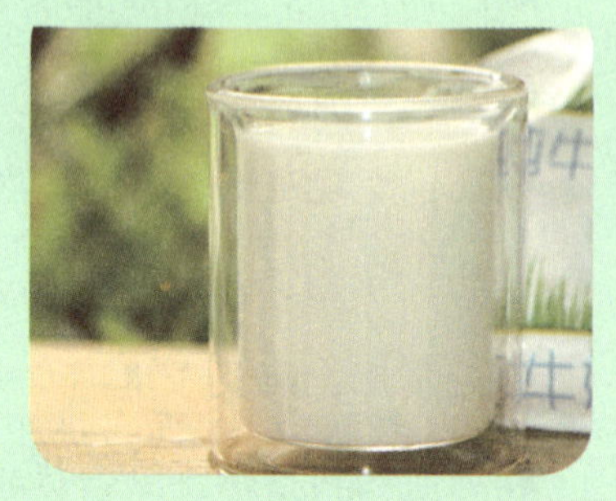

食谱举例

（1）牛奶韭菜粥： 牛奶250毫升，粳米50克，鲜韭菜100克，白糖适量。鲜韭菜洗净榨汁。米淘净入锅，加入清水煮粥，将熟时，加入牛奶、韭菜汁稍煮。下白糖，调匀。每天2次，温热服食。能润燥利肠、补虚抗癌。适用于食管癌、贲门癌、胃癌，进食则吐、噎膈难咽，以及癌症体弱之人服用。也可牛奶、韭菜分别煮粥。

（2）羊乳粥：羊乳500毫升，粳米100克，白糖适量。粳米淘净，加入清水烧开，改用小火煮至粥熟，加入羊乳即成。每天2次，早、晚空腹温热服食。能温润补虚、益气养阴、防癌抗癌。适用于胃癌呕吐、气逆，以及癌症术后调理者。

温馨提示 腹泻、脾虚证、湿证者慎食，缺乏乳糖酶的人，饮牛乳不消化、易腹泻，可服酸奶。

附：马奶、羊奶 马奶所含的乳蛋白及乳脂等都比牛奶低，质较清稀。味甘，性凉，有补血润燥、清热止渴的功效，所谓"功同牛奶而性凉不腻"。山羊奶富于脂肪，绵羊奶则更高，为黏性乳白液。性味甘温，有补虚养血的功效。

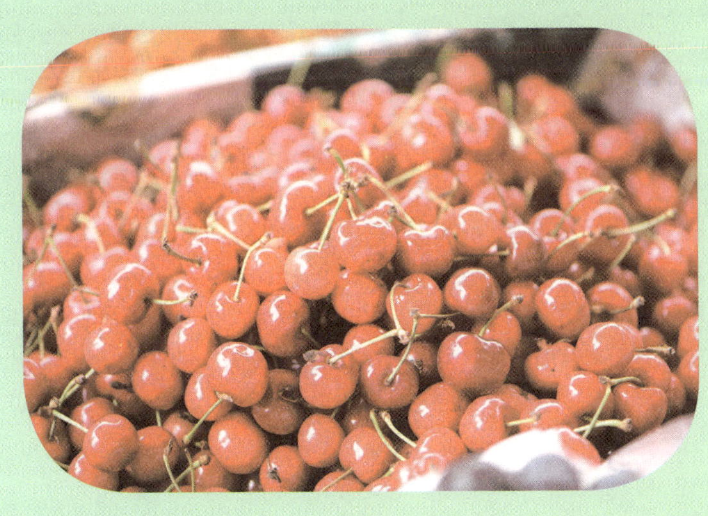

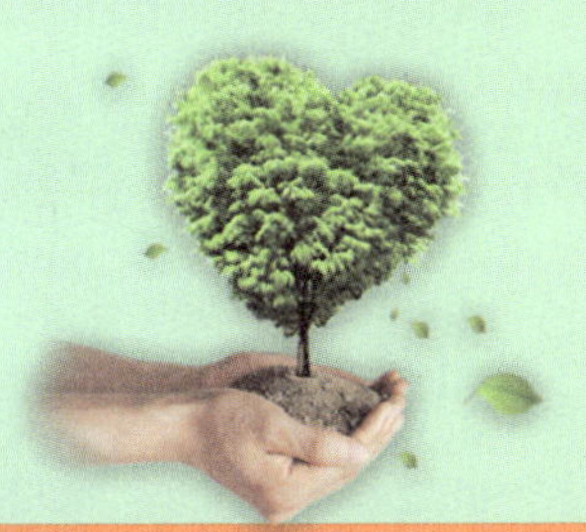

下篇：抗癌大套餐

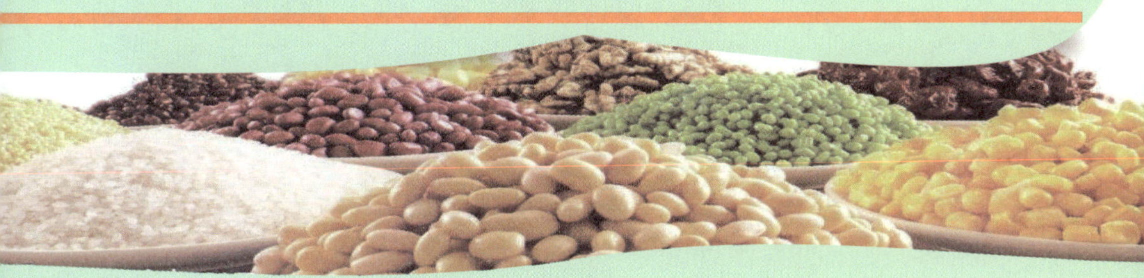

怎样才能"吃掉"癌症？有人重视营养，试图以"山珍海味"具有的营养"压倒"癌症；有人坚信偏方，期望用"蛇虫怪兽"所含的毒素，"毒死"癌症。然而，专家认为，在科学理论指导下的食疗是"吃掉"癌症有效的辅助手段。

癌症的食疗，就是要营养平衡、全面，多样化地选用日常食品。它不同于服药，针对性并不是很强，各种癌症都可以在中篇介绍的食物中随意选择，尽可能花样丰富一些，只要注意寒热温凉的搭配就可以了。当然，食用之前，有必要了解相关的知识。

具体的癌症很多，食疗的种类也举不胜举，本篇介绍的只是举例而已，不可能（也不需要）面面俱到，读者可以举一反三，灵活使用。至于所介绍的"制法"，则灵活性更大，只是有的食谱后所附的"注意事项"，倒是不能忽视，而应切实加以"注意"。

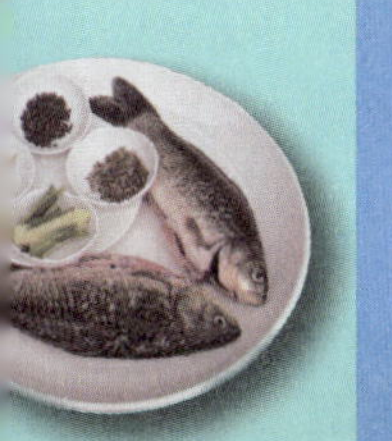
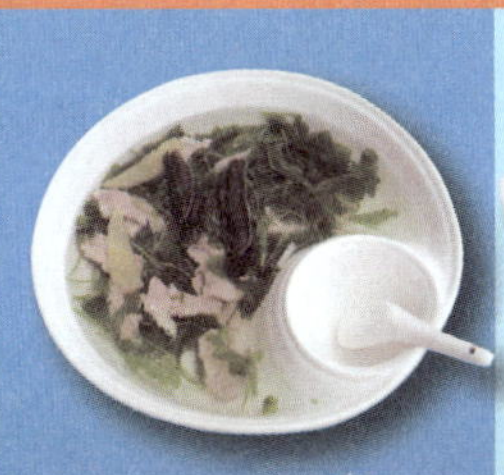
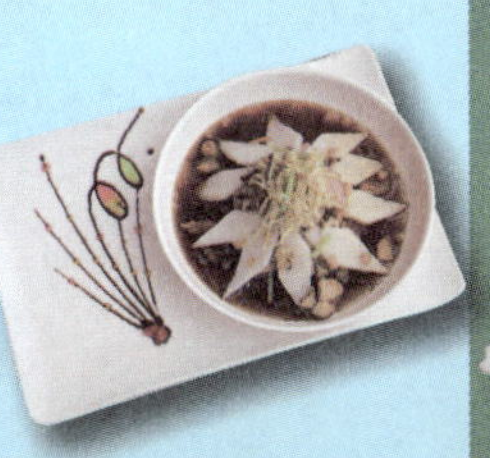
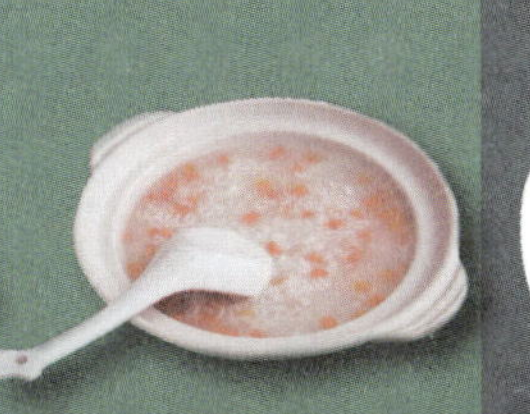
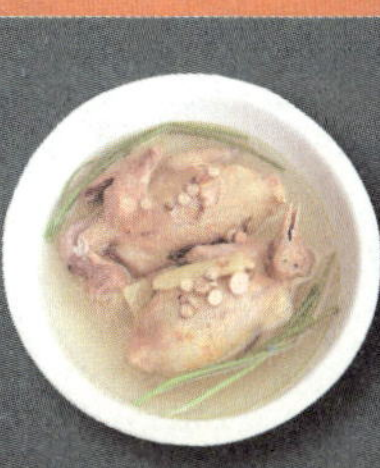

呼吸系统由鼻、气管、支气管和肺等组成。这是一个专门"同气体打交道"的系统，同时，也是癌症的"高发地带"。究其原因，可能与空气污染及抽烟等不良的生活习惯有关。以下介绍的食疗知识就是主要针对——

呼吸系统癌症

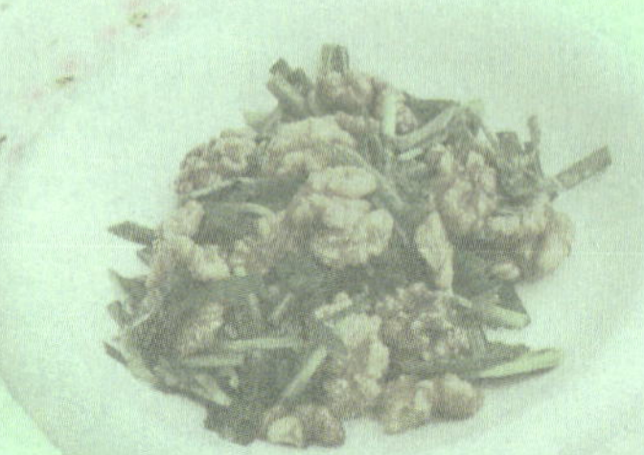

一、肺癌

【食疗宜忌】

1. 患者当出现咳嗽、咯血等症状时，宜食用一些止咳化痰、养阴润肺、凉血止血、补血抗癌的食物，如莲藕、梨、百合、白木耳、乳制品、豆制品等。

2. 肺癌手术后，因损伤肺气而引起气短、乏力、胸闷、多汗等症状，宜以补气养血的食物为主，如鸡蛋、瘦肉、莲藕、大白菜、山药、大枣、龙眼、松子、苹果、草莓等。

3. 肺癌在放疗时，会引起口燥咽干、咳嗽少痰、皮肤灼痛等症状，宜多吃滋阴养血的食物，并以新鲜蔬菜水果为主，如杏仁露、荸荠、白梨、柿子、枇杷、枸杞子、甜橙、罗汉果、香蕉、核桃、银耳、百合、番茄、菠菜、莲藕、蜂蜜、海蜇皮、银鱼等。

4. 肺癌在化疗时，因药物毒性大，导致气血大伤、全身乏力、食欲不振、恶心、呕吐等症状，甚至出现骨髓抑制，血小板、白细胞数量减少等，宜大补气血，饮食可选用鲤鱼、排骨、燕窝、香菇、木耳、冬虫夏草、黄花菜、大枣、花生、葵花籽、猪皮汤、动物肝脏等。

5. 忌食荤腥、油腻以及辛辣有刺激性的食物，少吃生葱、生蒜等，严禁烟、酒。

【食谱举例】

主食

1. 无花果粳米粥

参见中篇“无花果”。

2. 银耳粥

参见中篇“银耳”。

3. 雪梨贝母粥

原料　雪梨2个，川贝母10克，粳米50克，冰糖适量。

制法　雪梨洗净捣碎榨汁，川贝母研成细末，粳米淘净入锅，加入清水烧开，改用小火熬煮。粥将熟时加入雪梨汁、川贝母粉末，稍煮调匀即可。每天2次，温热服食。

功能　润肺、祛痰、止咳。适用于肺癌燥咳等癌症患者。

4. 虫草粥

原料　冬虫夏草粉6克，粳米50克，冰糖适量。

制法　粳米淘净入锅，加入清水烧开，用小火熬煮至粥将熟时，加入冬虫夏草粉，熬煮成粥，下冰糖至溶即成。每天早晚温热服用。

功能 益肺补肾、抗痨抗癌。适用于肺癌咳血、干咳者，能提高免疫功能。

【禁忌】感冒发热、咳嗽或肺热咳血者忌服。

5. 人参阿胶粥

原料 人参5克，阿胶10克，粳米50克。

制法 粳米淘净入沙锅，加入清水、人参烧开后，改用小火煮至粥熟，加入阿胶、蜂蜜，继续煮至阿胶烊化即成。每天2次，温热服食，人参可嚼食。

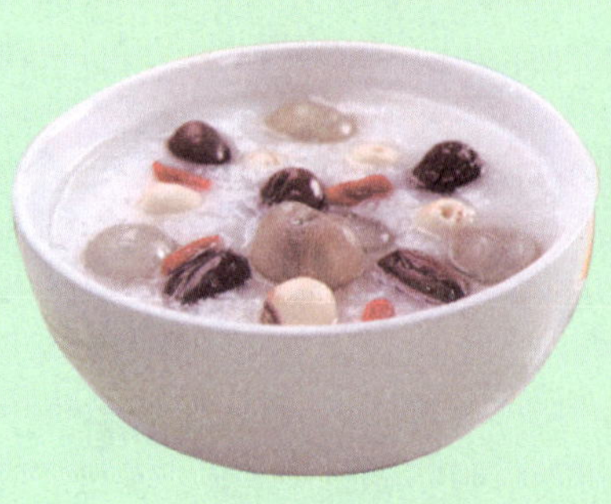

功能 益气补血。适用于肺癌大出血后引起虚脱和各种癌症体弱者。

【禁忌】发热及有外感症状者忌服。

6. 仙鹤红枣饭

原料 仙鹤草30克，红枣20克，糯米50克。

制法 仙鹤草洗净放入沙锅，加清水800毫升，煎至500毫升，去渣留汁。糯米与红枣一同放入药汁锅内，用小火焖成饭。每天2次食用。

功能 解毒消肿、收敛止血。适用于肺癌咳血不止，痰中带血者。

7. 百合薏仁饭

原料 百合30克，薏仁30克，粳米100克。

制法 百合晒干研成粉。薏仁、粳米淘净入锅，加入清水烧开，加入百合粉，用小火焖成饭。每天2次，早、晚温热服食。

功能 润肺止咳、养心安神、健脾利湿、散结抗癌。适用于肺癌、鼻咽癌及各种癌症患者放疗后咽干舌燥、痰气瘀积等症状者。

8. 白果怀山饭

原料 白果15克，怀山药30克，猪瘦肉60克，粳米100克。

制法 白果去壳及芯，怀山药刨茸，猪瘦肉切块，与粳米一起放入锅内，加清水适量，小火焖至各物熟烂，温热服食。

功能 养肺益气、健脾除痰。适用于晚期肺癌气虚体衰、不思饮食者。白果甘苦涩平，有毒，归肺经。能敛肺定喘、缩尿止带。粗提取物有抗癌、抗氧化作用，白果酚、银杏苷有毒，不可过量。适用于肺癌、骨髓瘤等患者。

菜肴

1. 党参老鸭

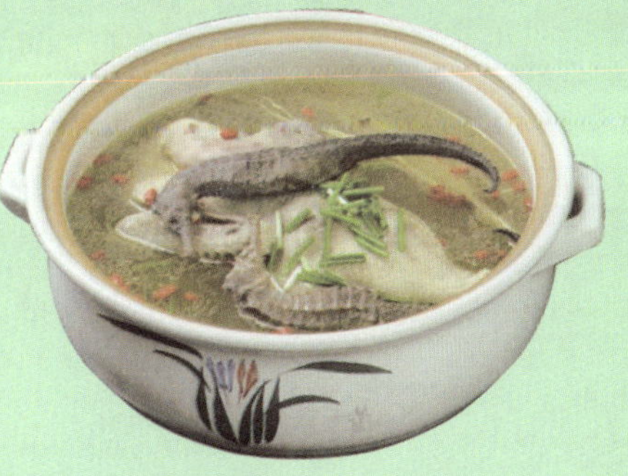

原料 黄芪、党参各15克，杏仁9克，贝母9克，熟地黄20克，老鸭半只。

制法 先用清水泡去杏仁外皮，黄芪、党参、熟地黄等布包，老鸭去头脚，和药材一起放入锅内，加清水适量煮沸后，用小火炖2~3小时，调味即可食用。

功能 补气滋阴、润肺化痰、清热止咳。适用于肺燥气虚、内有痰热的肺癌患者和其他癌症患者，主要表现为咳嗽胸闷、痰黄浓稠、呼吸短促、声音微弱等。

禁忌 外感发热时忌食。

2. 川贝母萝卜汤

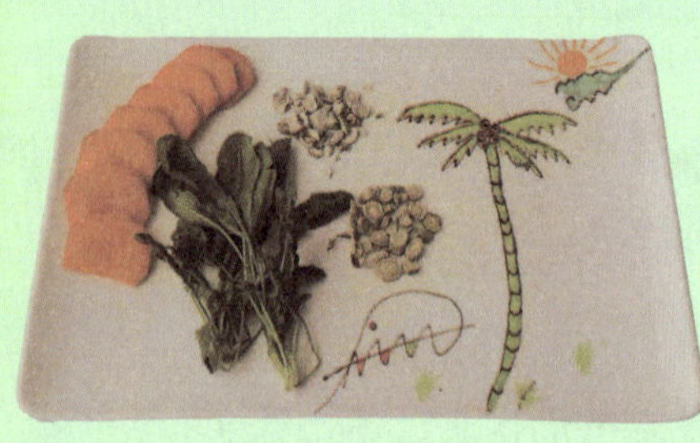

原料 胡萝卜100克，黄芪30克，川贝母20克，紫苏梗15克。

制法 胡萝卜洗净，再加入布包的黄芪、川贝母、紫苏梗药包，加清水适量，小火煮20分钟，取出药包，调味，吃萝卜喝汤。

功能 化痰止咳、顺气宽胸。适用于咳嗽、咳痰、胸闷不适等症状的肺癌患者和其他癌症患者。

3. 白花蛇草鸭

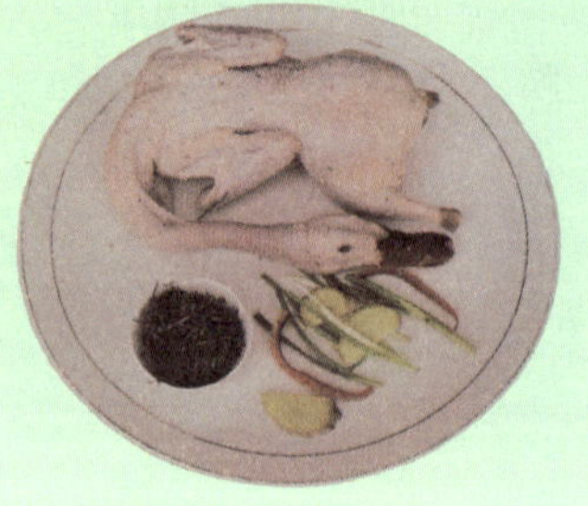

原料 鸭子1只，白花蛇舌草30克。

制法 鸭子去毛、头、爪和内脏，把白花蛇舌草放入鸭腹内，一起煮沸后，小火炖3小时，即可食用。

功能 清热解毒抗癌，适用于早期食欲尚可、有胸闷症状的肺癌患者和其他癌症患者。

4. 凉拌鱼腥草

原料 鲜鱼腥草100克，鲜藕200克，大蒜15克，葱、姜、盐、酱油、醋、味精、麻油适量。

制法 鱼腥草去黄叶，用滚开水烫一下，去除腥味，捞出加盐少

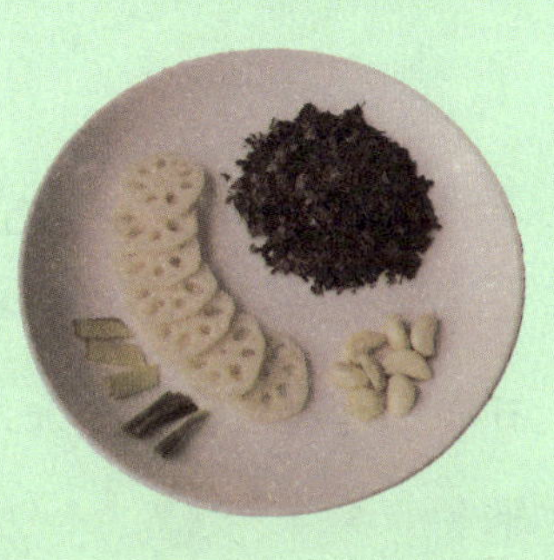

许腌渍，切成细丝；鲜藕切片，姜、葱、蒜切碎，都放入盘内，加佐料拌匀，调好口味即可食用。

功能 清热解毒、凉血散瘀、活血消肿。适用于肺癌等各种癌症，有胸闷、咳嗽、痰中带血等症状者。

5. 参芪猪肺汤

原料 人参10克，黄芪25克，猪肺500克。

制法 黄芪用布包好，一起小火煎煮1~2小时，加上调味料，即可食用，人参也可食用。

功能 益气补虚、养肺平喘。适用于体虚气短、动则气急、多汗、自汗、咳喘、憋闷等症状的肺癌和其他癌症患者。

禁忌 外感发热者忌服。

6. 白及炖燕窝

原料 干燕窝15克，白及9克，冰糖20克。

制法 泡发燕窝的时间根据其质地而定，一般约3分钟，燕窝发软后，用手捏感到松脆，滤去碱水，反复用开水漂洗几次，直至漂净碱味，切成小块，再用干布盖上压去水分。白及片放入瓷盅，加水适量炖1小时，过滤去渣，将白及药汁倒入碗内，放入冰糖、燕窝，再隔水蒸30分钟即可食用。每天分2次服用，连服7~10天。

功能 益气补中、养阴润肺、凉血止血。适用于身体虚弱、燥咳、咯血的肺癌患者。

7. 川贝百合猪蹄汤

原料 川贝母10克，百合50克，猪蹄250克。

制法 川贝母打成粉。猪蹄切成片状，用手挤去泡沫，与川贝、百合一起放入锅内，加入适量清水，慢火熬煮3小时后，和盐调味，温热服食。

功能 滋阴润肺、祛痰止咳。适用于肺癌咳嗽、痰血、短气、口干者。

8. 银耳炖瘦肉

参见中篇“银耳”。

9. 甲鱼圆肉薏仁汤

原料 甲鱼1只，桂圆肉15克，薏仁60克，猪骨250克。

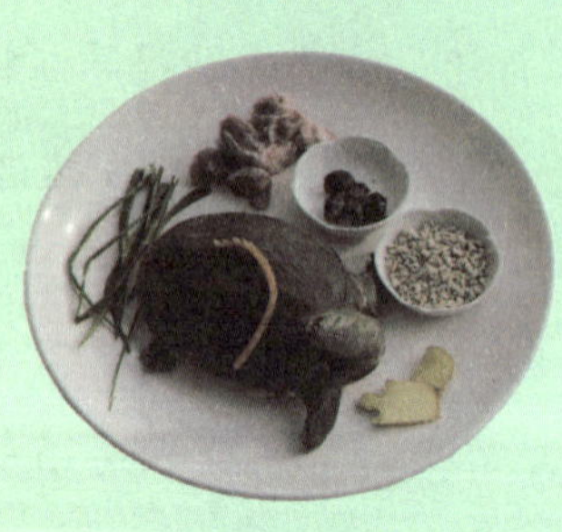

制法 甲鱼宰后理净切碎，桂圆肉、薏仁洗净，猪骨斩成小块，以上食材一起加水慢火炖熟，和盐调味服用。

功能 滋阴补血、润肺化痰。适用于肺癌和其他癌症，阴虚消瘦、盗汗失眠、痰涎壅盛、短气喘促者。

10. 冬虫夏草炖水鸭

参见中篇“鸭”。

11. 鲍鱼莲子瘦肉汤

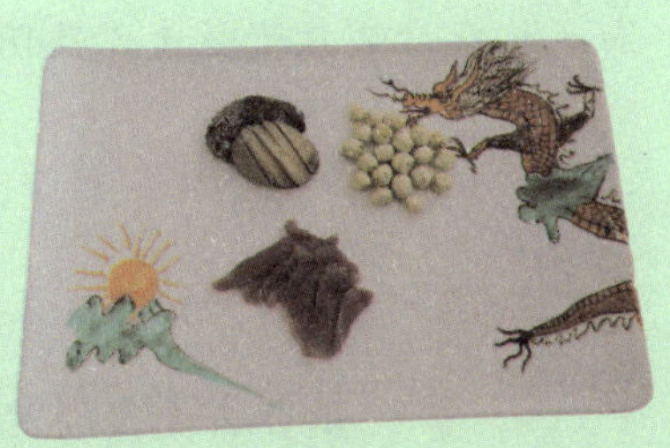

原料 鲍鱼干30克，莲子30克，猪瘦肉100克。

制法 鲍鱼干洗净，浸泡1~2天后切片。莲子去心。猪瘦肉切片。以上食材一起加水慢火炖2小时，调味温服。

功能 补中益气、滋阴填精。适用于肺癌和其他癌症，气阴两虚、烦热、短气、乏力者。

12. 无花果鱼腥草汤

原料 无花果（干品）50克，鱼腥草30克，猪瘦肉100克。

制法 猪瘦肉切细，鱼腥草切成段。无花果、鱼腥草、猪瘦肉一起加入适量清水，慢火煮1小时，去鱼腥草，调味服食。

功能 清热解毒、润肺清肠。适用于肺癌等各种癌症，咳嗽、痰壅、便秘者。

13. 绿豆芽莴笋炒沙丁鱼片

参见中篇“沙丁鱼”。

饮料

1. 荠藕甘露饮

原料 生荠菜200克，鲜莲藕150克，梨子2个。

制法 捣烂绞汁生饮。每天3次，连饮7天。

功能 清热凉血、化痰生津养胃。适用于肺癌痰热咳嗽、咯血、咳血或放疗后咽焦干咳者以及阴虚型的癌肿患者。

2. 银杏橄榄冰糖水

原料 银杏、鲜橄榄各10枚，冰糖适量。

制法 银杏去壳，浸泡1天，去膜去芯。鲜橄榄去核，略捣烂，冰糖打碎。以上食材一起加水3碗，慢火煎至1碗，慢慢咽饮，渣可吃。

功能 清热祛痰、和胃润肺。适用于肺癌咳嗽、痰血，或癌症放疗中见咽干、咳嗽者。

注意事项 银杏即白果，有小毒，不可过量。

3. 王浆杏仁露

原料 蜂王浆200毫升，南杏仁（甜杏仁）20克，蜂蜜适量。

制法 杏仁清水浸泡去皮尖，捣碎或磨细末，加水适量煮沸，滤出汁，再熬一次，合并药液浓缩至100毫升，倒入冷藏的蜂王浆，调入蜂蜜，搅拌均匀，凉后频频饮用。

功能 润肺止咳、平肝健脾。适用于肺癌干咳痰血、消瘦、虚热者。

4. 蔗浆猴桃汁

参见中篇“猕猴桃”。

点心

1. 山药雪梨膏

参见中篇“梨”。

2. 藕米糕

参见中篇“藕”。

3. 冰糖银耳燕窝羹

原料 西洋参片5克，银耳15克，燕窝30克，冰糖20克。

制法 把银耳洗净泡水，燕窝撕碎，去杂质。全部材料一起放入炖盅内，加开水适量，炖盅加盖小火炖煮2小时，随时食用。

功能 补气润肺、化痰止咳。适用于肺癌体质虚弱的患者，症见咳喘少气、神疲乏力、咽干口燥、胸闷、咳痰带血或有痰难咳等。

水果

参见上篇“食疗宜忌”。

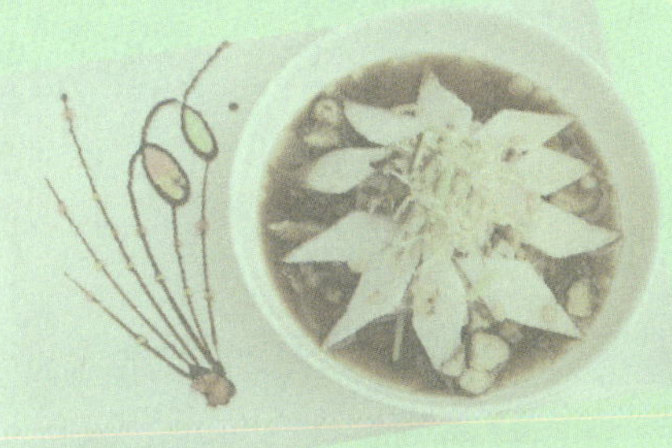

二、鼻咽癌

【食疗宜忌】

1. 宜多选用清热、解毒、泻火的食物，忌食辛、热之物。忌食韭菜、葱、姜、榨菜、羊肉、鳝鱼、虾、蟹等温热之物。

2. 痰凝气结是本病的主要病理之一，所以宜少用生湿助痰的食物。应选用海带、紫菜、龙须菜、海蜇等。

3. 放射治疗是鼻咽癌的主要治疗方法，由于放射线损伤唾液腺可出现口干舌燥、渴喜冷饮、心烦、舌红少苔等症状，因此食疗宜用甘蔗汁、梨汁、莲藕汁、西瓜汁等频服；或嚼食去皮的黄瓜、藕、苹果、梨、甜瓜、西红柿、猕猴桃、草莓、香蕉等瓜果；以鲜芦根适量生食或煎汤饮也可。

应多喝水、果汁、牛奶等。口味宜清淡甘润，不宜过于生冷，以免伤胃。可以含酸梅、罗汉果、橄榄、青梅、无花果等。

4. 如有头晕、目眩、耳聋、口苦、急躁、易怒等症状，宜选用清肝泄热、滋阴潜阳的食物，如菊花茶、决明子茶、苦菜、黄花菜、苦瓜、李子、鲍鱼、荠菜等以及稀粥、羹汤，以减轻症状。

5. 严禁烟、酒、槟榔；慎用辛辣有刺激性的食物，如辣椒、胡椒、茴香等。并发感染时，还应忌食羊肉、狗肉等热性食物。

【食谱举例】

主食

1. 萝卜薏仁饭

参见中篇“薏苡仁”。

2. 增液粥

原料 玄参、生地黄、麦门冬各10克，粳米100克。

制法 玄参、生地黄、麦门冬煎2次，去渣取汁，合并药液，与粳米一起煮粥，调味食用。

功能 滋阴养血、清热解毒。适用于鼻咽癌等各种癌症放疗后口干、大便闭结者。

3. 莲子粥

原料 莲子（去芯）30克，粳米100克，白糖适量。

制法 莲子研成泥状，粳米淘净，一同入锅，加入清水适量。大火烧开，改用小火熬成粥。下白糖，调匀。每天1~2次，空腹温热服食。

功能　健脾益气、益心宁神、抗癌。适用于鼻咽癌等各种癌症心烦失眠者。

4. 葱头薏仁粥

原料　大葱头（带根须）5株，粳米、薏仁各50克，白糖适量。

制法　大葱头连根须洗净切段，粳米、薏仁淘净入锅，加入清水大火烧开，改用小火煮成粥，放入葱白煮烂。下白糖，调匀。每天1~2次，温热服食。

功能　辛温通窍、解表散寒、健脾利湿、降脂抗癌。适用于鼻咽癌等各种癌症患者。

菜肴

1. 蒜苗芋头

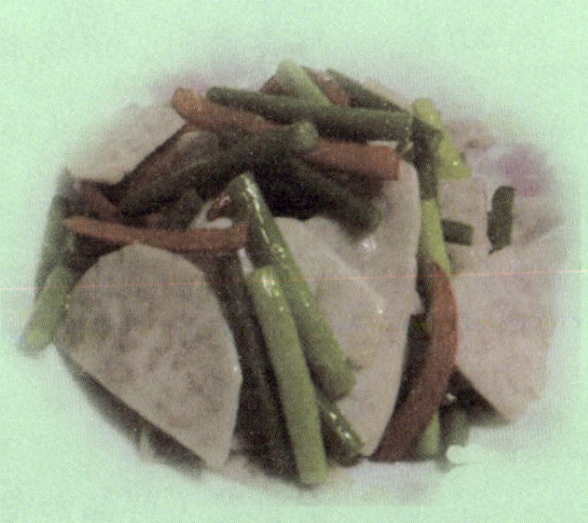

原料　芋头250克，蒜苗20克，味精少许，食用油、盐、酱、高汤各适量，生粉25克。

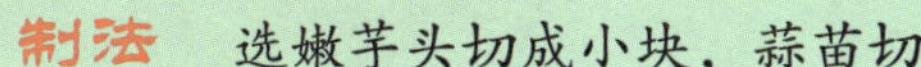

制法　选嫩芋头切成小块，蒜苗切成小段。热锅放入食用油，待油至六成热时，将芋头下锅炒，再加高汤、盐、酱油烧开，转小火，烧至芋头熟透，加入蒜苗，烧熟后加入味精，以生粉勾芡，收浓汁，起锅即成。

功能　健脾和中、解毒散结。适用于鼻咽癌等各种癌症颈淋巴结转移者。

2. 田七蜗牛瘦肉汤

原料 田七6克，鲜蜗牛肉60克，猪瘦肉150克。

制法 田七布包。蜗牛连壳洗净，以竹签挑出蜗牛肉用草木灰或细盐搓匀，则有多量黏液渗出，再用清水冲洗。猪瘦肉切细。上物一起加水煎汤，调味服食。

功能 消肿解毒、养阴散结。适用于各期鼻咽癌等癌症患者。

3. 甲鱼芦笋汤

原料 甲鱼1只（约500克），即芦笋50克，猪骨200克。

制法 甲鱼去肠脏后切细，芦笋洗净，猪骨斩碎，上物加适量的清水煮熟，和盐调味，饮汤食肉。

功能 解毒滋阴、消痰散结、润肺止咳、清肝补肾。适用于鼻咽癌等癌症治疗后复发或涕血、头痛者。

饮料

1. 金银花露

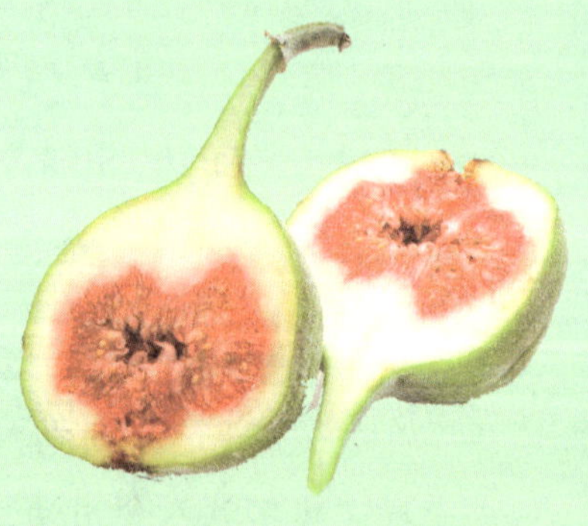

原料 金银花（鲜品加倍）50克，蜂蜜50毫升。

制法 银花加水2碗，加盖，小火煎煮取汁1碗。趁热加蜜，冷藏储存。每次冲服2汤匙，每天3次。

功能 清热解毒、补中润燥。适用于炎症、湿疹、恶疮、热毒等病症，可作为鼻咽癌、口腔恶性肿瘤等癌症的辅助治疗。

2. 香佩茶

原料 藿香、佩兰各3克。

制法 煎汤代茶，每天频频饮用，并可含漱。也可单用藿香10克。

功能 芳香化浊、祛湿解毒、开胃。适用于各类癌症和鼻咽癌食欲不振、舌苔白厚腻者。也适用于口腔恶性肿瘤所致的口臭者。

3. 决明子茶

原料 决明子30克。

制法 煎水代茶饮。

功能 清肝、明目、通便。适用于各类癌症和鼻咽癌有头痛、眩晕、便秘等症的患者。

4. 石斛生地汁

原料 石斛50克，生地黄60克，柿饼50克。

制法 柿饼切片后，将上物加入适量清水熬沸约30分钟后，滤出汁，再复熬1次，合并药液浓缩，凉后频频饮用，柿饼可食。

功能 清热养阴、养血凉血。适用于鼻咽癌涕血、发热，或癌症放疗出现口干咽燥者。

5. 橄榄罗汉果汤

原料 橄榄20个，罗汉果1个。

制法 橄榄略捣烂，与罗汉果一起，加水煎汤代茶饮。

功能 清肺润肠、祛痰通窍。橄榄即青果，味甘涩酸，性平，归肺、胃经，有解毒清肺、利咽生津的功效。适用于鼻咽癌咽痛、便秘，或鼻咽癌放疗中出现口咽黏膜溃破者。

点心

1. 川贝百合绿豆羹

原料 川贝6克，百合50克，绿豆100克，菱粉、冰糖适量。

制法 川贝打细末，上物一起加水适量，煮至绿豆熟烂，搅入菱粉、冰糖服食。

功能 清咽润喉、解毒除痰。适用于鼻咽癌涕血、头痛，或鼻咽癌放射治疗中出现口干咽燥者，亦可用于口腔癌患者。

2. 冬瓜荷叶杏仁蜜

原料 冬瓜500克，鲜荷叶2张，甜杏仁15克，蜂蜜适量。

制法 冬瓜连皮洗净切成块。甜杏仁磨细粉。将冬瓜、荷叶一起放入锅内，加水适量煮沸30分钟，滤出汁，慢慢调入杏仁粉，浓缩至稠，调入蜂蜜，凉后频频服用。

功能 利水消痰、止渴除烦、祛湿解暑、清热解毒。适用于鼻咽癌涕血、多痰、浮肿，或鼻咽癌放射治疗中出现口干咽燥者。

水果

参见“食疗宜忌”。

由口腔、食管、胃、肠及肝、胆、胰等组成的消化系统，是人体的“能源部”。其主要任务是完成对饮食物的粉碎消化、吸收。这个系统的各个组成部分，几乎都有发生癌症的可能。以下的食疗方案，主要针对——

消化系统癌症

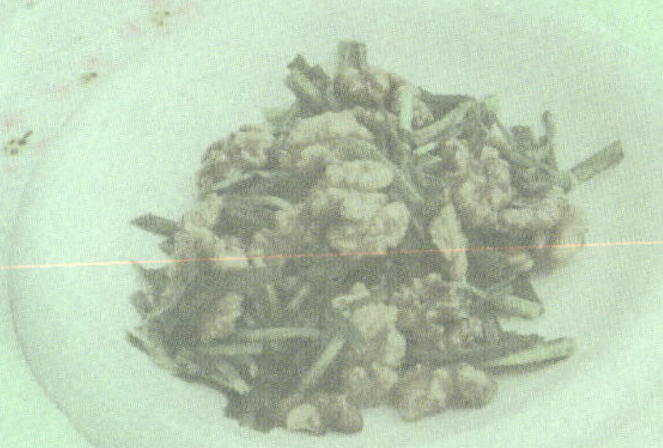

一、胃癌

【食疗宜忌】

1. 宜多吃香菇、蘑菇等菌类以及扁豆、刀豆、薏苡仁、山药、银耳等含活性多糖的食物，调节人体的免疫功能，有防癌治癌的作用。

2. 宜吃些海鱼，如带鱼、鲑鱼、沙丁鱼等。

3 宜吃些清淡的食物，忌油腻，不吃熏烤食物，少吃腌制的蔬菜，严禁吃发霉或腐烂变质的各种食物。避免吃过咸、过硬、过烫、生冷的食物，以及有刺激性的食物和调味料，如辣椒、花椒、八角茴香、桂皮等。严禁烟、酒。不可暴饮暴食，要少量多餐，定时定量，吃容易消化的食物。

4. 在化疗期间，宜吃些调补脾胃和滋补肝肾的药膳，如黄精、山药、薏苡仁、枸杞子、何首乌、大枣、生姜、鸡蛋、瘦肉、动物骨髓、蜂王浆、当归生姜羊肉汤等。放疗期间，多进食梨汁、西瓜汁等养阴清热的食物。

5. 手术治疗后，因伤及气血而导致全身乏力、四肢酸软、自汗、吃不下饭等，宜以益气养血的食物为主，如鲫鱼、母鸡汤、人参茶、桂圆、银耳等。为预防倾倒综合征，少进食牛奶、糖及其他以糖类为主的饮食。

【食谱举例】

主食

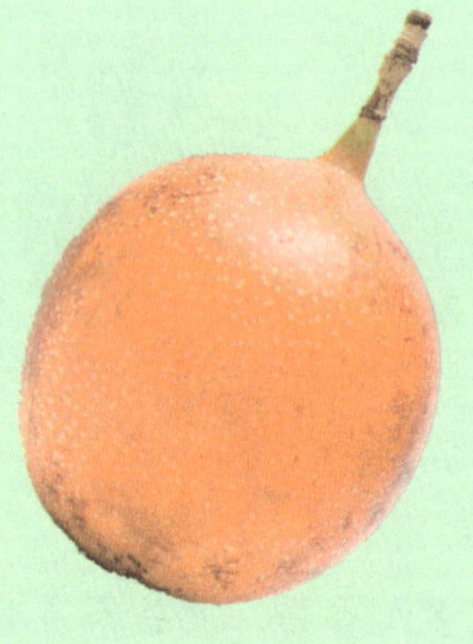

1. 莲藕粥

参见中篇“藕”。

2. 西红柿花生大枣粥

参见中篇“番茄”。

3. 菱角粳米粥

参见中篇“菱角”。

4. 沙玉枣粥

原料 沙参、玉竹各20克，红枣10枚，粳米50克。

制法 二味中药先煎，去渣取汁，与红枣、粳米一起煮粥食用。

功能 益胃、养阴、补血、润肠、抗癌。适用于阴虚证的食管癌、胃癌患者，症见吞咽困难、干呕呃逆、口干而渴、不思饮食、食入不化、大便干结等。

5. 蒜汁拌糯米粥

原料 大蒜汁20毫升，炒橘皮末10克，冰糖碎粒20克，煮好的糯米粥

1碗。

制法 大蒜汁、炒橘皮末、冰糖放入糯米粥内，拌匀。每天2次，温热服食。

功能 温中健胃、消食理气、抗菌、抗癌。适用于消化道肿瘤、脘腹疼痛、食欲不振者。

注意事项 阴虚火旺、肺胃有热、血虚目疾以及狐臭患者慎用。

6. 鱼鳔粥

原料 鱼鳔15克，粳米50克。

制法 鱼鳔用麻油炸酥，压碎，粳米淘净，一同放入锅内，加入清水烧开，改用小火熬煮成粥。每天2~3次，温热服食。

功能 补精止血、散瘀消肿。适用于胃癌出血、贫血的患者。

7. 芍草粥

原料 芍药30克，甘草10克，粳米30~50克。

制法 芍药、甘草放入沙锅内，加清水500毫升，煎煮至300毫升，去渣留汁。粳米淘净，放入药汁，用小火熬煮成稀粥。每天2~3次，温热服食。

功能 缓急止痛。适用于胃癌疼痛者。

注意事项 老年脾胃虚寒及痰湿中满者忌服。不宜同时吃海带、海藻。中药“十八反”有芍药反藜芦，甘草反海藻、甘遂、大戟、芫花之说。

8. 山楂粥

参见中篇“山楂”。

9. 羊乳粥

参见中篇“牛奶”。

10. 香菇粥

参见中篇“香菇”。

11. 蘑菇粥

参见中篇“蘑菇”。

12. 芝麻粥

原料 黑芝麻30克，粳米100克。

制法 黑芝麻炒香捣碎。粳米淘净，与黑芝麻一同放入锅内，加入清水烧开后，改用小火煮成粥。不拘时间，温热服食。

功能 补血养阴、润肠通便。适用于胃癌便秘、消瘦明显及贫血者。

13. 葵秆粥

原料 向日葵秆（或向日葵托盘）30克，粳米50克。

制法 向日葵秆切成小段放入沙锅内，加清水800毫升，煮至500毫升，去渣留汁，再放入粳米，用小火煮成稀粥。每天2次，可常食。

功能 清利湿热、止咳、平喘、止痛、抗癌消炎。适用于胃癌等各种癌症术后伤口炎症明显者。

14. 山楂三七粥

原料 大山楂（连核）10克，三七3克，粳米50克，蜂蜜适量。

制法 粳米淘净，与山楂、三七一同放入锅内，加入清水大火烧开，改用小火熬煮成稠粥。下蜂蜜，调匀。每天1次，早晨空腹服食。15天为1个疗程。

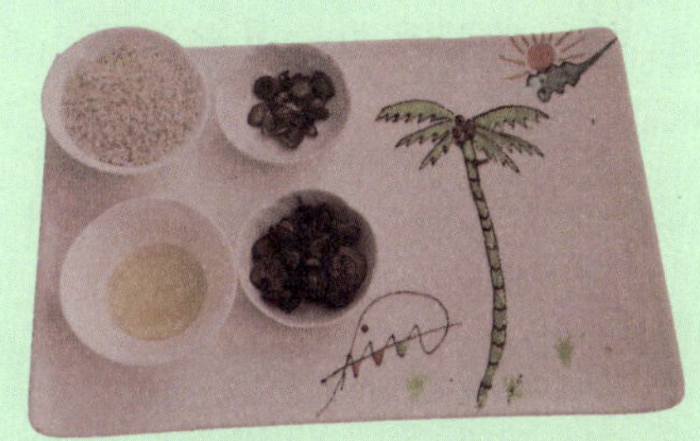

功能 健胃利肠、化瘀消肿、止血、止痛、抗癌。适用于胃癌、肠癌有出血、疼痛者。

15. 牛奶韭菜粥

参见中篇“牛奶”

16. 龙眼肉阿胶粥

原料 龙眼肉12克，大枣15克，花生仁20克，阿胶30克，糯米100克，红糖适量。

制法 糯米淘净，大枣去核，与龙眼肉、花生仁一同放入锅内，加入清水大火烧开，改用小火煮粥，将熟时，把阿胶捣碎加入搅匀，煮2~3沸，下红糖，调匀。早、晚温热服食。

功能 补血滋阴、养胃安神。适用于胃癌等各种癌症贫血明显者。

17. 黄芪阿胶薏苡仁饭

原料 黄芪30克，薏苡仁50克，粳米50克，阿胶12克，冰糖适量。

制法 薏苡仁、粳米洗净，阿胶打碎备用。黄芪放入沙锅中加水适量，烧开，转用小火煎1小时，去渣留药液。将薏苡仁、粳米放入锅内，加水适量，烧开，转用中火煮至米熟，加药汁、阿胶搅匀，加冰糖调味，即可食用。

功能 补气养血、健脾利湿。适用于久病体弱、面色萎黄、食欲不振、四肢乏力、胃痛腹胀、呃逆呕吐等症及气血双亏型胃癌和其他癌症患者。

菜肴

1. 香菜胡萝卜汤

原料 香菜、胡萝卜各50克，清汤750毫升，猪油、葱、姜末、盐、料酒、味精、香油适量，胡椒粉少许。

制法 将香菜切段备用；胡萝卜去皮切丝。汤锅放入猪油烧热，用葱姜末炝锅后加清汤烧沸，放入胡萝卜丝和盐、料酒烧熟，再加上香菜段、味精、胡椒粉烧开，装入汤碗淋入麻油即可。

功能 芳香健胃、增进食欲、散寒止痛、健胃消食。适用于胃气不和、呕吐少食、食欲不振的胃癌和各种癌症患者。

2. 芫荽熘肥肠

原料 芫荽（香菜）100克，猪大肠1段，猪油、葱姜末、盐、芡粉、料酒、味精、香油各适量。

制法 芫荽放在猪大肠内炖熟，切片加佐料、芡粉，滑熘肥肠。

功能 消食下气、醒脾调中，可治大小肠出血、便血等症。如芫荽切段加入香油酱醋等凉拌，能健胃进食，适用于消化系统等癌症患者。

3. 海带鲫鱼浓汤

参见中篇“鲫鱼”。

4. 独蒜猪肚

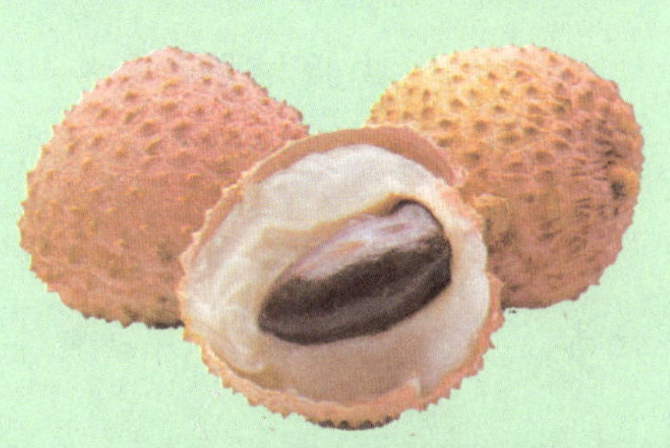

原料 猪肚1个，大蒜100克，陈皮10克，麻油、盐、米酒、葱、姜、高汤各适量。

制法 猪肚用米醋、精盐和面粉拌匀，不断揉搓，除去黏液，冲洗干净，然后放入开水中稍烫，捞出沥水，刮去皮膜，剖成两半，放进锅内，加入陈皮、花椒、葱姜煮八成熟，捞出晾凉，切成长小段。待油锅至五成热时，加葱姜末爆香，放入猪肚丝快炒，放米酒、精盐、胡椒粉、大蒜瓣、高汤、味精，稍炒，勾芡，淋上麻油，起锅即可食用。

功能 温中健脾补虚、和胃解毒抗癌。适用于身体虚弱、胃痛、胃肠溃疡、脾胃虚寒型胃癌和其他癌症患者。

5. 良姜胡椒猪肚汤

原料 高良姜10克，胡椒10克，猪肚300~500克。

制法 高良姜切细片，胡椒研碎，猪肚翻洗干净，去脂膜，纳良姜及胡椒入猪肚，扎紧两端。加清水适量，炖至猪肚熟烂，和盐调味，饮汤、吃猪肚。

功能 健脾补中、温胃降逆。适用于脾胃虚寒型胃癌和其他癌症，症见上腹隐痛、呕吐宿食者。

6. 党参龙眼兔肉汤

原料 党参20克，龙眼肉50克，兔肉200克。

制法 上物加适量清水，炖至兔肉熟烂，去党参或嚼吃也可，调味后吃肉喝汤佐膳。

功能 补中益气、养血解毒。适用于气血两虚型胃癌和其他癌症患者。

7. 虫草蘑菇水鸭汤

原料 冬虫夏草10克，蘑菇30克，白鸭1只。

制法 冬虫夏草、蘑菇洗好。白鸭去毛及肠脏。将上物加清水适量，炖至鸭熟烂，和盐调味，吃肉喝汤佐膳。

功能 健脾养胃、补益虚损。适用于晚期胃癌等各种癌症，症见形体虚衰、不思饮食者。

8. 鲍参圆蹄汤

原料 鲜鲍鱼肉100克，海参100克，桂圆肉20克，猪蹄1只，砂仁6克。

制法 鲍鱼浸泡洗净切片。砂仁捣碎，纱布包。海参用清水浸泡1天，洗净肠腔，切块。猪蹄洗净切成小块。将上物一起放入锅中，加适量清水，小火炖至熟烂，去砂仁，和盐调味，温热服食。

功能 补血祛瘀、消食开胃。适用于晚期胃癌以及其他癌症，症见形体虚衰、不思饮食者。

9. 豆蔻鱼鳔乌鸡汁

原料 草豆蔻仁6克，鱼鳔15克，乌鸡半只或1只。

制法 草豆蔻仁打碎，用布包。鱼鳔浸软切细丝。乌鸡剥净，豆蔻、鱼鳔放入乌鸡肚中，丝线缝合，小火炖至鸡烂，和盐调味，吃肉喝汤佐膳。

功能 温中健脾、补肾养精。适用于晚期胃癌等各种癌症，症见形体虚弱、不思饮食者。

饮料

1. 韭汁牛乳饮

原料 生韭菜根、叶各适量，牛奶200毫升，生姜汁25毫升。

制法 韭菜洗净，捣烂，用纱布包住绞汁100毫升，加牛奶烧开，冲入姜汁、蜂蜜调味，每天频服。

功能 温中行气、散瘀逐痰、活血补虚、润燥解毒、降逆止呕、止痛。适用于胃脘胀痛、呕吐、心烦、胃有肿块坚硬及气滞血瘀型胃癌、食管癌等各种癌症患者。

2. 蔗姜饮

原料 甘蔗汁1杯，生姜汁1小匙。

制法 甘蔗去皮，切成段，压取汁液1杯，生姜刮去皮，切碎，压取姜汁1小匙。二汁液同入杯中，放锅内隔水煨温，一次服下。

功能 和胃降逆止呕、消痰止渴散寒。适用于噎膈、反胃、呕吐、胃脘痛、食欲不振等症及脾胃虚寒型胃癌和其他癌症患者。

点心

八珍养血膏

原料 人参10克，白术、茯苓、当归、熟地黄、白芍各20克，炙甘

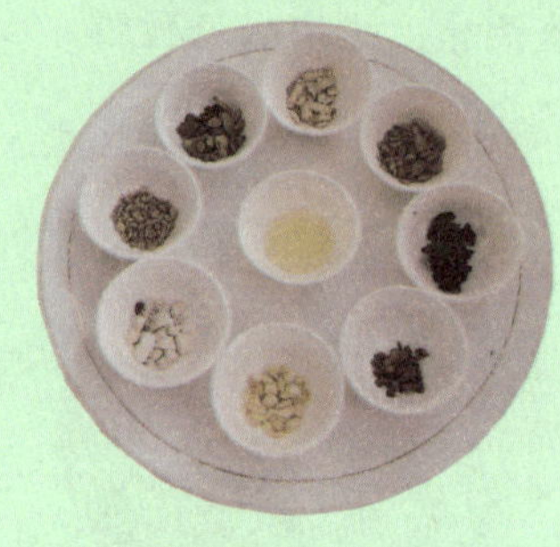

草、桃仁各6克，蜂蜜50毫升。

制法 8味中药装入纱布袋内扎紧，放入锅内，加清水煎取药汁，共取3次，合并药汁，除去药袋。以小火浓缩至浓稠，加蜂蜜搅拌，煮开，待冷时装瓶备用，每天服3次，每次2匙。

功能 益气补血、解毒、消肿、止痛。适用于气虚血衰、形体消瘦、面色苍白、胃脘隐痛、呃逆呕吐、口泛清水等症及气血双亏型胃癌和其他癌症患者。

水果

桃子、柑橘、甜瓜、大枣、桂圆、核桃、梨、西瓜、山楂、枸杞子、无花果、猕猴桃、苹果等，可随意选用。

二、食管癌

【食疗宜忌】

1. 由于患者有不同程度的进食困难，加上手术、放疗、化疗的损害，大多营养不良、正气虚衰，特别是缺乏蛋白质、维生素等营养，因此宜多吃奶类、蛋类、鱼类、豆类和香菇、蘑菇、银耳等菌类以及刀豆、薏仁、山药、大枣、桂圆、核桃等药膳，改善免疫功能，扶正治癌。含胡萝卜素较多的桃子、柑橘、南瓜、番茄、菠菜、卷心菜、菜花、甜瓜等，经常吃，有益于预防喉癌、食管癌。可参照胃癌的饮食原则。

2. 进食困难者，可以吃些流质、半流质食物，如稀粥、羹汤、饮料等，宜少量多餐，定时定量，吃些容易消化的食物。忌烟、酒以及有刺激性的食物和调味料，避免吃粗糙、过硬、过烫的食物。

3. 在化疗、放疗期间，宜多进食梨汁、西瓜汁、莲藕汁以及冬瓜、丝瓜、芦笋汤等养阴清热的食物。中上段食管癌及肺癌、乳腺癌等放疗后可引起肺间质纤维化从而发生放射性肺炎，症见呛咳或干咳少痰、痰难咯出、身有低热、胸部不适等。可将白萝卜掏去心后纳入6克冰糖隔水炖熟嚼食；或以冰糖6~10克融化于白萝卜汁中饮服；或以梨汁、白萝卜汁送服川贝粉2克；还可用百合30克，银耳15克（水发）共煮，待百合、银耳熟后，加冰糖（白糖、蜂蜜亦可）10克饮用，但糖尿病患者应慎服。

4. 手术治疗后，因伤及气血而导致全身乏力、吃不下饭等，应以益气养血开胃的食物和饮品如鲫鱼、母鸡汤、鸡胗、人参茶、山楂茶等为主。

【食谱举例】

可与“胃癌”互参。

主食

1. 鹅血粥

原料　鹅血250毫升，粳米100克，大蒜、葱、麻油、食盐、味精各适量。

制法　鹅血用沸水烫熟，切成方块，葱、蒜切细。粳米入锅，常法煮粥，加入鹅血、葱、蒜稍煮片刻。下食盐、味精，淋麻油，调匀。每天2次，温热服食。可长期食用。

功能 健脾益胃、补气养血、解毒抗癌。适用于食管癌、胃癌、鼻咽癌、肺癌及肠癌患者。

2. 川贝白果粥

原料 川贝母5克，白果10克，粳米100克，猪瘦肉60克。

制法 川贝母打成粉。猪瘦肉切碎。白果去壳，除膜、芯，水浸漂1天，备用。粳米放入沙锅内，加白果、猪瘦肉和适量的水煮至米烂，加入川贝母粉，搅拌均匀，再稍煮片刻，可加盐、味精调味，温热服食。

功能 润肺化痰、养胃育阴。适用于阴虚痰结型晚期食管癌等癌症，症见吞咽梗阻、形体虚弱、痰壅咳嗽者。

注意事项 白果即银杏，能解毒敛疮、敛肺定喘。味甘苦涩，性平，有毒，不可过量。中毒症状是发热、烦躁、呼吸困难、面青抽搐、昏睡等，应送医院急救。

3. 牛乳粥

参见中篇“牛乳”。

4. 韭菜粥

参见中篇“牛乳”“韭菜”。

菜肴

1. 砂仁鱼鳔肉末羹

原料 砂仁6克，鲫鱼鳔50克，猪瘦肉150克。

制法 砂仁打碎纱布包裹备用，鱼鳔浸软切细丝，猪瘦肉剁细末。先用清水适量，小火炖鱼鳔至大部分溶化，再放入砂仁、肉末煮30分钟，去砂仁，和盐调味温服。

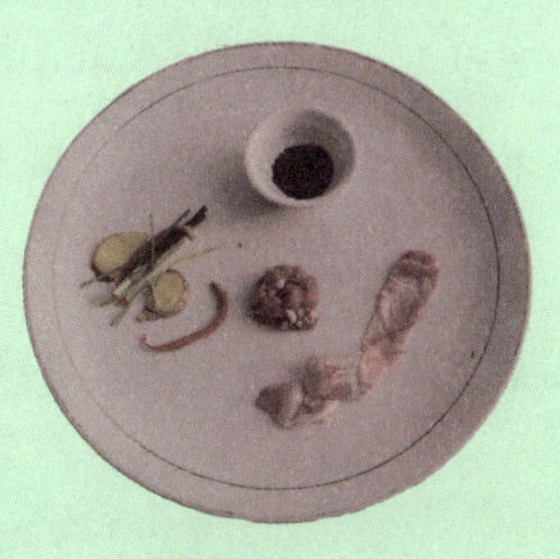

功能　和胃健脾、补精养血。适用于晚期食管癌脾肾两虚，症见吞咽梗阻、腰膝酸软、纳差神疲、形体羸瘦者。

2. 其他

汤类、饮料参见“胃癌”。

饮料

鸡蛋牛奶饮

原料　鸡蛋2个，鲜牛奶300毫升，冰糖20克。

制法　将冰糖打碎溶入鲜牛奶中，煮沸牛奶后冲入鸡蛋，搅拌成蛋花，勿久煮。

功能　健脾益气、补阴生血。适用于食管癌等癌症脾胃虚弱，症见吞咽梗阻、形体羸瘦、面色苍白、神疲乏力者。

点心

1. 参乳五汁膏

原料　人参30克，牛奶300毫升，鲜芦根60克，龙眼肉30克，甘蔗、雪梨各60克，生姜15克，蜂蜜适量。

制法　甘蔗、雪梨、生姜榨汁，将人参（切碎）、鲜芦根（布包）、龙眼肉加水400毫升煮至50~80毫升，去芦根包，用瓦罐盛牛奶，和入诸汁，隔水炖成胶状，调入蜂蜜少许炼膏，不拘时频频咽服。

功能 补气养阴、安胃润燥。适用于晚期食管癌等癌症气阴两虚，症见吞咽梗阻、纳食困难、形体羸瘦者。

2. 蛋清莲子糊

原料 鸡蛋2个，莲子60克，冰糖适量。

制法 鸡蛋去黄留清备用。莲子磨粉。用清水适量先煮冰糖，水沸前慢慢调入莲子粉成糊状，调入蛋清，熟即熄火，勿久煮，温服。

功能 滋阴补血、清热解毒。适用于晚期各型食管癌等癌症，症见吞咽梗阻、形体羸瘦者。

水果

同“胃癌”，以榨汁或煮汁饮为宜。

三、肝癌

【食疗宜忌】

1. 饮食宜以高营养、利于吸收的食物为主，忌高脂肪饮食。可长期饮绿茶、山楂汁、柳橙汁。再如鸡蛋、牛奶、瘦肉、鲜鱼、米饭、面包等主副食品，同时摄取新鲜水果和蔬菜，提供丰富的维生素和矿物质。低脂肪的饮食可以减轻肝癌患者恶心、呕吐、腹胀和疼痛等症状。肉类、鱼类如墨鱼、鲫鱼、猪肝、黄鱼、鲈鱼、鳜鱼，谷物蔬菜水果类如薏苡仁、赤小豆、花菜、甘蓝、荠菜、冬瓜（带皮、子）、胡萝卜、百合、蘑菇、猴头菇、山药、西瓜、山楂、石榴、香蕉、佛手、柠檬、玫瑰花、荔枝、红枣、枸杞子、蜂蜜等都可轮换食用。

2. 如果出现消化道出血、鼻出血、牙龈出血、皮下出血等，宜多吃富含维生素C，K的食物，如青椒、绿色蔬菜、动物肝脏等。

3. 忌食过硬及多渣的食物，宜以松软的食物为主，以防止食管静脉曲张破裂引起的出血。禁止饮酒以及吃辛辣刺激的食物。禁食发霉的花生、玉米等。肝功能不好，特别是当有肝昏迷先兆症状时，要严格限制蛋白质摄入量。有腹水时，要限制食盐摄入量。

【食谱举例】

主食

1. 胡萝卜鸡肝粥

原料 胡萝卜、糯米各90克，鸡肝50克，香油、盐、味精各适量。

制法 胡萝卜切成丝。先热油锅，加入鸡肝、胡萝卜快炒入味后，盛入碗内备用。糯米常法煮粥，加入盐、香油、鸡肝、胡萝卜、味精调味，略煮即可食用。每天1次，连服4周。

功能 养肝肾、补脾胃、宽胸、下气、解郁。适用于肝气郁结、脾胃气虚、气滞胸闷、腹胀的肝癌和其他癌症患者。

2. 猪肝刀豆香菇粥

原料 刀豆、香菇各30克，猪肝、粳米各60克，葱花、姜末、米酒、精盐、味精、胡椒粉各适量。

制法 猪肝去白筋，切成厚片。香菇用温水泡开，洗净切丝，泡过香菇的水，沉淀过滤后备用。先热油锅，加葱花、姜末爆香，入猪肝、香菇、刀豆快炒，再加米酒、盐、味精、胡椒粉调味，盛入碗内待用。粳米下锅，加入浸香菇的水，常法煮粥至米烂。将猪肝、香菇、刀豆倒入锅内，搅拌均匀，再稍煮片刻，即成菜粥。每天服1次，连服4周。

功能 补肝养血活血、健脾理气益气。适用于气血不足的肝癌等癌症患者，有喘息、咳嗽、脾虚肝郁、腹胀呃逆等症者更适合。

3. 蛇舌草粥

原料 白花蛇舌草60克，粳米50克。

制法 白花蛇舌草洗净放入沙锅内，加入清水1 000毫升，煎煮至500毫升，去渣留汁锅中。粳米放入药汁锅，用小火煮成粥。每天2次，温热服食。

功能 清热解毒抗癌。适用于肝癌、肺癌、胃癌等各种癌症患者。

4. 菱角肉粥

参见中篇“菱角”。

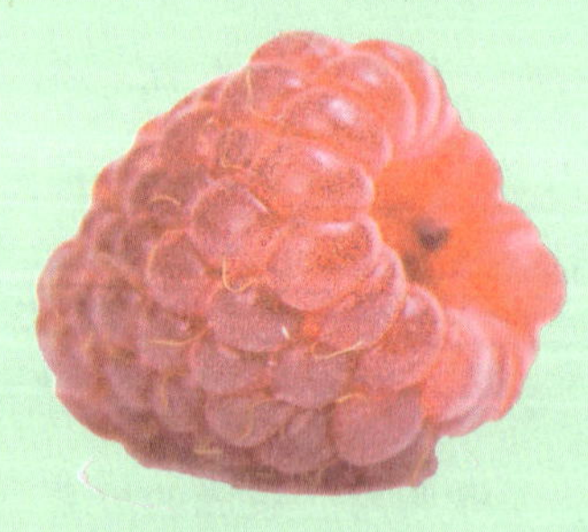

5. 半枝莲粳米粥

原料 半枝莲、粳米各50克。

制法 半枝莲洗净放入沙锅，加入清水800毫升，煎煮至500毫升，去渣留汁锅中。粳米放入药汁锅内，常法煮粥。每天2次，温热服食。

功能 清热解毒、抗癌。适用于肝癌等各种癌症患者。

6. 白茯苓粳米粥

原料 白茯苓粉、粳米各30克，白糖适量。

制法 粳米淘净入锅，常法煮至粥将熟时，加入白茯苓粉调匀，继续煮至粥稠，下白糖，拌匀即成。每天早、晚温热服食。

功能 健脾益胃、利水消肿。适用于肝癌腹水、浮肿及各种癌症化疗、放疗时辅助治疗。

7. 鸡汁薏仁粥

原料 未下蛋黄母鸡1只，薏仁50克，粳米50克。

制法 去除鸡内脂肪及大部分鸡皮，斩细拍碎，加清水适量，煮至熟烂，取鸡汁800~1 000毫升，煮米成黏粥，和盐调味温服。

功能 补中益气、健脾利水。适用于肝癌等癌症水肿、短气、乏力、不思饮食者。

菜肴

1. 三七生地乌蛇汤

原料 三七6克，生地黄30克，乌梢蛇肉200克。

制法 将蛇切成块，将三七、生地黄布包，与蛇肉一起加适量清水，煮至各物熟烂后，和盐调味，饮汤食肉。

功能 滋阴养血、祛瘀消癥。适用于肝癌等癌症有瘀血、疼痛不适，或有黄疸发斑者。

2. 荷菊蒸田鸡

参见中篇“田鸡”。

3. 半枝莲甲鱼汤

原料 半枝莲50克，甲鱼1只（约500克），猪骨200克。

制法 半枝莲切段，用纱布包扎。甲鱼切细，猪骨斩细，与半枝莲一起加水适量炖熟烂，去半枝莲，油盐调味，饮汤食肉。

功能 散瘀利尿、清热解毒、滋阴补虚。适用于肝癌等各种癌症，症见上腹肿痛、体虚瘦弱者。

4. 茯苓鸡肝汤

原料 茯苓20克，鸡肝50克，葱、姜、油、盐、胡椒粉、生粉、味精、高汤各适量。

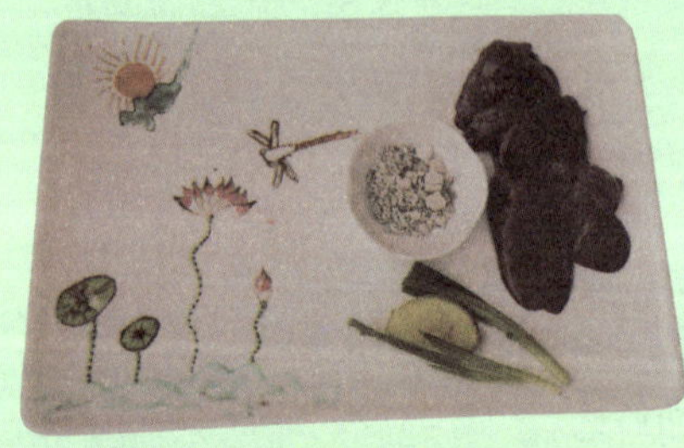

制法 茯苓洗净研成粉，葱切段，姜切片。用生粉、茯苓粉加盐、葱调成糊状，再加入鸡肝拌匀。锅烧热，加香油，至七成热时，将拌匀之鸡肝入锅快炒。淋入高汤，加胡椒粉、味精调味即可食用。

功能 健脾和胃利湿、补肝养血安神。适用于气血亏损、浮肿、尿少、便溏、少言懒语、神疲乏力的肝癌等各种癌症患者。

5. 泥鳅黑豆瘦肉汤

原料 泥鳅30克，黑豆60克，猪瘦肉100克。

制法 泥鳅剖去肠脏，猪瘦肉切细，黑豆洗净，一起加清水适量，小火炖至熟烂，和盐调味，吃肉喝汤佐膳。

功能 补中健脾、滋阴祛湿。适用于肝癌等各种癌症，症见口干、食欲不振，伴黄疸、腹水者。

6. 怀山三七芡实乌龟汤

原料 怀山20克，三七6克，芡实50克，乌龟1只（300~500克），猪瘦肉100克。

制法 三七打碎，乌龟斩碎，瘦猪肉切细，上物一起加水适量，炖至熟烂，和盐调味，饮汤或佐膳。

功能 滋补脾肾、祛瘀消瘤。适用于晚期肝癌等癌症，症见体虚疼痛不适者。

饮料

1. 参麦牛奶饮

原料 人参6克，麦门冬10克，鲜牛奶200毫升。

制法 人参、麦门冬切片，加清水炖1小时，然后将牛奶煮沸，再调入人参麦冬汁，调味频频温服，中药可嚼食。

功能 清肝健脾、补气养阴。适用于晚期肝癌等各种癌症，症见烦热口干、形体虚衰者。

2. 金钱茵陈茶

原料 金钱草60克，败酱草10克，茵陈蒿20克，蜂蜜适量。

制法 将金钱草、败酱草、茵陈蒿洗净，装入布药袋内扎口，加适量清水烧开，再转用小火煎煮取汁，加蜂蜜调味，代茶常饮。

功能 清热解毒消肿、活血行瘀软坚、利尿祛湿退黄。适用于癌症有尿赤、便秘、黄疸、肝脾肿大、面色萎黄、低热不退、胸闷痞满、胁痛腹胀、呕恶等症及湿热瘀结型肝癌患者。

点心

市售茯苓饼、龟鹿二仙胶、阿胶等，有利于消水肿、腹水，大补气血阴阳。

水果

参见本条“食疗宜忌”。

四、胰腺癌

【食疗宜忌】

1. 饮食宜清淡，应选用能增强免疫功能、抗感染的食物，如芹菜、芦笋、青椒、荸荠、猪皮、菠菜、苦瓜、海蜇皮、黄瓜、淡菜、猕猴桃、蜂蜜等。配合治疗，可选择一些药膳，如麦门冬、瓜蒌、蒲公英、当归、党参、金银花、桑叶、山楂、麦芽、神曲、薏苡仁、绿豆、赤小豆、荠菜、黄花、海带、海藻、紫菜等。要选择富含营养、容易消化、刺激性小、低脂肪、高蛋白的食物，如乳类、鱼类、动物肝脏、鸡蛋、面食、藕粉、果汁、菜汤、粳米等。

2. 宜少吃或限制食用肥肉、鱼子、脑髓以及油腻、烧烤、煎炸的食物。葱、姜、蒜、辣椒等辛香温燥、味辣刺激的食物也要少吃。忌烟、酒。

【食谱举例】

主食

1. 茯苓赤小豆薏仁粥

原料 赤小豆50克，白茯苓粉20克，薏仁100克。

制法 赤小豆、薏仁用水浸泡变软。小豆先下锅煮至皮裂时，加入薏仁继续煮到熟烂成粥，再加入白茯苓粉拌匀，略煮片刻即可食用。

功能 健脾养胃、利水消肿、清热排脓。适用于湿热蕴结的胰腺癌等各种癌症患者，症见浮肿、乏力、脘腹胀痛、小便赤黄、大便不畅等患者。

2. 桂花莲子粥

原料 桂花3克，莲子50克，粳米100克，猪瘦肉60克。

制法 莲子去芯磨粉或捣烂成细粉，猪瘦肉切2~3块与粳米一起放入锅中，加适量清水熬成稀粥，调入莲子粉，然后加入桂花，煮沸5分钟，和盐调味，去猪瘦肉，温热服食。

功能 化痰散瘀、补益脾胃。适用于胰腺癌等各种癌症，症见腹胀痛、食欲不振者。

3. 桃仁生地粥

原料 桃仁10克，生地黄30克，粳米100克，生姜适量。

制法 生地黄、桃仁（去皮尖）、生姜用适量的酒浸泡取汁。粳米下锅加适量水烧开，再加入桃仁等酒浸出的汁，转用小火煮成粥，早、晚空腹食用。

功能 活血祛瘀、滋阴清热。适用于气滞血瘀、腹满疼痛、便秘腹泻交替、乏力的胰腺癌等各种肿瘤患者。

注意事项 桃仁有小毒，不可过量，而且须去皮、尖以减轻毒性。

4. 桃仁人参粥

原料 桃仁、人参各10克，粳米80克，柿饼50克。

制法 桃仁打破。人参切片。柿饼去核、蒂切细丝。先用清水适量煮桃仁、人参约1小时，再放入粳米、柿饼熬稀粥，温服。

功能 补中益气、润燥祛瘀。适用于晚期胰腺癌等各种癌症，症见腹痛呕吐、形神俱衰者。

菜肴

1. 粉葛猪胰汤

原料 粉葛100克，猪胰1具，猪骨250克。

制法 粉葛切成薄片，猪胰切片，猪骨斩断。上物一起放入锅内，加水煮汤1~2小时，和盐调味服食。

功能 生津润燥、补脾益肺。适用于胰腺癌等各种癌症，症见腹胀、口干、便燥、食欲不振者。

2. 猪肉猪胰煲魔芋

原料 猪瘦肉100克，猪胰1具，魔芋30克。

制法 猪瘦肉切碎，猪胰洗净切片。魔芋洗净。一起加水适量，煮约2小时，调味饮汤。

功能 解毒散结、补脾润燥。适用于胰腺癌及伴有糖尿病的癌症，表现上腹胀满、疼痛者。

注意事项 魔芋有毒，须久煎2小时以上。

3. 蜗牛瘦肉煲鸡骨草

原料 鲜蜗牛肉约80克，鸡骨草（广东草药相思子的全草）60克，猪瘦肉100克。

制法 以竹签挑出蜗牛肉，放入细盐适量拌匀后有多量黏液渗出，再用清水冲洗干净。猪瘦肉切碎。蜗牛肉、鸡骨草、猪瘦肉一起放入锅内，加适量清水煮熟，和盐调味，饮汤食肉。

功能 清热利湿、疏肝和脾。适用于胰腺癌等各种癌症，症见体虚纳呆，伴黄疸腹水者。

4. 赤豆鲤鱼汤

参见中篇“鲤鱼”。

5. 猪胰海带汤

原料 猪胰1具，海带20克，姜汁、盐、味精、清鸡汤、米酒、花生油、酱油各适量。

制法 猪胰切开筋膜，切成薄片，入沸水内烫一下捞出；海带以温水泡发洗净，切成细丝。油锅约五成热时，加猪胰片快炒，加姜汁、清鸡汤、海带丝、米酒、盐、酱油烧开，撇去浮沫，转用小火烧熟。调味食用。

功能 补虚益脾、清热解毒、软坚散结。适用于腹中肿块，有食欲不振、腹痛、发热、消瘦等症状的胰腺癌等肿瘤患者。

6. 泥鳅马齿苋炖豆腐

参见中篇“泥鳅”。

7. 大蒜三七焖鳝鱼

原料 大蒜30克，三七5克，鳝鱼约300克。

制法 大蒜打碎。三七打碎后纱布包扎。鳝鱼去肠脏后切段，先用少许油加热，爆香鳝鱼及大蒜，再加入三七及清水适量。小火焖1小时，和盐调味，饮汤佐膳。

功能 补虚健脾、祛瘀止痛。适用于晚期胰腺癌等各种癌症，症见腹胀疼痛、体虚纳差者。

8. 黄花木耳瘦肉汤

原料 黄花菜50克，黑木耳50克，猪瘦肉100克。

制法 黄花菜水发后，挤去水分切段。黑木耳切细丝。猪瘦肉切碎。先将瘦肉加入适量清水煮开，然后加入黄花菜、黑木耳至各物熟烂，和油盐调味，温热服食。

功能 清肝养胃、祛瘀退黄。适用于胰腺癌等各种癌症，症见消瘦乏力伴腹胀黄疸者。

饮料

山楂香橼煎

原料 山楂60克，香橼20克，大枣60克，红糖15克。

制法 上物加水600毫升熬至150毫升，顿服或分2次服。

功能 理气消食、利膈祛瘀。适用于胰腺癌和各种癌症，症见腹痛、呕吐、纳呆者。

点心

牛奶怀山糊

原料 鲜牛奶200毫升，怀山药粉50克，白糖30克。

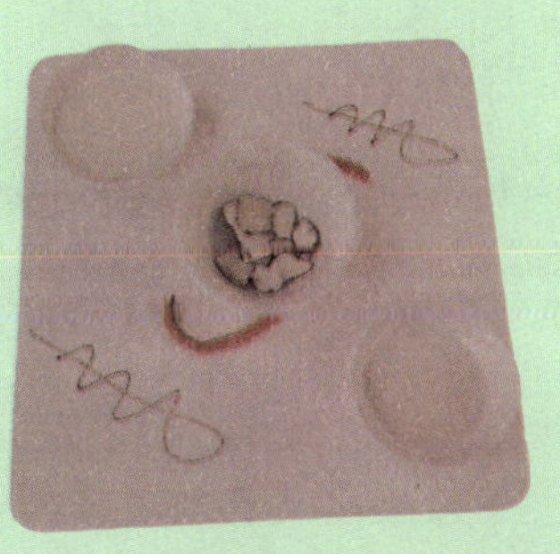

制法 用清水适量，放入白糖，煮怀山药粉成稠糊状，慢慢调入牛奶，调时搅拌至煮沸即熄火，温服。

功能 健脾补中、生津养胃。适用于胰腺癌等各种癌症，症见不思饮食、厌恶肉食者。

水果

参见“胃癌”。

五、肠癌

【食疗宜忌】

1. 饮食要多样化，宜多选用大豆制品和绿色或橙黄色蔬菜及新鲜水果。身体瘦弱者要增加蛋白质、维生素、矿物质和热量的供给，以增强人体的抵抗力。久泻的患者，如果长期发热、出汗会损伤津液，应多喝水。主食应以粥、面条等半流质饮食为主，膳食中适当多吃谷物，如燕麦、小麦等，也有助于预防直、结肠癌的复发。

2. 直肠癌及外阴癌、宫颈癌行放疗的患者，可能出现放射性膀胱炎，症见尿频、尿急、尿痛、小便淋漓不尽，甚则血尿，或有小腹疼痛、腰酸、身热等。宜饮淡茶水、鲜果汁、蔬菜汁；或以绿豆、车前草、淡竹叶等煎汤频服；还可食用荠菜豆腐汤。各种癌症放疗后出现体倦乏力、口干舌燥、身热、心烦、白细胞下降时，取花生米30克，山药30克，枸杞子15克，糯米60克煮粥食；也可将银耳（水发）6克，百合15克煮烂加冰糖10~15克饮服。其他如燕窝、蜂王浆、花粉、蜂蜜等皆可选用。

3. 禁食高脂肪食物，少吃炸、熏、烤及腌制的食物。禁饮烈酒，忌食辛辣燥热及有刺激性的食物。

【食谱举例】

主食

1. 黄芪参枣粥

原料 生黄芪15克，党参30克，甘草15克，粳米100克，大枣10枚。

制法 生黄芪、党参、甘草装入纱布袋内扎紧，放入锅内加清水适量，煎取3次药汁合并。药汁加粳米、大枣，加适量清水，先用大火烧开，转用慢火熬成粥。早、晚服用。病情轻者，也可去党参、甘草。病情重者，用炙黄芪30克、人参6克（不装袋，可嚼服）替代生黄芪、党参。

功能 大补元气、健脾养血、抗癌。适用于气血不足、心烦、消渴、消瘦、神疲、气短的肠癌等各种癌症患者，以及放疗、化疗引起的白细胞减少者。

注意事项 忌同食萝卜、浓茶、螃蟹。

2. 薏仁莲子粥

原料 薏苡仁、粳米各100克，莲子30枚，白糖适量。

制法 莲子浸泡后去芯，粳米、薏苡仁淘净，入锅加入清水大火烧开，改用小火熬煮至莲子熟透。下白糖调匀。早、晚空腹温热服食。可长期食用。

功能 健脾胃、补肺肾、养心安神、利湿抗癌。适用于鼻咽癌、胃癌、肠癌、宫颈癌等癌症患者。

3. 芡实莲子粥

原料 芡实30克，莲子30克，猪瘦肉50克，粳米80克。

制法 莲子浸泡后去芯。猪瘦肉切碎。芡实、莲子加水煮至软烂，然后加入粳米、猪瘦肉煮成粥，和盐调味，温热服食。

功能 健脾止泻、涩精补肾。适用于晚期肠癌等各种癌症，症见下利频数、形体虚衰者。

4. 甘薯粥

原料 甘薯（红薯）250克，粳米200克，白糖适量。

制法 甘薯切成小块，粳米淘净，一同放入锅内，加入清水适量。大火烧开，改用小火煮成粥。下白糖，调匀。早、晚温热服食。宜常吃。

功能 健脾胃、养心神、消疮肿、通便、防癌。适用于预防结肠癌、直肠癌和乳腺癌等各种癌症。

注意事项 含糖较多，糖尿病患者慎用。烧心、泛酸、腹胀者忌食。

5. 萝卜粥

原料 鲜萝卜3个，粳米100克，食油、食盐各适量。

制法 萝卜切碎，粳米淘净，一同放入锅内，加入清水适量。大火烧开，改用小火熬成粥，下油、盐调匀。早、晚温热服食。宜常吃。

功能 化痰止咳、下气宽中、清热止渴。适用于肠癌及消化系统癌症等各种癌症患者。

注意事项 气虚、气短者慎用。

6. 三七粥

原料 三七粉5克，粳米30克。

制法 粳米与三七粉一同入锅，加入清水熬煮成粥。每天2次，温热服食。

功能 活血、止血。适用于肠癌等各种癌症，症见瘀血、出血、便血不止者。

注意事项 气虚、气短而无瘀血者慎用。

7. 菱薏粥、菱角粳米粥

参见中篇“菱角”。

8. 荷叶蒂粥

原料 鲜荷叶5张，蒂5枚，粳米50克，冰糖适量。

制法 鲜荷叶、蒂剪碎，加入适量清水，煎煮60分钟，去渣取汁。粳米淘净入锅，小火煮成粥。下冰糖，调匀。每天2~3次，温热服食。

功能 清热、凉血、止血。适用于肠癌等各种癌症，症见便血者。

9. 马齿苋粥

原料 鲜马齿苋100克，粳米100克，冰糖少量。

制法 鲜马齿苋切细，粳米洗净，清水适量煮粥温服，亦可加入少量冰糖调味。

功能 清热解毒、健脾涩肠。适用于肠癌等各种癌症，症见下痢脓血、口渴不思饮食者。

10. 玉米粉粥

参见中篇“玉米”。

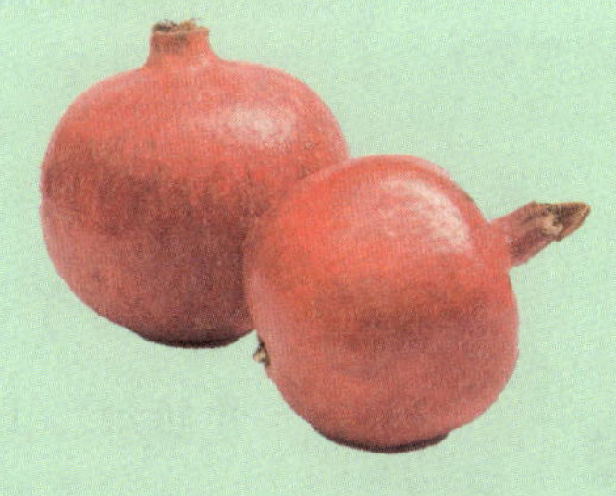

菜肴

1. 贞杞猪肝汤

原料 女贞子、枸杞子各30克，猪肝250克，葱、姜、菜油、酱油、糖、黄酒、生粉各适量。

制法 女贞子装入布袋扎紧，加水煎煮30分钟，留药汁。猪肝洗净，用竹签刺出小孔后放入药汁内煮熟捞出，切成薄片；油锅烧至五成热后，放入葱、姜爆香，再放入猪肝片、枸杞子、黄酒，加酱油、糖、药汁，烧开，收汁，用生粉勾芡，使汤汁透明即成。

功能 养肝补肾、滋阴补虚。适用于肝肾不足、腰膝酸软、头昏目眩、心烦热、大便燥结的直肠癌等各种癌症患者。

2. 赤小豆鲫鱼羹

原料 赤小豆30克，大鲫鱼1条（300~400克），生姜15克。

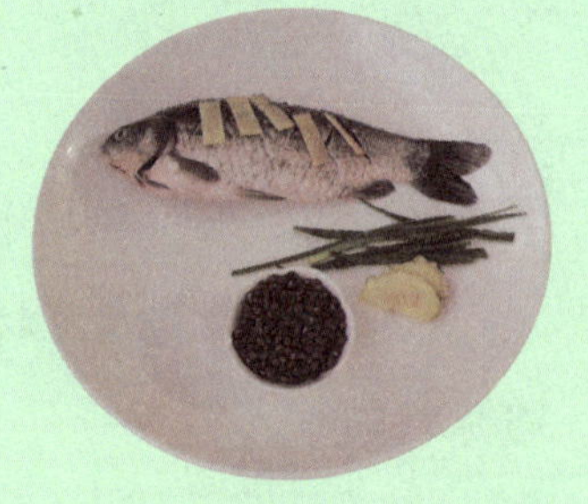

制法 赤小豆洗净。大鲫鱼剖净，生姜切片，上物加清水适量，炖至熟烂，油盐调味，饮汤佐膳。

功能 健脾祛湿、利水排脓。适用于肠癌等各种癌症，症见下痢脓血、羸弱肢肿者。

3. 双参猪髓汤

原料 党参30克，水发海参150克，猪脊骨连髓带肉400克。

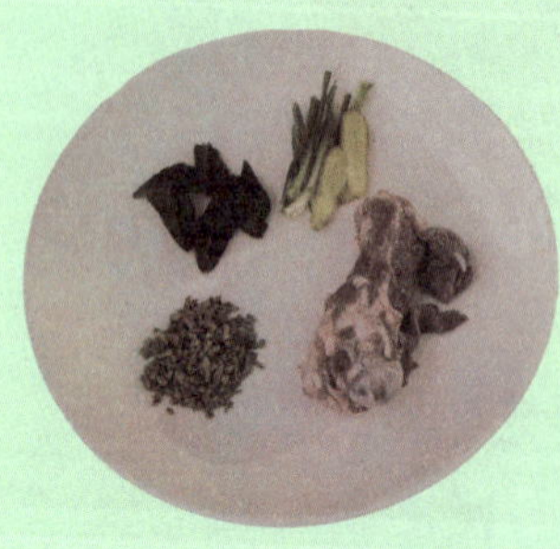

制法 党参切细纱布包。海参泡发。猪脊骨斩细。上物一起加水适量，小火煮3小时，和盐调味，饮汤佐膳。

功能 健脾益气、滋阴补血。适用于晚期肠癌等各种癌症，症见气血亏虚者。

4. 木耳金针乌鸡汤

原料 木耳15克，金针菜30克，乌鸡1只（约500克）。

制法 乌鸡剖净。清水适量，先炖乌鸡1小时，再放入木耳、金针菜至各物熟烂，和盐调味，饮汤或佐膳。

功能 补中益气、凉血止痢。适用于晚期肠癌等各种癌症，症见身体虚弱，下痢频数、口干不思食者。

5. 苦瓜黄豆排骨汤

参见中篇“苦瓜”。

6. 黄芪杞子泥鳅汤

参见中篇“泥鳅”。

7. 槐花米煲猪大肠

原料 槐花米20克，大枣30克，猪大肠200克。

制法 大枣去核。猪大肠选肌肉厚者，用生粉、细盐漂洗。将槐花米连同大枣填入猪大肠中，两头扎定，清水适量，炖至熟烂，和盐调味温服。

功能 清肝凉血、清肠解毒。适用于直肠癌等各种癌症，症见大便滞下，或有黏液血便者。

8. 参附炖鸡

原料 老母鸡1只，附子15克，党参20克，葱、姜、米酒、盐各适量。

制法 党参、附子洗净，葱切段，姜切片，与米酒、盐等放入鸡腹内，再将鸡放入沙锅盖紧，用大火烧开，转用小火炖3小时，即可食用。

功能 益气养血、温补脾肾。适用于身体虚弱、腹中隐痛、大便失禁、肛门下坠、面色萎黄、畏寒肢冷、脾肾阳虚的肠癌等各种癌症患者。

饮料

参见“胃癌”、本条“食疗宜忌”。

1. 绿豆车前草汤

原料 绿豆60克，车前草（或淡竹叶）15~30克（鲜品加倍）。

制法 加水煎汤频服。

功能 清热解毒、利尿通淋。适用于下焦湿热、尿少水肿的肠癌等各种癌症患者。

2. 荠菜豆腐汤

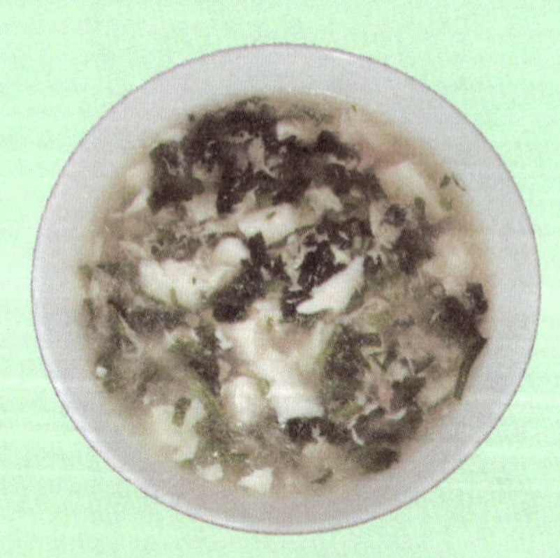

原料 荠菜30~60克，豆腐60克。

制法 加水烧汤调味服食。

功能 清热解毒、利水通淋、凉肝止血。适用于湿热蕴毒、尿少、水肿、便血、吐血、子宫出血的肠癌等各种癌症患者。

点心

花生柿枣糊

原料 花生50克，柿饼3克，红枣60克，粳米粉50克。

制法 花生捣烂成泥，柿饼切极细粒，红枣去核捣枣泥。上物加水适量煮成粥，小火调入粳米粉成糊状，或调入少量红糖，随意服食。

功能 清热润肺、养血补脾。适用于放疗、化疗后血象改善以及肺癌、肠癌等各种癌症，症见有咳嗽、下痢频数、口干不思食者。

水果

参见“胃癌”、本条“食疗宜忌”。

六、口腔癌

口腔癌包括唇癌、舌癌、口底癌、颊癌、扁桃体癌、牙龈癌、喉癌以及硬腭、牙龈与颌骨、唾液腺的恶性肿瘤。

【食疗宜忌】

1. 宜重点选用有抗癌功效的食物，如牛羊乳、芦笋、银耳等。还要选用有助于解除口腔异物感和可以缓解咽部疼痛的食物，如青梅、荸荠、橄榄、杏仁、牛蒡等。

2. 放疗、化疗期间，宜配合选用可减轻毒副作用的食物，如芦笋、海蜇、荸荠、杏仁、黄花菜、香菇等，尽量保护口腔、咽喉的正常生理功能。由于放射线损伤唾液腺可出现口干舌燥、渴喜冷饮、心烦、舌红少苔等症状，因此食疗可用甘蔗汁、梨汁、莲藕汁、西瓜汁等频服；或嚼食去皮的黄瓜、藕、苹果、梨、甜瓜、西红柿、猕猴桃、香蕉等瓜果；以鲜芦根适量生食或煎汤饮也可。

3. 淋巴结肿大时，宜选用芋头、荞麦、桑椹、田螺、鲟鱼、无花果等。

4. 忌烟、酒、槟榔。避免过烫、煎烤的食物，以及辛香温燥口味强烈的调味料，如辣椒、芥末等。不吃过于粗糙的食物。

【食谱举例】

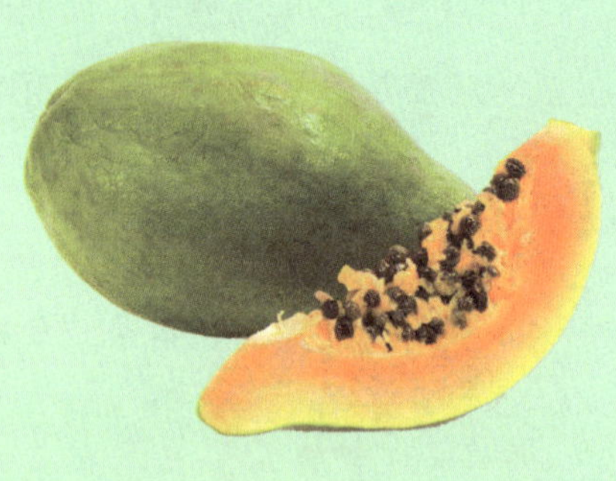

参见“胃癌”“食管癌”。

主食

1. 知母绿豆粥

原料 知母15克，绿豆60克，粳米80克，冰糖少许。

制法 知母加入适量清水熬30分钟后，滗出汁，再熬一次，合并药液浓缩至100毫升。然后将绿豆、粳米一起加水煎煮至米烂粥成，趁热加入知母汁，拌匀，可加入适量冰糖调味。

功能 滋阴降火、清热解毒。适用于唇癌、舌癌、喉癌等口腔癌肿症见烦热肿痛者。

2. 雪耳鲫鱼粥

原料 银耳15克，鲫鱼约250克，粳米60克。

制法 银耳泡发。鲫鱼去鳞及肠脏。上物加水适量煮粥，小心去除鱼刺，调味温热服食。

功能 清热育阴、健脾养胃。适用于口腔癌和其他癌症，症见进食难、食欲不振、体质虚弱者。

菜肴

1. 栗壳肉

原料 栗子壳20个，猪肉200克。

制法 栗子壳先煮20分钟。猪肉切块，放进锅中与栗子壳同煮，肉熟即可食用。

功能 补肾养血、滋阴润燥、收敛止血。适用于口腔癌和其他癌症伴有溃疡出血者。

2. 沙参冬瓜瘦肉羹

原料 北沙参15克，冬瓜500克，猪瘦肉100克。

制法 冬瓜切块。猪瘦肉切细丝。先煮沙参30分钟，和入冬瓜、瘦肉煮羹，油盐调味，饮食或佐膳。

功能 清热润肺、养阴生津。适用于口腔癌等各种癌症，症见口干、口苦、患处疼痛、胃纳欠佳者。

3. 莲子猪脊甲鱼汤

原料 去芯莲子30克，猪脊骨250克，甲鱼约500克。

制法 莲子浸泡。猪脊骨连肉带髓斩细。甲鱼理净切方块。上物一起加水炖烂，和盐调味，饮汤或佐膳。

功能 补中益气、滋肾养阴。适用于晚期口腔癌及各种癌症伴有体质虚衰者。

4. 百合凤尾猪舌汤

原料 百合60克，凤尾草（味咸性寒无毒，清热解毒、利尿通淋）50克，猪舌1个。

制法 凤尾草洗净切段，用布包。猪舌切数段。上物加水适量，小火煎煮2小时以上，去药渣，和盐调味，饮汤食肉。

功能 消肿解毒、滋阴祛痰。适用于舌癌及各种癌症，症见红肿热痛、痰涎壅盛者。

5. 龙葵苦瓜泥鳅汤

原料 龙葵50克，苦瓜200克，泥鳅300克。

制法 龙葵洗净切段，布包，苦瓜洗净切片。泥鳅洗净，剖去肠脏。先将龙葵煎煮30分钟，然后加入苦瓜、泥鳅一起煮熟，去龙葵，调味服食。

功能 清热解毒、补脾消疮。适用于舌癌及各种癌症，症见红肿热痛或溃破渗液、不思饮食者。

6. 石斛生地煲田鸡

原料 石斛15克，生地黄30克，田鸡300克。

制法 田鸡洗净去肠脏、皮爪。先将石斛、生地黄加水煎煮30分钟，然后将田鸡肉加入煮熟，和盐调味，饮汤食肉。

功能 解毒消肿、健脾滋阴。适用于喉癌及口腔癌等各种癌症，症见红肿热痛、妨碍饮食者。

饮料

1. 无花果茶

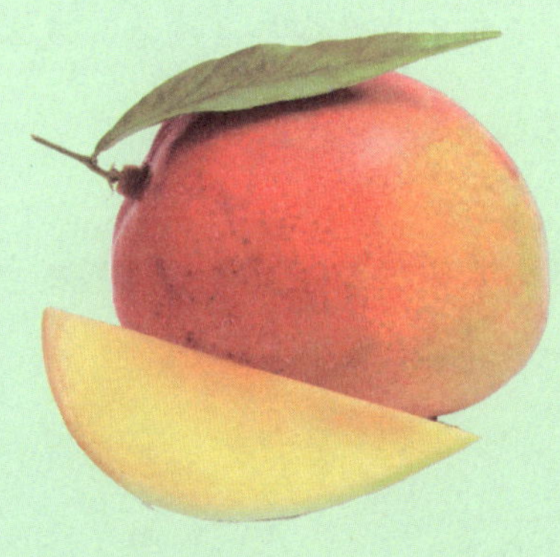

参见中篇“无花果”。

2. 金银花露

参见“鼻咽癌”。

3. 藿香漱口液

参见“鼻咽癌”之藿佩茶。

4. 蜜醋

原料　醋（以陈醋为佳）100毫升，蜂蜜适量。

制法　煮沸，待冷却后时时含咽。

功能　能补脾润燥、散瘀止血、缓急解毒、润肠通便。适用于舌癌等各种癌症伴有炎症疼痛者，或减轻放疗副作用。

5. 无花果生地甘蔗水

原料　无花果30克，干地黄60克，甘蔗300克。

制法　甘蔗切细段。将上物煮1~2小时成浓汁，随时饮用。

功能　清热养阴、解毒消肿。适用于唇癌、舌癌、喉癌等癌症见有口腔溃疡肿痛、妨碍饮食者。

点心

参见“胃癌”“肠癌”及本条“食疗宜忌”。

水果

参见“胃癌”“肠癌”及“食疗宜忌”。

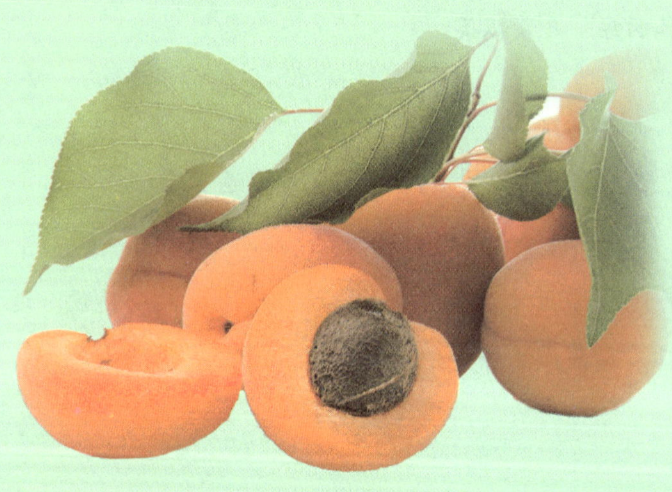

血液系统是人体内的“运输大队”和“警卫大队”。严格地说，该系统的恶性肿瘤，不能称为癌，而另有它名，如白血病、恶性淋巴瘤等。只是考虑到传统的习惯，我们仍然称其为“癌”症。以下食疗主要针对——

血液系统“癌”症

一、白血病

【食疗宜忌】

1. 发热、出血、贫血是白血病的主要症状，患者宜多吃些补血、生血、活血的食物，如龟版胶、阿胶、骨头汤、山药粥等。血热妄行而出血的患者，应当选择凉血、止血的食物，如新鲜莲藕汁、白茅根、大小蓟、荠菜、茄子、木耳等。

2. 宜精选高热量、高蛋白、高维生素的食物，如瘦肉、蛋类、鱼类、动物内脏、豆类及其制品、新鲜蔬菜、水果、果汁等，还要补充水分，同时注意钠、钾、氯、钙等矿物质的平衡。

3. 化疗导致恶心、呕吐、腹泻、食欲不佳者，宜选用橘、柑、竹笋、芦笋、甘蔗、梨子、薏苡仁、芡实、山药、肉汤、羹粥、牛奶、参汤等。

4. 忌食辛热香燥的食物，如葱、姜、辣椒、醇酒、煎炸食物等。少吃虾、蟹、羊肉、狗肉、韭菜、扁豆、白薯等。严禁烟、酒。

【食谱举例】

参见“胃癌”“肝癌”。

主食

1. 金花菜粥

原料 金花菜、粳米各120克，猪油15克，盐、味精各少许。

制法 金花菜洗净切段，用猪油在锅中爆炒，入盐、味精起锅备用。粳米煮粥，粥熟后调入金花菜拌匀即可。每天1次，常用。

功能 清热凉血。适用于白血病缓解期以及其他癌症康复期患者。

2. 天冬木瓜粥

原料 天门冬20克，鲜木瓜1个，粳米100克，红糖15克。

制法 鲜木瓜洗净，剖开，切成片或切碎，与天门冬同放入沙锅煎煮30分钟，收取滤汁待用。粳米淘净，煨煮成粥，粥将成时，调入天门冬木瓜滤汁，加入红糖，拌匀。早、晚2次分服。

功能 滋阴通络、抗白血病。适用于急、慢性白血病患者。天门冬性味甘苦寒，能滋阴润肺。

3. 银耳粥

参见中篇“银耳”。

4. 黑米粥

原料 黑米200克，薏仁100克，蜂蜜适量。

制法 常法煮粥。淘洗时不要搓，冷水浸泡一夜，连此水一同煮粥，熟时加蜂蜜调匀。

功能 补肾健脾、益肝明目、滋阴养血、利水抗癌。适用于癌症术后、放疗、化疗的辅助食疗。

菜肴

1. 香菜炒肉丝

参见中篇“香菜”。

2. 马铃薯红枣兔肉汤

参见中篇“土豆”。

3. 排骨芫荽胨

原料 排骨适量，香菜500克，五香粉、食盐各适量。

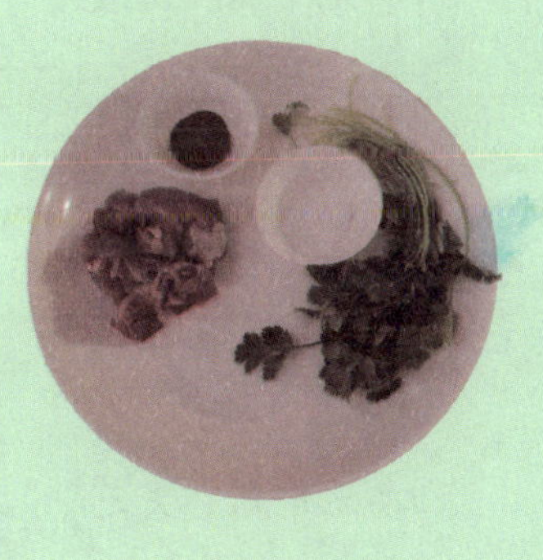

制法 骨头敲碎，熬煮成浓糊，去骨渣，每500毫升糊汁加入洗净切碎的香菜500克，放入适量五香粉、食盐等，放冷成胨，切成块，蘸糖醋尤佳。每天2次，佐饭食。

功能 从骨髓中分离出的“棒状杆菌溶解素”具有抗肿瘤作用，可增强体液和细胞免疫；香菜含有脂溶性维生素D和挥发油，能阻碍癌细胞的生长。二者协同效果更好。适用于慢性白血病、何杰金病、成骨肉瘤以及消化系统的恶性肿瘤患者。

4. 莲藕拌腰花

原料 猪腰300克，去皮嫩藕100克，木耳50克，米酒、葱花、姜末、酱油、米醋、盐、麻油各适量。

制法 将猪腰撕掉筋膜，切成腰花，莲藕切片。腰花在开水中烫一下，爆出花纹，表面变色即捞出；再将水烧开，撇去浮沫，将藕片及木耳烫熟捞出。把腰花、藕片、木耳放在碗中，加葱花、姜末、酱油、米醋、米酒、味精、盐拌匀。麻油加热，倒入腰花中拌匀，即可食用。

功能 凉血散瘀、补肾养血。适用于肾虚腰痛、热病口渴、出血、烦躁不安等症及慢性白血病患者。

5. 海蜇皮炒肉丝

参见中篇“海蜇”。

6. 胡萝卜杏仁猪肺汤

参见中篇“胡萝卜”。

7. 灵芝蹄筋汤

参见中篇“灵芝”。

8. 凉拌丝瓜

参见中篇“丝瓜”。

饮料

1. 花生赤豆饮

参见中篇“花生”。

2. 鲜汁饮

原料 荸荠、雪梨、鲜芦根、鲜麦门冬、鲜藕、甘蔗各250克（如缺一两味，可用干品煎汤代之）。

制法 分别去皮切碎榨汁。各汁液混合放入锅内，加清水适量，用大火煮沸后，转用小火煮10分钟即成，可代茶饮，或当作冷饮。

功能 清热解毒、生津凉血。适用于白血病见发热、出血患者。

点心

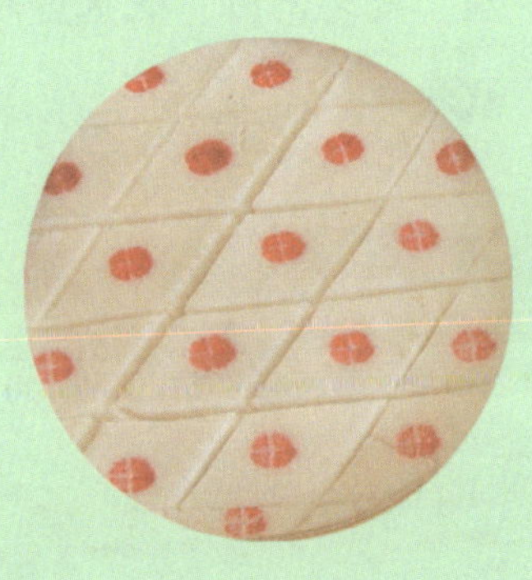

1. 藕米糕

参见中篇“藕”。

2. 蜜炙火腿

原料 火腿100克，蜂蜜、白糖各适量。

制法 火腿切片，加蜂蜜、白糖同蒸至熟烂即可。

功能 补气养血。适用于白血病等癌症缓解康复期患者。

3. 贞莲蜜膏

原料 女贞子、旱莲草各250克，白蜜100克。

制法 将女贞子、旱莲草洗净，加水煎汁，每30分钟取药汁1次，共取药汁3次，合并药汁，用小火熬煮加以浓缩，再加白蜜混匀，煮开停火，待冷，装瓶备用，每次服2匙，每天3次。

功能 养血、生津、补肝肾，凉血、止血、清热毒。适用于虚热不退、烦躁不安、鼻血不止、尿血便黑等出血症和急、慢性白血病患者。

4. 猪皮阿胶红枣羹

原料 鲜猪皮100克，阿胶15克，红枣10克，红糖20克。

制法 猪皮刮去碎油脂和猪毛洗净。阿胶打碎，红枣洗净去核。猪皮先以大火煮沸，再加红枣，转用小火久炖，至猪皮熟烂，再加入阿胶、红糖，用小火慢熬，至完全融化，即可食用。每天2次服食。

功能 滋阴清热养心、益气补血止血。适用于吐血、便血、面皖体虚、疲乏无力、低热盗汗、心悸失眠、阴虚血热以及白血病等癌症有上述症状者。

水果

参见“胃癌”“肠癌”及本条“食疗宜忌”。

二、恶性淋巴瘤

【食疗宜忌】

1. 恶性淋巴瘤是病变范围广泛的全身性疾病，其恶性程度不一，有些恶性程度很高的如淋巴母细胞瘤，就与白血病的治疗方式相同，食疗宜忌也相同。其他类型者因病情复杂，食疗以扶正祛邪为主。

2. 一般采用放疗、化疗，以食疗来减轻其副作用。大多有周身浅表淋巴结肿大，中医认为是痰湿瘀毒，所以饮食宜清淡，可选用芋头、荞麦、桑椹、田螺、鲟鱼、无花果等。忌油腻黏滞、易生痰湿和上火的食物。当出现口干舌燥等症状时，食疗同“鼻咽癌”“口腔癌”。

【食谱举例】

主食

1. 壁虎粥

原料 活壁虎1条，粳米100克，葱花、蒜泥、麻油、食盐、白酒各适量。

制法 活壁虎用低度白酒浸洗10分钟，取出投入沸水中烫死。剖腹除内脏，焙干研成细末。粳米加入清水大火烧开，改用小火熬成粥，加入壁虎末拌匀。下葱花、蒜泥、食盐，淋麻油，调匀。每天1次，空腹温热服食。15天为1个疗程。服食2~3个疗程。

功能 祛风止痛镇痉、软坚化痰散结、破血积包块、抗肿瘤。适用于恶性淋巴瘤等各种癌症患者。

2. 红枣粥

参见“肺癌”。

3. 胡萝卜粥

参见中篇“胡萝卜”。

4. 薏仁粥

参见中篇“薏苡仁”。

5. 紫茄粳米粥

参见中篇“茄子”。

6. 补虚正气粥

参见“肠癌”之“黄芪参枣粥”条。

7. 绿黄木耳粥

原料 绿豆30克，黄豆、黑木耳各10克，粳米100克，冰糖适量。

制法 绿豆、黄豆、黑木耳、粳米洗净，一同放入锅内，加入清水浸泡一夜，再用大火烧开，改用小火熬成粥。下冰糖熬溶。每天2~3次，空腹温热服食。

功能 清热解毒、止渴利尿、消肿下气、祛暑除烦、防癌。适用于防癌保健以及体弱、抵抗力差的各种癌症患者。

8. 水蛇薏仁粥

原料 水蛇1条，薏苡仁100克，食盐、味精、麻油各适量。

制法 水蛇剖去内脏，煮熟，去骨取肉，撕成丝状，装入碗中，加入黄酒和食盐适量拌匀，腌渍除去腥味。薏苡仁洗净入锅，加入清水大火烧开，加入蛇肉丝，改用小火熬煮成粥。下食盐、味精，淋麻油。每天1~2次，空腹温热服食。

功能 除湿祛风、通络疗痹、解毒定痛、清热除烦。适用于病后体弱、贫血及各种癌症患者的辅助食疗。

9. 刺五加银耳粥

原料 刺五加30克，银耳10克，粳米50克，冰糖适量。

制法 刺五加洗净放入沙锅内，水煎2次，每次煎30分钟。两次煎汁混合，去渣留汁于锅中。粳米淘净，银耳浸泡、去蒂、撕碎，一同放入锅内。用小火煮成粥。下冰糖至溶，调匀，每天2次，空腹温热服食。

功能 滋阴润肺、益气养胃、抗癌。适用于各种癌症见气虚畏寒、少语声微者。

注意事项 感冒咳嗽者忌服。

菜肴

1. 百合凤尾猪舌汤

参见“口腔癌”。

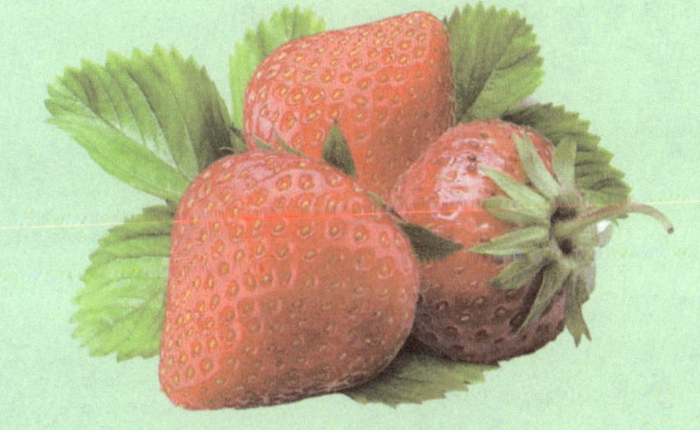

2. 龙葵苦瓜泥鳅汤

参见“口腔癌”。

3. 贞杞猪肝汤

参见“肠癌”。

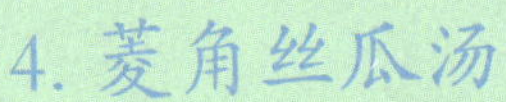

4. 菱角丝瓜汤

原料 嫩菱角30克，粳米50克，丝瓜300克。葱花、姜末、麻油、食盐、黄酒各适量。

制法 丝瓜去皮切段，热油锅，加入葱、姜爆香，放入丝瓜略炒，保持其翠绿色盛出。锅内放入鲜汤、米酒、盐、菱角肉煮沸，待煮成浓汤后，放入丝瓜，再烧开，用生粉勾芡，加味精调味，即可食用。

功能 健脾和中、补肾益精、养血润燥、清热凉血、祛瘀解毒。适用于精血亏损、虚弱劳倦、小便不利以及恶性淋巴瘤等各种瘀毒型癌症患者。

5. 山慈姑牡蛎海藻汤

原料 山慈姑4克，生牡蛎30克，海藻20克。

制法 山慈姑切碎，装入布袋扎紧。生牡蛎敲碎，与海藻、山慈姑药袋同放入沙锅，加水，大火煮沸后，改用小火煎煮1小时，取出药袋，滤尽药汁，加入少许葱花、姜末、精盐、味精等，再煨煮至沸，淋入麻油即成。佐餐当汤，随意服食，当天吃完。

功能 清热解毒、软坚散结、防癌抗癌。适用于乳腺癌、恶性淋巴瘤等各种瘀结型癌症患者，在术后放疗、化疗以及康复期间，长期坚持服食，具有较好的辅助治疗作用。

饮料

全橘饮

参见中篇“橘子”。

点心

参见“肝癌”“鼻咽癌”。

水果

参见“胃癌”“肠癌”“鼻咽癌”。

泌尿生殖系统是两大既相互独立又有一定联系的系统，它们在人体内的职能是负责尿液的生成、排泄和“生儿育女”。发生在泌尿生殖系统的癌症，种类很多，恶性程度与治疗方法均有较大差异。以下介绍的食谱主要适用于——

泌尿生殖系统癌症

一、肾癌、膀胱癌

【食疗宜忌】

1. 宜常吃能分解致癌物亚硝酸胺、抗癌和保护肾脏的食物，如胡萝卜、豌豆、南瓜、豆芽菜、龙须菜、蘑菇、香菇、荸荠、西瓜、苹果、无花果、大枣、柚子、薏苡仁、大麦、黄豆、绿豆、赤小豆等。

2. 如有尿血，宜吃具有凉血止血、利尿抗感染的饮食，如莲藕、梨、西瓜、荸荠、玉米须、芹菜、黄花菜、墨鱼、牡蛎、海蜇皮、鲤鱼等。

3. 放疗、化疗期间，宜选用枸杞子、甲鱼、猪瘦肉、海参、香菇、冬虫夏草、母鸡、鸡内金、谷芽、怀山药、猪肚、雪梨、甘蔗、荸荠等以减轻副作用。

4. 忌食辛辣、熏烤、盐渍食物及不洁净的水，不要酗酒、吸烟、偏食。

【食谱举例】

参见“肠癌”。

主食

1. 赤小豆兔肉粥

原料 赤小豆50克，兔肉200克，粳米80克。

制法 兔肉切块，赤小豆、粳米洗净，加水炖至各物熟烂，调味温热服食。

功能 凉血解毒、利水排脓。适用于膀胱癌等泌尿系统肿瘤溺血、尿痛者。

2. 羊脬薏仁粥

原料 羊脬（羊膀胱）2具，薏苡仁100克，葱、姜、糖各适量。

制法 羊脬用温水洗净，切成条状，置入锅内炒片刻，加入淘净的薏苡仁及姜、葱、糖，加入清水用中火熬煮成粥。每天2次，空腹温热服食。可长期服食。

功能 化气利湿、清热排脓、利尿抗癌。适用于肾癌、膀胱癌、子宫颈癌等患者。

3. 红枣粥

参见中篇“枣”。

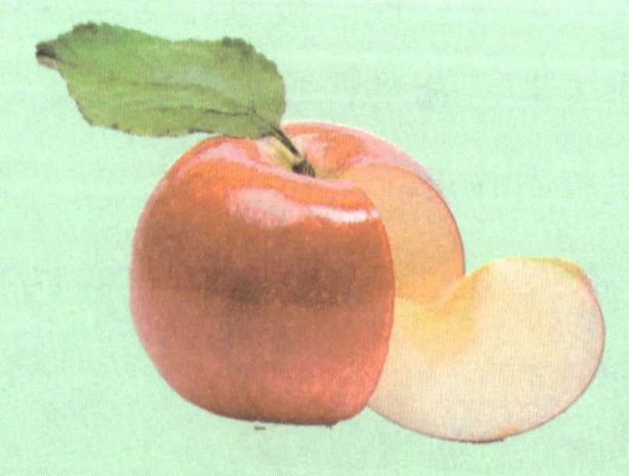

4. 黑米粥

参见本篇“白血病”。

5. 无花果粳米粥

参见“肺癌”。

菜肴

1. 党参虫草水鱼汤

原料 党参30克，冬虫夏草10克，甲鱼1只。

制法 党参切细。甲鱼去肠脏切块。上物加水炖至熟烂，和盐调味，饮汤佐膳。

功能 补中益气、滋阴补肾、填精养血。适用于泌尿系统肿瘤血虚气弱、纳呆、消瘦者。

2. 车前土茯苓乌龟汤

原料 新鲜车前草90克，土茯苓20克，乌龟1只。

制法 乌龟去肠脏，连龟甲斩碎。先将茯苓熬煮1小时，然后放入龟再熬3小时以上，最后放入车前草（用纱布包），大火煮沸20分钟，去车前草，调味饮汤食龟肉。

功能 凉血止血、清热化痰、解毒利尿、滋阴补肾。适用于泌尿系统肿瘤溺血、淋浊、尿频、尿急、尿痛者。

3. 苡米荠菜泥鳅汤

参见中篇“泥鳅”。

4. 海马三七乳鸽汤

原料 海马6~8克，三七6克，乳鸽1只。

制法 海马用温水洗净，浸泡10分钟。三七打碎。乳鸽去毛及内脏，切块。上物一起放入锅内，加清水煮约2小时，调味后饮汤食乳鸽。

功能 滋肾壮阳、活血散结。适用于肾癌等泌尿系统肿瘤尿痛、尿血者。

5. 兰竹水鱼汤

原料 泽兰30克，玉竹30克，甲鱼1只。

制法 泽兰、玉竹洗净，甲鱼除去内脏，斩块。上物加清水小火炖2小时以上，和盐调味，饮汤食肉。

功能 滋肾养阴、祛瘀消肿。适用于肾癌尿血或小便淋漓、排尿困难者。

6. 马齿苋猪肚汤

原料 鲜马齿苋120克，猪肚3~4个。

制法 鲜马齿苋洗净切碎，猪肚洗净一起加水煮至猪肚熟烂，调味饮汤或佐膳。

功能 清热利水、固涩补肾。适用于膀胱癌、肾癌等泌尿系统肿瘤溺血、尿痛者。

饮料

1. 甘蔗茅根绿豆水

原料 甘蔗400克，白茅根100克，绿豆100克。

制法 甘蔗斩小块，并打破。白茅根切小段，用纱布包。前二物与绿豆加水同煮至绿豆熟烂，去甘蔗、茅根，饮绿豆汤，亦可调入适量红糖。

功能 清热解毒、利水通淋。适用于膀胱癌、肾癌等见血尿、小便不利者。

2. 葡萄藕汁生地饮

原料 鲜葡萄100克，鲜莲藕100克，鲜生地黄60克。

制法 将上物榨汁，搅匀生饮，亦可一同放瓦煲中煮沸，调入适量蜂蜜温服，或加入适量开水冲服。

功能 清热利尿、凉血祛瘀。适用于膀胱癌、肾癌等泌尿系统肿瘤见溺血尿痛、小便短涩者。

3. 大枣黄芪煎

原料 大枣10枚，黄芪30克。

制法 水煎，吃枣喝汤，每天1料。

功能 健脾益气。适用于肾癌手术或放疗后需要增强体质的患者。

点心

1. 绿豆糕

参见中篇“绿豆”。

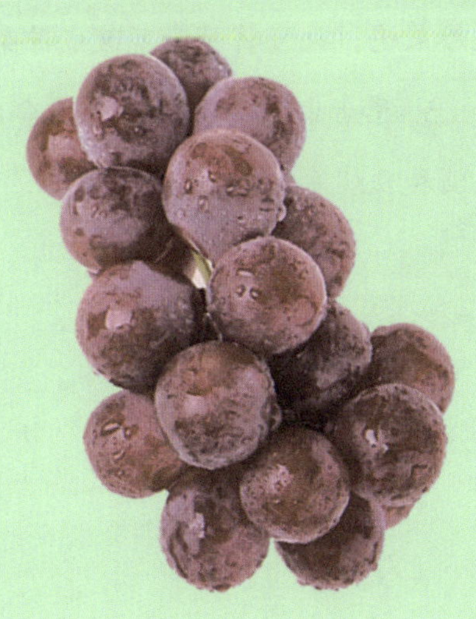

2. 豆沙包

参见中篇“赤小豆”。

水果

参见本条“食疗宜忌”。

二、宫颈癌、阴道壁瘤

【食疗宜忌】

1. 手术后宜以补气养血、生精填髓的食物为主，如怀山药、桂圆、桑椹、枸杞子、猪肝、甲鱼、猪瘦肉、海参、香菇、冬虫夏草、母鸡、薏苡仁、大麦、黄豆等。

2. 阴道出血较多时，宜吃补血、止血、抗癌的食物，如莲藕、山楂、黑木耳、乌梅、无花果、大枣等。

3. 如放疗、化疗后出现消化道反应，宜食用甘蔗汁、姜汁、乌梅、香蕉、金橘、鸡内金、谷芽、怀山药、雪梨、甘蔗、荸荠等，以减轻副作用。

4. 因放疗出现放射性膀胱炎、直肠炎宜给予清热利湿的食物，如西瓜、薏苡仁、赤小豆、莲藕、菠菜、荸荠等。症见肛门下坠疼痛、便血、乏力、腰骶部酸痛等，可生食无花果，或将无花果3个、木莲果5个、大枣7枚加水煮食，或以槐花鲜品15克嚼服，或用小蓟（鲜品）30克，香椿头30克炒菜吃，也可将马齿苋做成凉菜吃。

5. 患者白带过多时，忌生食瓜果和冰冷、坚硬、难消化的食物。禁忌饮酒和吸烟。

【食谱举例】

主食

1. 何首乌粥

原料 何首乌60克，粳米200克，大枣6枚，冰糖少许。

制法 何首乌放沙锅内，加清水煎煮3次，去渣留药汁备用。粳米、大枣加清水用大火烧开，再加入药汁，转用中火煮。米熟时放入冰糖，用小火煮片刻，早、晚食用。

功能 补肝肾健脾、益气血乌发。适用于肝肾不足、头晕耳鸣、便秘尿赤、贫血、神经衰弱的宫颈癌、阴道壁瘤等癌症手术后患者。

注意事项 大便稀溏者慎服，勿用铁锅煎煮。

2. 鱼鳞胶粥

原料 鲫鱼和鲤鱼鳞片适量，糯米100克，红糖15克。

制法 鱼鳞用小火熬成胶胨。糯米入锅，加入清水大火烧开，改用小火煮成稀粥。加入鱼鳞胶30克，边煮边搅下红糖调匀。每天早、晚温热服食。

功能 和胃健脾、利湿消肿。适用于有食少、消瘦、尿少、水肿等症的子宫癌患者。

3. 白果冬瓜粥

原料 白果10枚，冬瓜子30克，莲子肉15克，胡椒1.5克，粳米100克，白糖适量。

制法 白果、冬瓜子、莲子肉、胡椒放入锅内，加入清水1 500毫升，煎至1 000毫升，除去冬瓜子。粳米入锅煮成粥。下白糖调匀，每天2次，温热服食。

功能 健脾利湿、止带。适用于子宫癌见带下不止者。

注意事项 白果有毒，不可过量。

4. 木耳粳米粥

参见中篇“黑木耳”。

5. 半枝莲马齿苋粥

原料 半枝莲、鲜马齿苋各50克，粳米100克。

制法 半枝莲、鲜马齿苋切碎，放入沙锅内，加入清水1 500毫升，煎煮至1 000毫升，去渣留汁于锅中。粳米入锅，用小火熬煮成粥。每天早、晚温服。

功能 清热解毒、抗癌。适用于子宫癌，急、慢性细菌性痢疾，肠炎等患者。

菜肴

1. 枸杞乌参鸽蛋

原料 枸杞子15克，水发海参2支，鸽蛋12个，葱白、姜片、猪油、鸡汤、盐、米酒、味精、胡椒粉、生粉各适量。

制法 海参用开水加葱、姜、米酒烫透，捞出放进凉水内泡凉，切去两头，切成小段。鸽蛋煮熟剥壳。热锅加猪油、盐、米酒、葱白、姜片、鸡汤和胡椒粉烧开后放入海参、枸杞子、鸽蛋煮沸，加味精，用生粉勾芡即成。

功能 滋肝补肾益精、养血润燥利湿。适用于精血亏损、肝肾两虚，表现为腰膝酸软、食少消瘦、眩晕耳鸣、消渴潮热、尿频水肿等症的宫颈癌、阴道壁瘤以及各种癌症患者。

2. 海螵蛸乌鸡葱白汤

参见中篇“乌贼”。

3. 凉拌莴苣蕺菜

参见中篇“莴苣”。

饮料

1. 乌梅甘草茶

原料 乌梅25克，甘草5克，绿茶1克。

制法 前二味加水800毫升，煮沸10分钟加入绿茶即可。

功能 敛肺涩肠、杀虫解毒。适用于子宫癌见出血、带下不止者。

2. 菱叶茶

原料 菱叶、茎各15克。

制法 水煎，早、晚分服。或菱肉30克，或菱角60克，薏仁30克，浓煎频服。

功能 健脾解热、益精气。适用于乳腺癌和宫颈癌等癌症患者（参见中篇“菱角”）。

3. 山楂煎

参见中篇“山楂”。

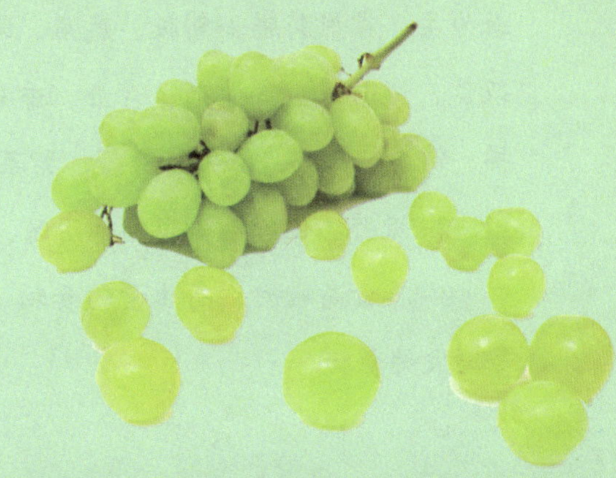

点心

薏仁冬瓜羹

原料 薏苡仁100克，冬瓜500克，蜂蜜适量。

制法 冬瓜刮去外皮，榨汁备用。薏苡仁用水浸泡1晚，加水适量，大火烧开。煮熟后，加入冬瓜汁。继续用小火煮成羹，加入蜂蜜调匀，可早、晚食用。

功能 清热解毒、健脾利湿。适用于有小腹胀痛、食少、尿少、水肿等症的湿热瘀毒型宫颈癌等各种癌症患者。

水果

参见“食疗宜忌”。

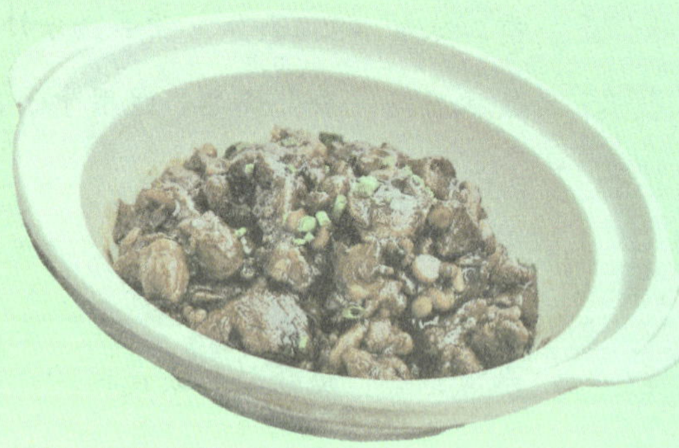

三、乳腺癌

【食疗宜忌】

1. 手术后的补养同“子宫癌”。中医认为病因多为肝郁气滞、痰湿瘀毒，所以食疗也宜以疏肝解郁、化瘀解毒、健脾祛湿、化痰散结、益气养血为主。常用药膳如龟版、鹿角、螃蟹、天门冬、海马、牡蛎、芦笋、薏苡仁、怀山药、乌骨鸡、青鱼、香菇、蛇、紫茄、萝卜、白果、鲜橙、柑橘、佛手、鲫鱼、海带、海藻、紫菜、泥鳅、马兰头等。

2. 放疗、化疗后出现副作用时，食疗同“子宫癌”。

3. 忌食高脂肪、高热量的食物。禁忌饮酒和吸烟。少吃葱、蒜、辣椒等助火的食物。

【食谱举例】

主食

1. 菱角粥

参见中篇“菱角”。

2. 薏苡仁粥

参见中篇“芋头”“薏苡仁”。

3. 芋头玉米粥

参见中篇“芋头”。

菜肴

1. 海带鳖甲猪肉汤

参见中篇“鳖”。

2. 木瓜煲带鱼

参见中篇“带鱼”。

3. 海带白萝卜汤

原料 海带30克，白萝卜250克。

制法 海带切菱形，白萝卜连皮及根须切细条状。同入沙锅中，加水煮沸，改小火炖至萝卜熟烂，酌加调味品，滴麻油几滴即成。随意常吃。

功能 软坚散结、防癌抗癌，可广泛用于各期乳腺癌的防治。

4. 金针木耳田鸡汤

原料 金针菜30克，木耳15克，田鸡约250克。

制法 金针菜洗净，木耳清水浸泡，田鸡去皮及内脏。上物一起加水煎熟，油盐调味，饮汤佐膳。

功能 散结通乳、疏肝养阴。适用于乳腺癌烦闷肿痛者。

5. 玫瑰乌豆泥鳅汤

原料 玫瑰花15克，乌豆（黑大豆）50克，泥鳅250~300克。

制法 玫瑰花、黑豆、泥鳅理净。乌豆及泥鳅加水同煎至乌豆熟烂，再放入玫瑰花煎20分钟，和油盐调味食用。

功能 疏肝解毒、补中和胃。适用于乳腺癌等癌症溃破渗液或手术后愈合不良者。

6. 杞子茉莉炖乌鸡

参见中篇“乌骨鸡”。

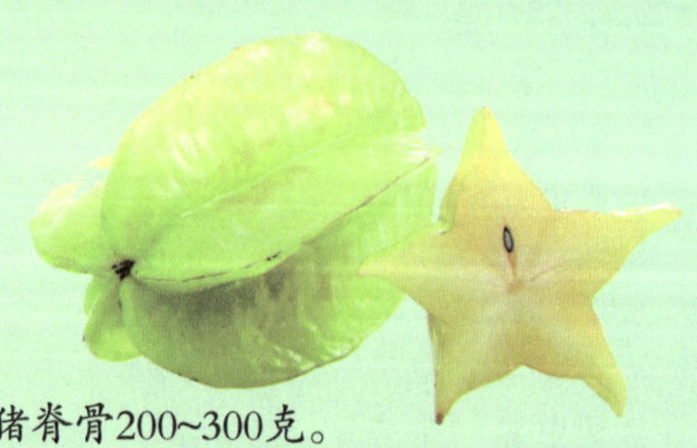

7. 灵龟补髓汤

原料 灵芝10克，乌龟1只，猪脊骨200~300克。

制法 灵芝用布包。乌龟去肠脏，连龟甲斩碎。猪脊骨连髓带肉斩断。一起加入清水煎熬3小时以上，去灵芝渣，和盐调味后饮汤食肉。

功能 清肝滋阴、养阴益髓。适用于晚期乳腺癌等癌症见烦躁不寐或溃破渗液者。

8. 乌鸡菜胆翅

原料 乌骨鸡1只，小白菜100克，鱼翅浸泡后湿品100克。

制法 乌骨鸡去毛及肠脏勿斩细，鱼翅洗净，二物加清水盖紧炖2小时以上，放入细嫩全棵小白菜再炖30分钟，和盐调味服用。

功能 滋阴养血、健脾补虚。适用于乳腺癌等癌症见眩晕气短、纳呆消瘦者。

9. 发菜蚝豉兔肉煲

原料 发菜（龙须菜）干品5克，蚝豉干（又称牡黄，为近江牡蛎肉晒干）15克，兔肉250克。

制法 发菜用清水浸泡，兔肉切细条，蚝豉干、兔肉加清水煮2~3小时，再放入发菜煮20分钟，和盐调味服食。

功能 滋阴润燥、消肿散结。适用于乳腺癌等癌症见烦热疼痛、口干痰多者。

10. 百合海带乳鸽汤

原料 乳鸽1只，百合50克，海带30克。

制法 乳鸽去毛及内脏，切小块，百合、海带洗净，加水小火煎煮2小时以上，和盐调味，饮汤食鸽肉。

功能 解毒散结、滋肾补虚。适用于晚期乳腺癌等女性生殖系统癌瘤见体质虚弱、烦闷疼痛者。

11. 鳖甲怀山炖白鸽

原料 醋炙鳖甲30克，怀山药30克，白鸽1只（约250克）。

制法 鳖甲打碎、怀山药洗净，白鸽去毛及内脏。上物一起加水炖熟烂，和盐调味，饮汤或佐膳。

功能 清肝健脾、软坚散结。适用于乳腺癌、宫颈癌、卵巢癌等女性生殖系统癌瘤见五色带下、腰膝酸软者。

12. 马鞭草煲白鳝

原料 鲜马鞭草60克（干品减半），白鳝250克。

制法 鲜马鞭草用布包，白鳝去肠脏。上物一起加水煮1小时，去马鞭草，油盐调味，饮汤佐膳。

功能 清热解毒、止带补虚。适用于乳腺癌、宫颈癌、滋养叶细胞癌及恶性葡萄胎、阴道癌等见带下鲜红，或带下黄浊者。

13. 荷叶杞子蒸泥鳅

参见中篇“泥鳅”。

14. 益母草木耳煲猪肝

原料 鲜益母草250克，木耳15克，猪肝250克。

制法 益母草捣烂绞汁，木耳温水泡发，猪肝切薄片调油盐。开水放入木耳和益母草汁煮沸，再放入猪肝煮10分钟，调味温服。

功能 活血养血、调经通瘀。适用于女性生殖系统癌瘤见消瘦体弱、腹胀肢肿、口干纳呆者。

15. 紫茄瘦肉汤

原料 紫茄2个，猪瘦肉60克，鸡蛋1个，盐、味精、植物油各适量。

制法 紫茄与猪肉放入锅中煎汤，熟时将鸡蛋打入散开，加入盐、味精、植物油即可。

功能 清热解毒、活血消痈、宽肠利气、补气养血。适用于女性生殖系统癌瘤见消瘦体弱、腹胀肢肿、口干纳呆者。

16. 香菇蒸螃蟹

参见中篇“螃蟹”。

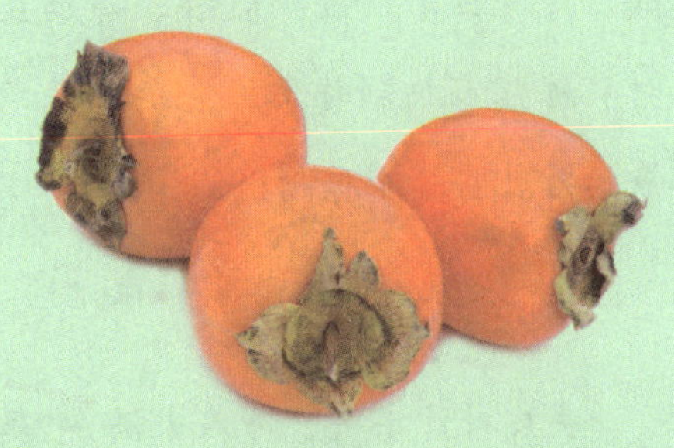

17. 莲子薏仁炖牡蛎肉

参见中篇“牡蛎”。

饮料

1. 天冬绿茶

原料 天门冬8克，绿茶2克。

制法 天门冬洗净，与绿茶同用沸水冲泡，加盖焖15分钟，饮茶。嚼食天门冬。

功能 养阴清火、生津润燥、防癌抗癌。适用于各期乳腺癌以及肺癌等癌症早期患者。

2. 全蝎蜂蜜露

原料 全蝎50克，白糖100克，蜂蜜250毫升。

制法 全蝎研成极细末，放入蒸碗中，加白糖、蜂蜜及清水少许，拌匀，加盖，隔水蒸15小时，离火，晾凉后装瓶备用。每天3次，每次10克，温开水冲服。

功能 解毒通络散结、防癌抗癌。适用于各期乳腺癌和其他肿痛明显的癌症患者。

注意事项 蝎毒是类似蛇毒的神经毒蛋白质，但只要去尾，或控制用量，是不会中毒的。全蝎味辛性平，擅长熄风止痉、解毒散结、通络止痛，是中医治疗疮痈肿毒、瘰疬痰核的要药。现代药理证实，全蝎提取物对乳腺癌有抑制作用，能延长带瘤动物的生存率。临床报道，以全蝎瓜蒌散治疗乳房纤维腺瘤11例，痊愈10例；治疗乳腺小叶增生243例，均痊愈。

3. 鲜橙汁

去皮榨汁半碗，冲入米酒1~2匙饮用。

点心

1. 萝卜糕

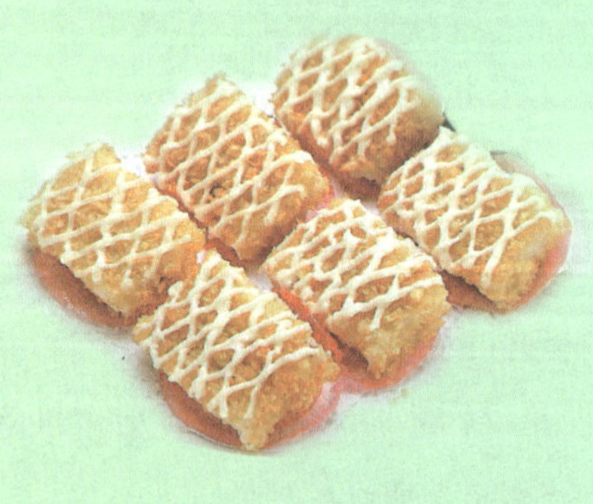

原料 黏米粉250克，萝卜1 500克，虾米30克，白糖50克，生油2汤匙，生酱油2茶匙，香菜30克，胡萝卜1个。

制法 虾米浸透，剁成茸，炒熟。萝卜去皮刨细丝，入锅中，加油与清水同煮至萝卜完全变色时，加入虾米，再加调料拌匀，连汁水盛盆内，黏米粉撒于盆中，快手以铲兜匀，倒入涂油之糕盆内，隔水猛火蒸1小时，用筷子插入糕中，无粉黏即可食用。

功能 补肾壮阳、滋阴养血、益气开胃、理胃消食、通乳托毒。适用于乳腺癌、宫颈癌、阴道癌属于肝郁气滞型患者，症见乳房胀痛、乳头下陷、胸闷不舒、嗳气、消瘦、月经不调等。

2. 菱粉芋头羹

参见中篇“芋头”。

水果

猕猴桃鲜果60克，去皮吃，每天3次（参见“食疗宜忌”）。

四、卵巢癌

【食疗宜忌】

1. 因与卵巢的功能失调有关，故宜选用能调节卵巢生理周期的食物，如龟版、鹿角、螃蟹、天门冬、海马、牡蛎、鲍鱼、鸽蛋、乌贼、章鱼、甲鱼、鹌鹑、乌骨鸡、海参、鱼翅、燕窝等。

2. 放射、化疗及手术治疗后，大多会出现肝肾功能不足的症状，原则上宜以易消化吸收的高蛋白、高维生素的饮食为主，以满足组织再生、愈合及修复的需要。饮食调养应选用能够补肝肾、清热、补血、滋阴的食物，如桂圆、山药、枸杞子、无花果、西瓜、葵花籽、猪肝、猪肾、猪血、牛奶、鸡蛋、黑木耳、苦瓜、茴香、香菜、胎盘等。

3. 放疗、化疗后出现副作用时，食疗同“子宫癌”。

4. 忌烟、酒、辛辣刺激的食物及高脂肪饮食。

【食谱举例】

主食

1. 黄芪枸杞粥

原料 黄芪50克，枸杞子15克，粳米100克。

制法 黄芪煮汤去渣。以此汤加粳米、枸杞子煮粥，经常食用。

功能 补气健脾、滋补肝肾。适用于卵巢癌等各种癌症手术后见气血虚弱者，或虽未经手术但气血不足者。

2. 女参粥

原料 太子参50克，女贞子20克，粳米100克。

制法 太子参、女贞子煮汤去渣。以此汤加粳米煮粥，经常食用。

功能 补气健脾、滋补肝肾。适用于卵巢癌等各种癌症手术后见气血虚弱、胃口不佳者。

3. 瘦肉鱼胶糯米粥

原料 猪瘦肉60克，鱼胶（鱼鳔）30克，糯米60克。

制法 猪肉切细丝，鱼胶用清水浸泡1天后切细丝。加水煮至米烂成粥，调味服食。

功能 补中益气、养血滋肾。适用于宫颈癌、卵巢癌等各种癌瘤见消瘦、纳呆、便溏者。

菜肴

1. 扁豆薏米猪骨汤

参见中篇“白扁豆”。

2. 艾叶杞子炖鸡汁

原料 艾叶20克，枸杞子20克，未下蛋母鸡1只（约500克）。

制法 艾叶捣绒用布包扎，枸杞子洗净，母鸡去毛及肠脏。艾叶及枸杞子入鸡腹，竹签缝口，加水炖烂，去艾叶及竹签，和盐调味，饮汤食肉。

功能 补血调经、健脾滋肾。适用于卵巢癌、滋养细胞癌等女性生殖系统癌瘤见带下白浊、眩晕纳呆者。

3. 黄花鱼木耳汤

参见中篇“黄花鱼”。

4. 当归黄鳝汤

参见中篇“鳝鱼”。

5. 清蒸螃蟹

参见中篇“螃蟹”。

6. 乌贼炒猪肉

参见中篇“乌贼”。

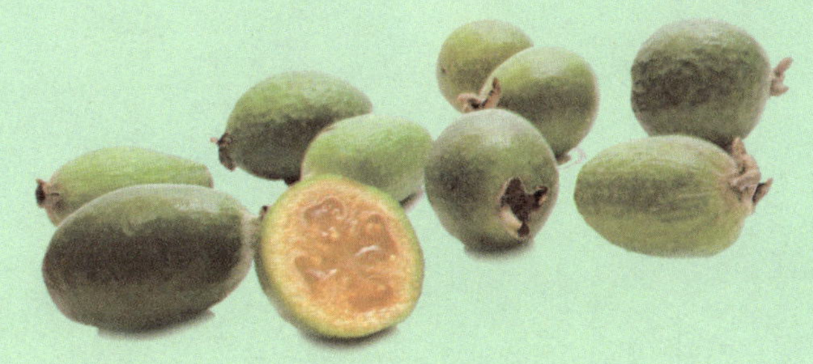

7. 红烧鳝鱼

原料 黄鳝1条，猪肉120克，大蒜、酱油各适量。

制法 黄鳝洗净切块，猪肉切块。先热油锅，倒入黄鳝、猪肉翻炒，加酱油、大蒜红烧。

功能 补脾益气、除湿理血、强筋壮骨。适用于体力虚弱、经血不调的卵巢癌等癌症患者。

饮料

大蒜饮

原料 大蒜15~30克，白糖适量。

制法 大蒜去皮捣烂，用开水浸泡4~5小时，用纱布包牢绞汁，去渣，连同泡液一起，加入白糖调匀。每次10~15毫升，温水调服，每天3次。

功能 参见中篇“大蒜”。

点心

参见“乳腺癌”。

水果

参见“食疗宜忌”。

五、男性生殖系统癌瘤

包括前列腺癌、阴茎癌、睾丸癌等。

【食疗宜忌】

1. 前列腺癌以排尿困难为主要症状，大多属于湿热蕴结膀胱，宜多喝水、新鲜果汁，并给予清热利湿、散结通利的食物，如海带、鲫鱼、荸荠、赤小豆、薏苡仁、茯苓、莲藕、冬瓜、丝瓜等。

2. 手术后和采取姑息疗法时，宜少吃多餐，选择清淡、开胃、易消化以及含优质蛋白的食物，如稀饭、面包、面条、麦片蛋羹、蔬菜、山楂、乌梅、麦芽、金橘、砂仁、肉豆蔻、胡椒、牛奶、豆浆、鸡蛋等。

3. 晚期病程迁延日久，脾肾气血俱虚，有骨转移者，伤骨耗精，气滞血瘀，宜吃益气养血、补益肝肾的食物，如枸杞子、桑椹、芝麻、冬瓜、丝瓜、薏苡仁、赤小豆、昆布等。

4. 康复期间，宜多吃些有抗癌作用及含维生素、微量元素（硒、钙、锌、铁）的食物，如芦笋、香菇、猕猴桃、绿茶、胡萝卜、海鱼等。

5. 忌食含有雄性激素的药物、食品，如鹿茸、海马、动物生殖器（鹿鞭、海狗肾）等。戒烟、酒，禁辛辣有刺激性的食品及油腻的食物。控制脂肪的摄入量。

【食谱举例】

主食

1. 赤小豆粥

参见中篇“赤小豆”。

2. 蛇舌草薏仁粥

原料 白花蛇舌草60克，菱角粉、薏苡仁各60克。

制法 白花蛇舌草装入布袋内扎紧，放入沙锅内用小火煎15分钟，留汁备用。薏苡仁加药汁和清水烧开，转用小火煮，再加菱角粉煮成粥，早、晚餐食用。

功能 清热解毒通淋、健脾益胃利水。适用于小便不利、低热、腰背或下肢疼痛等症及湿热瘀毒型的前列腺癌患者。

3. 猪肚杞子大麦粥

参见中篇“大麦”。

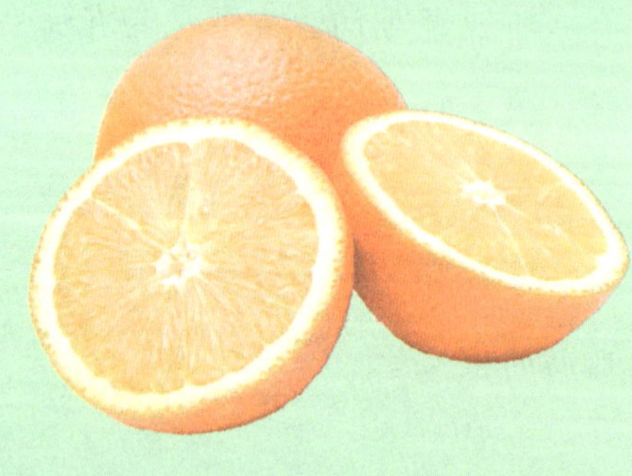

菜肴

1. 玉竹三七猪腰汤

原料 玉竹30克，三七6克，猪腰约150克。

制法 三七、玉竹切片，猪腰开边和细盐洗净后切块，加入玉竹、三七，清水适量，小火煲汤，和盐调味，饮汤佐膳。

功能 滋阴补肾、祛瘀通络。适用于男性生殖系统肿瘤见腰膝酸痛、潮热盗汗，或浮肿尿血者。

2. 三七土茯苓炖鸡

原料 三七6克，土茯苓20克，黄母鸡1只。

制法 三七打碎，土茯苓切细，用纱布包。黄母鸡去毛及内脏切成块，与田七、土茯苓一起加入适量清水炖至熟烂，去药渣，调味后饮汤食肉。

功能 解毒散瘀、填精补虚。适用于阴茎癌等生殖系统肿瘤见溃烂肿痛、小便短涩者。

3. 虫草冬菇鸡

原料 冬虫夏草10克，香菇20克，黄母鸡1只。

制法 香菇用清水浸泡。黄母鸡去毛及肠脏，纳香菇、冬虫夏草入鸡腹，竹签缝口，加水炖约2小时，和盐调味，饮汤佐膳。

功能 健脾补肾、滋阴生血。适用于男性生殖系统癌瘤见体虚气短、腰酸目眩、遗精者。

4. 丝瓜海参汤

原料 丝瓜100克，海参50克，盐、米酒、葱、姜、味精、生粉、植物油、鲜汤各适量。

制法 丝瓜去皮切小块，海参用开水烫熟捞出，切成大块，葱切段，姜切片。热油锅，加入葱、姜爆香，放入丝瓜略炒，保持其翠绿色盛出。锅内放入鲜汤、米酒、盐、海参煮沸，待煮成浓汤后，放入丝瓜，再烧开，用生粉勾芡，加味精调味，即可食用。

功能 补肾益精、养血润燥、清热凉血、祛瘀解毒。适用于精血亏损、虚弱劳倦、小便不利等症及瘀毒型前列腺癌患者。

饮料

1. 核桃人参乳

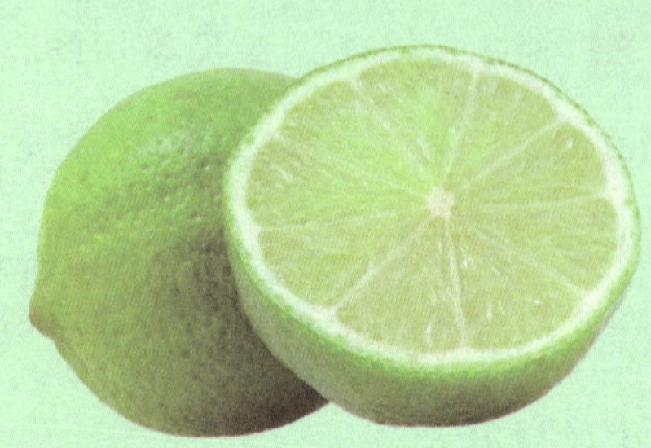

参见中篇“核桃”。

2. 葵蕊茶

参见中篇“葵花籽”。

点心

党参鱼肚鸡丝羹

原料 党参20克，鱼肚60克，鸡肉100克。

制法 党参用布包扎，鱼肚清水浸泡半天，切细，鸡肉切细丝。一起加水适量煮熟，和盐调味作羹。党参也可嚼服。

功能 补中益气、滋阴补肾。适用于阴茎癌等男性生殖系统癌瘤见头晕目眩、疲倦纳呆者。

水果

参见“食疗宜忌”。

除了上面介绍的各种癌症之外，癌症的种类还有许多。如：生长在头颅内、皮肤上、骨骼中，以及甲状腺等器官里的恶性肿瘤。它们分属于各个不同的系统，但由于较为零散，故我们将其一并阐述。以下介绍的食疗适用于——

其他癌症

一、脑瘤

【食疗宜忌】

1. 脑瘤患者宜食用活血化瘀、升清降浊、芳香开窍的药膳，如三七、山楂、川芎、藿香、佩兰、薤白、荠菜、莲藕、荷花、荷叶、荷梗等。

2. 头部放疗、手术后，宜多食滋阴健脑、益智安神、利水消肿的食品，如核桃、栗子、枸杞子、花生、莲子、蜂蜜、蜂王浆、绿茶、咖啡、桑椹、黑芝麻、菠萝蜜、石榴、芒果、苹果、香蕉、西瓜、红枣、酸枣、葡萄、菱角、茭白、黄花菜、冬瓜、海带、海参、猪脑、鲤鱼、鲫鱼等。

3. 脑瘤后期大多有气血亏虚、肝肾不足的症状，宜吃些补气养血、滋补肝肾的食物，如葡萄、黑豆、枸杞子、桂圆肉、海鱼等。

4. 忌食辛辣、油腻、腥膻等食物。严禁烟、酒。少吃温热、助湿、生痰的食物，如羊肉、对虾、芥菜、南瓜、杏等。

【食谱举例】

主食

1. 脑髓韭菜合子（或包子）

原料 猪脑（牛、羊、狗、兔脑亦可）1个，韭菜量为猪脑的4倍。

制法 猪脑等蒸熟后切成小丁，韭菜洗净切末，加油盐适量，拌匀成馅，用白面包成合子烙熟食之，或发面蒸包子食用。

功能 补肾益精、养血润燥、补脑填髓。适用于精血亏损、虚劳神疲的神经组织恶性肿瘤及淋巴性、骨髓性白血病患者。

2. 蒜苗肉包子

原料 蒜苗8份，瘦肉2份。

制法 将蒜苗和猪肉按8∶2制成馅，调味，做包子，蒸熟。

功能 补肾养血、润燥行气、解毒杀虫。适用于一切恶性肿瘤，包括白血病、成骨肉瘤等患者。

3. 南瓜子葱油虾皮饼

参见中篇“虾”。

4. 红花薏仁粥

原料 川芎6克，红花、苏木、当归各10克，红糖适量，粳米100克，薏苡仁50克。

制法 川芎、苏木、当归装入纱布袋，煎煮药汁备用。粳米、薏苡仁放入锅内，加药汁、清水烧开后，转用慢火煮。最后加红花，煮至米熟成粥，加入红糖即可食用。

功能 活血化瘀、行气解郁、祛风止痛。适用于头痛、呕吐、恶心等症的脑瘤患者。

菜肴

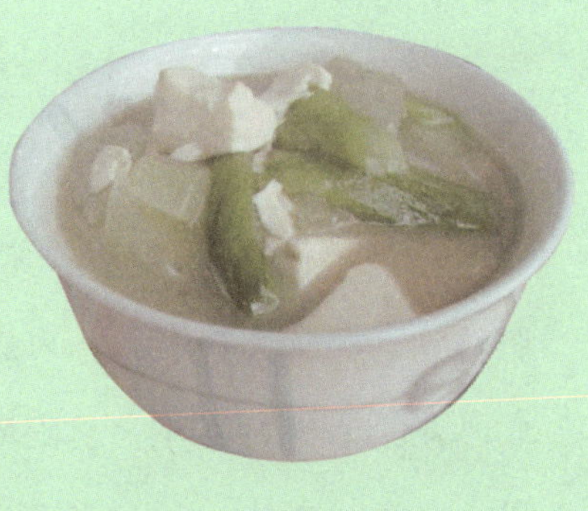

1. 冬瓜豆腐汤

原料 冬瓜120克，竹笋、冬菇各40克，番茄、绿叶蔬菜、豆腐各50克，高汤1 000毫升，盐、味精、花生油、麻油各适量。

制法 冬菇、竹笋、冬瓜、绿叶蔬菜洗净，番茄、豆腐用开水烫一下，切成小块。先热油锅至六成热时，加豆腐、冬菇、竹笋、冬瓜炒几下，加高汤、番茄、盐、味精，烧开后转用小火煮熟。再加入绿叶蔬菜略煮，淋上麻油即可食用。

功能 清热利水、解毒抗瘤。适用于眩晕、恶心、呕吐等症的脑瘤和各种癌症患者。

2. 天麻炖猪脑

原料 猪脑1个，天麻10克，芥菜15克，胡萝卜75克，酱油、黄酒、盐、白糖、味精、胡椒粉、麻油、葱、姜、柠檬汁各适量。

制法 天麻放入淘米水中浸泡4~6小时，取出切片备用。猪脑去薄膜及筋，芥菜、胡萝卜、葱白切段，姜切片。全部材料加黄酒、柠檬汁一起放入瓷盆，上蒸笼蒸熟。再加入盐、白糖、味精、酱油、胡椒粉、麻油，调匀后即可食用。

功能 补肾益脑、平肝止痛。适用于血虚肝旺、面黄、头痛、头晕、周身痹痛、神经衰弱等症的脑瘤和各种癌症患者。

3. 豆腐白菊冬凌烧鲫鱼

原料 新鲜鲫鱼2条，豆腐2块，白花蛇舌草、贯众、菝葜、野菊花、冬凌草各20克，黄酒、葱、姜、精盐、味精、生粉、油、高汤各适量。

制法 白花蛇舌草、贯众、菝葜、野菊花、冬凌草加水煎煮30分钟，取药汁。鲫鱼去鳞、腮、内脏，鱼身抹上黄酒、盐，腌渍10分钟，豆腐切成薄片。油锅加姜片、葱段爆香，放入鲫鱼两面煎黄，加入药汁、高汤，用小火煮30分钟。加入豆腐片，烧开，加盐、味精调味，勾薄芡，撒上葱花，即可食用。

功能 补虚解毒、清热生津、健脾胃、消肿痛。适用于胃热肝火、目赤、唇干、咽喉燥痛、头晕头痛等症的脑瘤和各种癌症患者。

饮料

养元鸡子

原料 鸡蛋2个，小茴香6克，菟丝子15克，桑寄生15克，炙黄芪15克。

制法 鸡蛋打入碗中备用；小茴香等中药入沙锅中，加水煎煮2小时，趁沸滤取药汁冲调蛋花，依个人口味调以白糖或食盐。每晚睡前服1次。

功能 补肾健脑、益气养血。常服可治疗肾虚所致的早衰，适用于病后体虚的脑瘤和各种癌症患者。

点心

桂圆洋参羹

原料 桂圆肉30克，西洋参10克，藕粉50克，蜂蜜适量。

制法 共放碗中，加少许凉开水，置沸水锅内蒸40~50分钟即成，每天早、晚口服。

功能 补气养血、养心安神，用于病后体虚的脑瘤和各种癌症患者。

水果

参见“食疗宜忌”。

二、甲状腺癌

【食疗宜忌】

1. 甲状腺功能低下的患者，宜选用含碘较多的食物，如海鱼、海虾、海带、海藻、海蜇皮、紫菜等海产品。

2. 甲状腺癌伴甲状腺功能亢进的患者，宜吃些高热量、高维生素、高蛋白的食物，如鱼、瘦肉、红糖、白糖、蜂蜜、巧克力、蛋类、豆制品、乳类等，以补充人体的消耗。

3. 现代研究发现，木薯、芥菜、白菜、萝卜、核桃、玉米、竹笋、洋葱、大蒜等食物中含有某些物质，如果食用过量，会导致甲状腺肿大，对甲状腺癌的患者尤其不利。某些药物如对氨水杨酸、硫脲嘧啶类、磺胺类、保泰松、秋水仙素、四环素等，对甲状腺癌也有不利的影响。

4. 头面部、颈部放射治疗，宜食滋阴生津、清热降火的食品，如梨、橘子、苹果、西瓜、菱角、莲藕、柚子、柠檬、苦瓜、蜂蜜、绿茶、茭白、白菜、鲫鱼、海蜇、淡菜等。

5. 戒烟、酒，忌用辛辣等有刺激性、伤阴助火的食物。

【食谱举例】

主食

1. 山楂粥

参见中篇“山楂”。

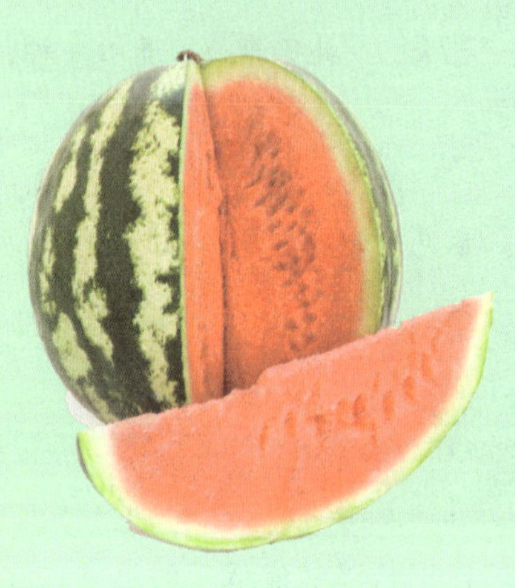

2. 羊乳粥

参见中篇“牛奶”。

3. 香菇粥

参见中篇“香菇”。

4. 蘑菇粥

参见中篇“蘑菇”。

5. 黑芝麻糊

参见中篇“黑芝麻”。

菜肴

1. 海带肉胨

原料 海带、带皮猪肉等量。

制法 海带泡软洗净切丝，带皮猪肉洗净切小块，放锅内加水、桂皮、大料等佐料，小火煨成烂泥状，加盐调匀冷成胨，吃时切成条状，蘸糖、醋佐饭食。

功能 消痰软坚、清热利水、滋阴润燥、补肾养血、散结抗癌。适用于内分泌系统的一切恶性肿瘤，如甲状腺癌、乳腺癌、前列腺癌以及鳞状上皮癌等患者。

2. 海带陈皮排骨汤

参见中篇“海带”。

3. 淡菜鲫鱼汤

原料 鲫鱼2条，淡菜200克，海带50克，姜、盐、味精、醋、米酒、猪油各适量，鸡汤2 000毫升。

制法 鲫鱼去鳞洗净，两面斜划两刀。海带、淡菜分别用温水浸泡，海带切成细丝，淡菜用开水烫一下。热油锅至五成热时，将鱼煎至两面微黄，加姜末、海带丝、鸡汤、米酒，烧开后撇去浮沫。加淡菜，待汤呈乳白色时，加盐、味精，盛入大汤碗内，加醋与姜末，即可食用。

功能 补虚消肿、解毒利水、化痰软坚。适用于有浮肿、痈疮、呕吐等症的胃癌、甲状腺癌等癌症患者。

4. 猪骨黄豆汤

原料 黄豆80克，猪骨头500克，海带30克，盐、酱油、姜各适量。

制法 黄豆、海带用温水浸泡数小时，海带切成粗丝。将猪骨头、黄豆和海带倒入锅内，加上姜，烧开后转小火，盖上锅盖，焖煮2小时至猪骨头、黄豆、海带酥烂后，加盐、酱油，即可食用。

功能 滋阴补髓、清热解毒、化痰软坚。适用于肾虚消渴、肿块疼痛、体弱盗汗、浮肿、便血、甲状腺肿胀等症的甲状腺癌等各种癌症患者。

5. 百合芦笋汤

原料 鲜百合150克，芦笋120克，盐、味精、高汤、白糖各适量。

制法 百合掰成瓣，剥去内膜，用盐搓洗后，再用清水冲洗。芦笋切成小段。高汤、芦笋和百合一起煮熟即成。

功能 清心安神、润肺止咳。适用于血瘀气滞、湿痰阻滞，有咳嗽、气喘等症的肺癌和甲状腺癌患者。

6. 糖醋鲨鱼肉片

原料 鲨鱼肉800克，胡萝卜40克，青豆40克，海带10克，盐、白糖、番茄酱、米酒、生粉、玉米粉、油、姜、米醋各适量。

制法 剥去鲨鱼肉上的黑皮，切成鱼片，用米酒、盐腌一下，放入生粉、玉米粉里蘸匀，每片鱼都要放平不可堆积。热油锅，把鱼片炸至熟透。胡萝卜、海带、姜切成小丁。胡萝卜、青豆用开水烫熟，冲凉备用。另起油锅，加米酒、白糖、盐、番茄酱、米醋、水、姜、生粉、海带、胡萝卜、青豆一起煮成糖醋酱，浇在鱼片上即可。

功能 补五脏、消肿祛瘀。适用于消瘦、有肿块、甲状腺肿大等症的癌症及甲状腺癌患者。

7. 紫菜豆腐瘦肉汤

参见中篇“紫菜”。

8. 沙参玉竹甲鱼汤

原料 沙参、玉竹各30克（布包），甲鱼1只（约400克）。

制法 用热水烫甲鱼，使其排尿后切开洗净，去肠脏，将甲鱼肉与壳一起连同药包放入锅内，加水小火焖1小时以上，调味后饮汤食肉。

功能 滋阴清热、消瘤散结。适用于甲状腺癌、甲状腺瘤等疾病表现为阴虚、肿痛、体弱、烦热、口干纳呆者。

饮料

海马枸杞煎

原料 海马1条，枸杞子20克，猪脊骨约300克。

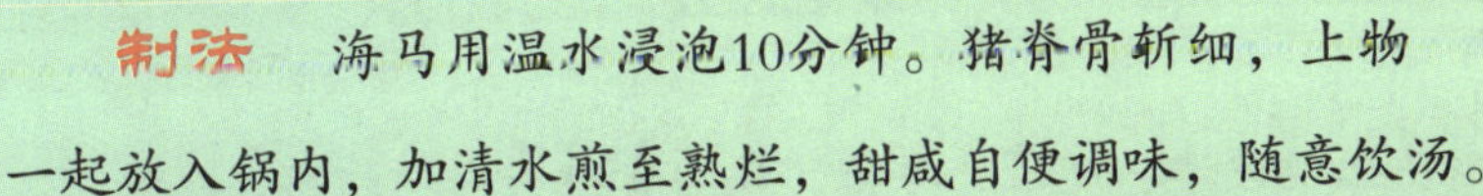

制法 海马用温水浸泡10分钟。猪脊骨斩细，上物一起放入锅内，加清水煎至熟烂，甜咸自便调味，随意饮汤。

功能 补肾滋阴、消肿散结。适用于甲状腺癌见虚弱短气、眩晕消瘦者。

点心

菱粉绿豆羹

原料 菱粉30克，绿豆30克，粳米60克。

制法 绿豆煮至八成熟，再加粳米，用小火煮约30分钟，至绿豆和米熟成粥。菱粉加白糖和冷开水调和成糊状，徐徐淋入煮沸的粥中。每天早餐后或下午当点心吃。

功能 益脾健胃、祛暑湿、除烦渴、利水解毒、清热消肿。适用于有痈肿、水肿和热毒等症的食管癌、甲状腺癌患者。

水果

参见“食疗宜忌”。

三、黑色素瘤

【食疗宜忌】

1. 宜多吃含有丰富维生素的食物，如胡萝卜、菠菜、白萝卜、西红柿、豌豆、黄花菜、白菜、南瓜、竹笋、紫菜、动物肝脏、无花果、大枣、梨等。

2. 在放疗期间，宜多饮一些银耳羹、绿茶（乌龙茶最佳）等。化疗期间，多吃一些秋刀鱼、沙丁鱼或黄花鱼煮汤，加入几枚乌梅，既可消除腥味，又能“去黑痣恶肉”。

3. 黑色素瘤易出现破溃、糜烂、渗出，故忌食猪头肉、狗肉、鳝鱼等。忌烟、酒以及辛辣有刺激性的食物。

【食谱举例】

主食

1. 蔗浆粥

原料 鲜甘蔗榨汁150毫升，粳米100克。

制法 粳米加入清水大火烧开，改用小火煮成粥。加入鲜甘蔗汁调匀，每天1~2次，空腹温热服食。

功能 生津止渴、清热润燥、滋肺养胃、防癌抗癌。适用于癌症放疗伤阴、津液受损所致的咽干舌燥、口渴引饮者。

2. 鲨鱼粥

参见中篇“鲨鱼”。

3. 土茯苓粥

原料 土茯苓50克，米100克，盐适量。

制法 土茯苓煮汤去渣，加米煮粥，甜咸自便调味，即可食用。

功能 利湿、祛风、解毒。适用于局部感染、溃疡并伴有发热的癌症患者。

菜肴

1. 炒螃蟹

参见中篇“螃蟹”。

2. 裙带鸭

参见中篇“海藻”。

3. 丝瓜豆腐汤

参见中篇“丝瓜”“豆腐”。

饮料

1. 天罗水

原料 生丝瓜藤。

制法 生丝瓜藤榨汁，时时饮用。

功能 清热化痰、止咳平喘。适用于目赤口干、咽痛鼻干、咳嗽痰黄的各种癌症患者。

2. 绿豆汤

参见中篇“绿豆”。

3. 酸梅汤

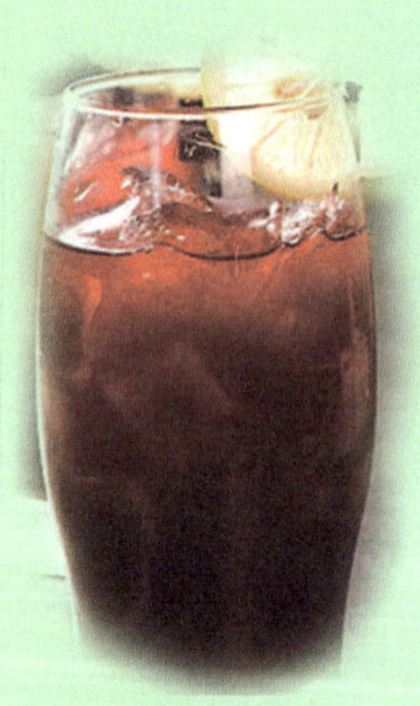

原料 乌梅50克，冰糖、薄荷油少许。

制法 水煮30分钟取汁，加入冰糖、薄荷油少许，即可饮用。

功能 收敛生津、安蛔杀虫。治皮肤疮毒痈肿，有广谱抗菌作用和抗过敏作用。适用于伴有皮肤感染和过敏的各种癌症患者。

点心

核桃蜜

原料 核桃仁150克，黑芝麻150克，蜂蜜250毫升。

制法 核桃仁、黑芝麻捣成泥状，以蜂蜜调匀，装入瓶内。每天3

次，每次1匙。

功能 调理脾胃、滋阴补肾。适用于出现肾阴虚及脾肾阳虚，如潮热、盗汗、五心烦热、心悸失眠、头晕、肢体麻木、皮肤干枯、消瘦、咽干、乏力、气短、懒言、精神不振、畏寒、肢冷、面唇色淡以及妇女月经量少色淡或闭经等症状的各种癌症患者，均可当点心食用。

水果

参见“食疗宜忌”。

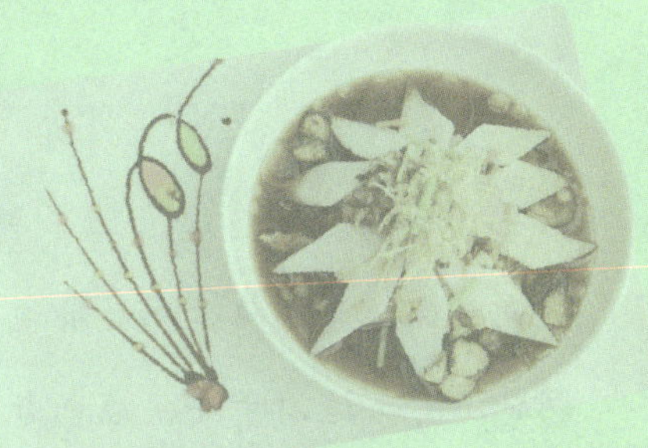

四、皮肤癌

【食疗宜忌】

基本上同“黑色素瘤”。尤其注意摄取富含维生素A的食物，以维持上皮组织的正常代谢。皮肤瘙痒时，可选用丝瓜、橄榄、胡桃、蛇肉等。放疗、化疗期间的饮食同上。

【食谱举例】

主食

马齿苋粥

原料 鲜马齿苋100克（干品15克），薏仁100克。

制法 常法煮粥。

功能 能清热利湿、凉血解毒。适用于湿热蕴结、肌肤失养的癌症患者。

菜肴

1. 金樱蛋

原料 金樱子根60克，鸡蛋2个。

制法 上物一起炖1小时，吃蛋喝汤。

功能 能补肝肾、填精髓。适用于皮肤癌见瘙痒者。

2. 枇杷肉

原料 枇杷10个，瘦肉120克，盐、酱油、姜各适量。

制法 先煮瘦肉至六成熟，再放枇杷等，煮熟即可。

功能 润肺滋肾。适用于皮肤癌患者。

饮料

花生汤

参见中篇“花生”。

点心

柿饼糕

参见中篇“柿子”。

水果

同“黑色素瘤”。

五、骨癌

【食疗宜忌】

基本上同“脑瘤”。因为是慢性消耗性疾病，尤其要注意摄取富含高质量蛋白质的食物。初期以阳证为主，宜用有清热解毒、活血消肿作用的食物，如苦瓜、丝瓜、绿豆、赤小豆等。后期多表现为阴证，气血双亏、肾阳不足，可选用桂圆、黑豆、花生、大枣、胡桃、蛇肉等。放疗、化疗期间的饮食同前。

【食谱举例】

主食

1. 马齿苋粥

参见本篇“皮肤癌”。

2. 土茯苓粥

参见本篇“黑色素瘤”。

3. 肉苁蓉猪腰粥

原料 肉苁蓉20克，猪腰子2只，粳米100克，姜末、盐各适量。

制法 肉苁蓉煮汤去渣。猪腰子剖开，去筋膜，醋浸除味洗净，切成颗粒，加粳米煮粥，甜咸自便调味，即可食用。

功能 补肾强腰、益精润燥。适用于气血双亏、肾阳不足、腰背疼痛、肠燥便秘的骨癌和其他癌症患者。

菜肴

1. 玉竹三七猪腰汤

参见本篇“男性生殖系统癌症”。

2. 沙参玉竹甲鱼汤

参见本篇“甲状腺癌”。

3. 天麻炖猪脑

参见本篇“脑瘤”。

饮料

1. 花生汤

参见中篇“花生”。

2. 全蝎蜂蜜露

参见本篇“乳腺癌”。

点心

1. 菱粉绿豆羹

参见本篇“甲状腺癌”。

2. 核桃蜜

参见本篇“黑色素瘤”。

水果

同“黑色素瘤”。

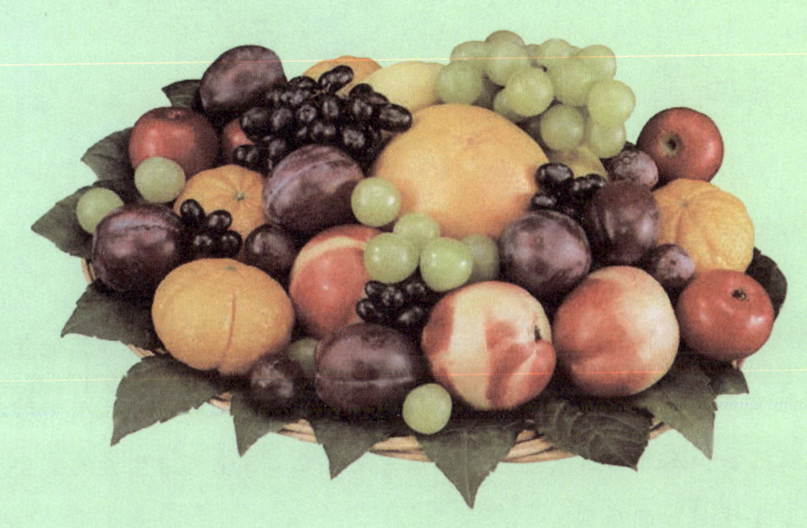

所有的“套餐”都是由具体的食物组成的，按照中餐的特点，大凡“套餐”均离不开“主食”“菜肴”“饮料”“点心”“水果”等，抗癌大套餐也不例外。这里，我们向大家展示——

抗癌“套餐”举例

一、一日食谱举例

1. 早餐食谱

主食 黑豆黑米芝麻糊；玉米窝窝头。按家常做法。

菜肴 凉拌新鲜蔬菜（洋白菜、菠菜、芹菜、菜花等任选其一）；鹌鹑蛋。

食谱分析 早餐除按一般人吃鸡蛋、喝牛奶外，还应增加其他营养成分。黑色食品是为了补充足够的维生素E，新鲜蔬菜是为了补充足够的维生素C，鹌鹑蛋和玉米窝窝头是为了保证患者蛋白质和B族维生素的需要。这也符合“早吃好”的原则。

2. 午餐食谱

主食 糙米饭，与杂粮适量搭配，如玉米、薏苡仁、红薯、荞麦、燕麦、红豆饭等，按家常做法。

菜肴 时令新鲜蔬菜、薏仁鸭脯、素炒绿豆芽、排骨海带汤。烹饪方法参见中篇。

水果 饭前1小时选吃1个橘子，或2个猕猴桃、无花果、菱角、雪梨等。

食谱分析 癌症患者仍需要“午餐吃饱”。米饭、薏苡仁等谷物所含植物蛋白质与鸭肉、排骨所含动物蛋白质相配合，可以提高蛋白质的营养价值。薏苡仁、海带既有营养作用，又有抗癌作用。

3. 晚餐食谱

主食 薏仁糯米粥。

菜肴 泡菜草鱼；双耳炒猪肺。烹饪方法参见中篇。

水果 晚饭前2小时吃香蕉1个。或根据季节选用富含维生素C的水果。

食谱分析 依据“晚吃少”的原则，1碗粥就可以了，薏仁、糯米都耐饥，又利于抗癌；泡菜营养丰富，又能开胃；草鱼性温补虚，适用于食少消瘦、胃寒冷痛的患者；双耳炒猪肺，花样翻新，所含菌类多糖的抗癌作用，是举世公认的。

说明：这是一位癌症患者的一日食谱，是根据美国营养学家所著的《营养抗癌》一书，结合我们的饮食习惯，据上篇5项原则和14条建议制订的。因年龄、性别及病情不同，食量也不一样，可不严格定量。总的原则是早吃好，午吃饱（八分饱），晚吃少。可一日三餐，也可一日多餐，但要总量不变。要养成清淡饮食习惯，每天食盐限制在5克以下，少用辛温燥烈的调料，以免燥热生火，对癌症康复不利。

二、一周食谱举例

为了增加食欲，并且保证各种食品所含的营养成分之间有合理的“互补”，癌症患者每天的食谱要避免简单的重复，应尽可能不断地“翻新”。

下表列举的是作者参照有关资料编制的一周食谱，读者可根据个人的饮食习惯、体质状况，并结合居处特点、四时气候等不同，作为制订食疗计划的参考。

一周食谱参考表

星期	早　餐	午　餐	晚　餐
一	黑豆黑米芝麻糊 玉米窝窝头 凉拌新鲜蔬菜	糙米饭 薏仁鸭脯 炒绿豆芽 排骨海带汤	薏仁糯米粥 双耳炒猪肺 泡菜草鱼
二	热牛奶 煮鸡蛋 八宝粥 拌黄瓜	馒　头 香菇汤 木须肉 糖醋鲤鱼	面　食 红烧海参 炒芙蓉蛋 凉拌鲜蔬菜
三	果味酸奶 鹌鹑蛋 南瓜饼	紫米饭 蘑菇豆腐汤 大蒜烧鲢鱼 芙蓉花菜	山药薏仁粥 猴头菇烧兔肉 泥鳅烧豆腐 素炒萝卜丝
四	豆　浆 肉包子 核桃花生仁	玉米豆粥 鹅血荸荠汤 黄瓜肉片 素炒苦瓜	海参粥 猴头菇烧花菜 木耳豆腐
五	热牛奶 红薯饼 泡　菜	什锦炒饭 红枣煨蹄膀 素炒油菜 拌三丝 韭菜炒鸡蛋	小米粥 茄皮烧鳝鱼 木耳肉片 紫菜汤 素炒洋葱
六	热牛奶 煮鸡蛋 豆　包	玉米饭 煨乳鸽 清汤海参 炒豌豆尖 炒南瓜丝	红薯粥 海味豆腐 莴笋木耳肉片 素炒白菜
日	热牛奶 玉米粥 豆腐干	面　食 香菇甲鱼 素炒萝卜丝 素炒芹菜	大蒜粥 溜鱼丁 清水茄子 炒魔芋丝